CRESCERE UN BAMBINO SENZA VACCINI

Wendy Lydall

ISBN 978-1-7636256-1-7

CONTENTI

PREFAZIONE

Il libro di Wendy Lydall, *Crescere un Bambino Senza Vaccini*, sfata in termini inequivocabili i miti sulla vaccinazione. Rivela molte delle illusioni e dei malintesi che pervadono questa procedura in cui è coinvolta la mia professione. In questo libro, ricco di riferimenti bibliografici, ci sono molte cose che prima non conoscevo. Il capitolo sull'immunità di gruppo contiene informazioni preziose che demoliscono il concetto secondo cui i genitori che non vaccinano fanno del male ad altri.

Quaranta anni fa seguivo in modo incondizionato gli "esperti", e le mie figlie erano regolarmente vaccinate. Tuttavia, grazie ad investigatori come Wendy Lydall e Hilary Butler del Immunisation Awareness Society (Associazione neozelandese per la Consapevolezza sull'Immunizzazione), sono stato sufficientemente illuminato per aiutare le mie figlie a prendere una decisione informata, e nessuno dei miei cinque nipoti (che hanno fra 5 e 17 anni) è stato vaccinato. Loro, invece, hanno superato brillantemente tutte quelle malattie infettive dell'infanzia, e possono partecipare al mantenimento di un gruppo vitale di esseri umani sani con un sistema immunitario intatto da trasmettere alla prossima generazione.

Che cambiamento ci sarebbe se si rendesse obbligatoria la lettura di Wendy Lydall per tutti gli studenti di medicina. Come minimo, potrebbero riconsiderare la fiducia che la mia categoria, acriticamente e in modo davvero erroneo, ripone nella "pallottola magica" della vaccinazione. Ben fatto Wendy e grazie per aver reso disponibile questa informazione ai genitori.

Dott. Mike Godfrey MBBS
Tauranga, New Zealand

"I BENEFICI DELLA VACCINAZIONE VALGONO IL RISCHIO"

Mito n° 1 sui vaccini: *"Talvolta i vaccini causano reazioni avverse, ma queste sono sempre meno gravi delle malattie prevenute dal vaccino."*

Quando i genitori cercano di valutare se sottoporre i propri figli ad una o più vaccinazioni, non vengono accuratamente informati dalle autorità preposte. Per i genitori, è impossibile soppesare i rischi della vaccinazione, rispetto ai benefici, quando non vengono informati sui potenziali rischi nè tantomeno quale sia la probabilità che il vaccino effettivamente prevenga il contagio per la malattia in questione. Nel loro zelo di persuadere i genitori a vaccinare, le autorità mediche presentano i rischi delle malattie infettive nel modo errato, e loro e i servizi lacchè sui media, ripetono costantemente i miti dei vaccini. Questi miti sono stati creati dalla industria dei vaccini nel corso di due secoli, e hanno convinto con successo una larga parte della popolazione mondiale, che ora crede che queste leggende siano fatti concreti.

Il primo mito sulle vaccinazioni è che i benefici superino i rischi. Nonostante i vaccini siano stati inventati più di duecento anni fa, né benefici né rischi sono stati propriamente valutati e stimati, e quindi non ci sono basi reali per tale affermazione. Gli scienziati che cercano di portare avanti ricerche a lungo termine sulle conseguenze delle vaccinazioni sono attivamente ostacolati e, taluni, perseguitati. Solo una piccolissima parte delle reazioni avverse gravi sono riconosciute dai medici e quindi la reale incidenza non viene correttamente registrata.

Quando si parla di rischi e benefici delle vaccinazioni, è importante fare una distinzione tra due categorie di malattie infettive: esistono, infatti, malattie infettive autorisolutive (che guariscono da sole, spesso chiamate malattie infantili) e malattie infettive che necessitano di un intervento esterno. La questione vaccini diventa confusa quando le due categorie di malattie non rimangono separate. Le malattie infantili che si risolvono da sole, come morbillo, parotite, rosolia e varicella, hanno conseguenze sul sistema immunitario dei bambini e, nella maggior parte dei casi, li rendono immuni alla malattia per il resto della loro vita. Al contrario, ciò non accade con le malattie che necessitano di un intervento esterno, come la tubercolosi e il tetano. I vaccini causano solo una copia parziale di un'infezione naturale. Quindi, quando i germi di una malattia infantile autorisolutiva sono iniettati nel circolo sanguigno, creano un'immunità artificiale che si consuma nel tempo, lasciando le stesse persone vaccinate vulnerabili alla malattia più avanti nella vita. Queste malattie hanno un tasso di complicazioni più alto dopo i 15 anni di età.[1]

Le malattie infantili autorisolutive non richiedono un intervento esterno ma necessitano di dovute attenzioni durante tutto il loro decorso. Se non gestite correttamente, possono comportare complicazioni e queste possono essere serie ad esempio polmonite, encefalite, o anche la morte. I genitori hanno il bisogno di sapere come gestire in modo sicuro queste malattie, e questo libro illustra come fare. Alcune persone le chiamano "malattie dello sviluppo", perché comportano un vero e proprio salto nello sviluppo di un bambino.

Quando i germi delle malattie per cui bisogna intervenire sono usati come vaccini, gli anticorpi vengono sì creati, ma non è la stessa cosa creare immunità. L'industria dei vaccini considera un vaccino come "efficace" se è in grado di produrre anticorpi. Più avanti nel testo descriverò come la teoria della soglia anticorpale sia divenuta il punto fondamentale della politica commerciale dell'industria dei vaccini.

I genitori hanno il diritto di avere informazioni accurate sull'efficacia dei vaccini. Invece, quando essi mostrano di aver drammaticamente fallito, le istituzioni cercano il più possibile di trovar scuse, invece di riconoscere il significato reale dei dati a disposizione.

Quando nacque la mia prima figlia, credevo che con un vaccino la mia bambina non avrebbe contratto quella malattia. Dopo aver valutato i rischi del vaccino della polio e quelli di contrarre la malattia, decisi di vaccinare mia figlia Chandra con il vaccino orale della polio. Sapevo che gli omeopati possono curare la polio in maniera rapida ed efficace, ma in quel periodo passavamo molto tempo in campeggio, sulle montagne Drakensberg del KwaZulu, dove la polio era endemica. Se nostra figlia avesse mostrato i primi sintomi della polio, ci sarebbe voluto comunque troppo tempo per lasciare il campeggio e raggiungere la città più vicina per cercare un medico omeopata, ho quindi pensato che il rischio di contrarre la polio fosse più grande di quello di possibili reazioni avverse da vaccino. Pensavo che un vaccino preso per via orale avesse controindicazioni minori rispetto ad un vaccino iniettato, e sapevo anche che poiché mia figlia era allattata a richiesta avrebbe avuto un rischio minore di contrarre la malattia. Quello che non sapevo era che il vaccino non l'avrebbe immunizzata dalla polio.

Quando dovetti prendere la decisione per Chandra, avevo ponderato i rischi del vaccino e quelli della malattia, non realizzando che l'equazione costi-benefici fosse in realtà errata. Infatti, in Sud Africa quando lei era piccola si verificò una epidemia di polio, e diversi giornali affermarono che bambini vaccinati avevano contratto la malattia perché i vaccini erano stati conservati male a temperature non sufficientemente basse da mantenere la loro efficacia. A quel tempo, diedi poca importanza alla notizia, perché non pensavo che non fosse interesse di nessuno divulgare notizie false.

La letteratura ufficiale che il dipartimento della salute mi aveva spedito specificava che tre dosi di vaccino polio orale avrebbero reso mia figlia immune dalla polio. Pochi mesi dopo che Chandra aveva preso la terza dose, arrivò una lettera dal comune della città che mi informava che era tempo di somministrare la quarta dose. Poco dopo aver ricevuto la lettera, l'ufficiale medico mi chiamò chiedendomi perché non mi fossi presentata per la quarta dose. Mi disse che Chandra era ancora a rischio contagio, perché tre dosi non erano sufficienti a conferire l'immunità. Questo fu il mio primo dubbio del fatto che il vaccino contro la polio non funzionasse. Da allora Chandra non ha più avuto dosi di vaccino di alcun tipo.

L'insistenza in Sud Africa fu alquanto intensa, così decisi di iniziare una ricerca più approfondita sui vaccini. Procedendo fui sorpresa di scoprire che il vaccino BCG contro la tubercolosi non la previene. Fui ancora più sorpresa di scoprire che il vaccino di Edward Jenner creato dal vaiolo bovino non eliminava il vaiolo, e infatti in un primo momento non ci credetti. Fu solo quando lessi gli articoli scritti personalmente da Edward Jenner che realizzai che l'inoculazione del vaiolo bovino non forniva immunizzazione al vaiolo. Fu una strana sensazione vedere una convinzione di una vita completamente rovesciata.

Il mio secondo bambino, Kenny, nacque all'inizio della successiva epidemia di polio in Sud Africa, quando ci eravamo già trasferiti a Cape Town, distante dall'area in cui la polio era endemica. Il mio rifiuto nell'autorizzare anche solo una dose del vaccino orale contro la polio causò preoccupazione nella burocrazia medica di Cape Town. Addirittura venne a casa nostra un dottore di alto livello dal Groote Schuur Hospital, e ho riportato tutti i dettagli divertenti dell'incontro più avanti in questo libro. Ormai avevo realizzato che gli entusiasti dei vaccini tendono a fare affermazioni che deviano dalla verità. Quindi feci varie ricerche sulla veridicità dei pretesti forniti per il mancato successo del vaccino contro la polio, durante quella particolare epidemia, si dice rovai che nessuno di esse era valido. Il vaccino non aveva fallito perché non era stato mantenuto abbastanza al freddo o perché la percentuale dei vaccinati non era abbastanza alta, o perché non erano state fatte abbastanza dosi, o perché c'erano state inondazioni nelle zone vicine.

Quando Kenny era ancora un bambino di 5 mesi, ci trasferimmo in

Nuova Zelanda e poi, otto anni dopo, in Australia, quindi ho esperienza diretta del comportamento disonesto della burocrazia medica in tre paesi. Ho corrisposto con le autorità mediche di tutto il mondo, cercando di avere da loro delle risposte a domande scomode. Normalmente rispondono in modo evasivo, ma qualche volta le loro risposte rivelano che sono a conoscenza del fatto che non esistono evidenze scientifiche a supporto delle loro affermazioni. In tutti i paesi pervade la disonestà nella pratica vaccinale, e ci sono seri conflitti d'interesse finanziari nei più alti livelli dell'industria dei vaccini, delle agenzie governative responsabili della loro sicurezza, della loro licenza e delle politiche vaccinali.

Cercando di persuadere i genitori a vaccinare i loro figli, i governi del mondo dicono enormi bugie sulla sicurezza dei vaccini. Un esempio di quanto estreme queste bugie possano essere è nel libretto del dipartimento della salute australiano per i genitori, si dice "non sono state riportate serie reazioni avverse al vaccino Hib".[2] Al tempo in cui il libretto fu stampato, il Therapeutic Goods Administration di Canberra aveva già ricevuto 1.161 segnalazioni ufficiali di serie reazioni avverse al vaccino Hib in Australia, 16 delle quali erano segnalazioni di morte.[3] Ci sono molte altre palesi bugie nello stesso libretto, e in altri libretti e opuscoli prodotti dal dipartimento della salute australiano.

Il Ministero Italiano della Salute afferma sul suo sito: "Le quantità di formaldeide, alluminio e altre sostanze sono minime e tali da non causare alcun danno alla salute." L'alluminio è una neurotossina, e non sono stati condotti studi sulla popolazione che esaminano la potenziale relazione tra l'alluminio nei vaccini e lo sviluppo di neurotossicità.[4,5,6] La mancanza di studi significa che nessuno sa quale quantità di alluminio causa problemi neurologici in individui vulnerabili, e nessuno sa se l'alluminio contribuisce al danno che i vaccini provocano. Al Ministero Italiano della Salute non stanno dichiarando la verità, quando affermano di sapere che la quantità di alluminio presente nei vaccini non causa danni alla salute. Inoltre, non ci sono studi su possibili effetti della combinazione degli ingredienti tossici nei vaccini. I vaccini causano seri danni in un alto numero di casi sconosciuti, ed è possibile che una combinazione di alluminio con altri ingredienti tossici contribuisca a questo.

Il produttore di un vaccino per l'infanzia afferma che questo non deve essere somministrato ai bambini di età superiore ai 24 mesi e il Ministero Italiano della Salute ha rispettato questa regola all'inizio. Comunque, quando al Ministero della Salute si vuole che il vaccino sia somministrato a bambini maggiori di due anni per ragioni politiche, si ignorano le istruzioni del produttore e si cambia la propria politica.

I governi esagerano anche il pericolo derivante dalle malattie infettive. Questo libro fornisce informazioni su come sostenere i bambini durante le malattie infantili autorisolutive e discute le scelte per la prevenzione e il trattamento delle malattie infettive che necessitano d'intervento. Spiega anche perché i medici e gli infermieri addestrati nel modello farmaceutico non riescono a curare alcune malattie e causano complicazioni nelle malattie infantili autorisolutive.

I produttori di vaccini istituiscono false organizzazioni non profit che promuovono campagne di vaccinazione per le persone che lavorano nel campo della salute e per i bambini che devono iscriversi a scuola. Queste organizzazioni in realtà ricevono fondi dai produttori di vaccini,[7] e diffondono informazioni infondate sull'efficacia dei vaccini.[7] Inoltre finanziano anche organizzazioni senza scopo di lucro che spingono il governo a spendere sempre di più per l'acquisto di vaccini,[7] e finanzia falsi blog che fanno finta di essere scritti da madri premurose.[7]

L'industria dei vaccini sta spingendo affinché le vaccinazioni diventino obbligatorie in ogni paese, e sebbene non vi siano ancora riuscite, la tirannia medica sta aumentando in molti paesi. In Italia la situazione è terribile, con leggi brutali che violano i diritti umani e perseguitano i genitori che fanno una scelta informata per mantenere sani i loro figli. I politici che hanno votato per questa legge, o conoscono i fatti (ma ne valutano il valore al di sopra della vita umana), oppure sono ignoranti e credono alla menzogna che i vaccini siano sicuri ed efficaci.

La vaccinazione è un rituale pubblicamente ammirato, sostenuto dalla nostra società moderna perché la falsa storia della vaccinazione è costantemente ripetuta. Da quando è stata inventata la scrittura, ci sono state persone che hanno scritto una versione falsa della storia per far credere alla gente che gli eventi siano accaduti in un certo modo, piuttosto che in quello in cui effettivamente sono accaduti. L'hanno fatto gli antichi governanti egiziani, l'ha fatto Stalin, l'ha fatto il regime di apartheid e anche l'industria del vaccino lo fa. La falsa storia della vaccinazione inizia con Edward Jenner che ha dimostrato di poter prevenire il vaiolo vaccinando un bambino con vaiolo bovino. La verità è che ha vaccinato molte persone con ogni sorta di cose, e non ha dimostrato che una di queste cose crea l'immunità al vaiolo. Un bambino di nome John Baker morì dopo essere stato vaccinato da Edward Jenner, ma questo non è mai menzionato nelle versioni glorificanti la storia del vaccino. Nel 2002 il British Medical Journal ha pubblicato una versione elaborata della falsa storia di Edward Jenner e, come vedrete più avanti in questo libro, si sono rifiutati di correggere la disinformazione quando li ho sfidati a riguardo.

Oltre la falsa storia di Edward Jenner, c'è la falsa storia di Louis Pasteur, poi la mitica storia del vaccino contro la febbre tifoide, e le bugie continuano ad aumentare. I principali media, e spesso i media che sostengono di essere alternativi, ripetono doverosamente le menzogne più e più volte, pur essendo riluttanti a riferire eventuali fatti negativi sulla vaccinazione. Le scuse per i fallimenti dei vaccini sono riportate dai media come se fossero fatti scientifici. Quando viene modificata una politica di vaccinazione, viene anche fornita una motivazione per giustificare la modifica, ma in seguito è fornito un motivo diverso per spiegare perché la politica è stata modificata e la nuova motivazione viene presentata dai media come se fosse la ragione originale. La storia dominante è che i vaccini sono sicuri ed efficaci, che raramente falliscono e che causano problemi solo in una su un milione di persone. Tuttavia, da sempre, da quando è iniziata la vaccinazione, ci sono persone che dicono: "Ehi, aspetta un minuto, non è vero, raccontiamo la storia com'è successa davvero!"

A milioni di bambini è insegnata la falsa storia della vaccinazione durante gli anni scolastici, ed è naturale per le persone presumere che ciò che è stato insegnato a scuola è vero. Alcuni di loro diventano scrittori che ripetono i miti su riviste, giornali, opuscoli e su Wikipedia. Non ha senso cercare di inserire la storia reale della vaccinazione su Wikipedia perché verrà rimossa entro poche ore.

La ripetizione è la chiave per trasformare un mito in un "fatto". Se alle persone è detto qualcosa abbastanza spesso, iniziano a credere che sia un fatto, non un'opinione o una falsità. Il principio della ripetizione, combinato con la soppressione dei dati fattuali, è ciò su cui si basa l'industria dei vaccini per farsi che milioni di persone in tutto il mondo continuino a credere nei miti della vaccinazione.

La vaccinazione ha uno status religioso, e alcune persone considerano un sacrilegio anche mettere in discussione le affermazioni fatte su di essa. Molti sono dell'opinione che le persone che non "credono" nella vaccinazione non sono solo un pericolo per la società, ma che sono anche pazze. I sostenitori dei consumatori che cercano di educare il pubblico affrontano un problema simile a quello che gli astronomi medievali hanno affrontato quando hanno cercato di far sapere che la terra gira intorno al sole. L'affermazione degli astronomi sembrava assurda in quel momento perché "tutti possono vedere che il sole gira intorno alla terra". Oggigiorno l'idea che i vaccini siano benefici è considerata dai "credenti" come una verità universale. È considerato abbastanza "ovvio", perché tutti possono vedere che il vaiolo e la difterite non sono più con noi, e mentre gli effetti avversi della vaccinazione non sono per niente ovvi perché sono etichettati con nomi differenti.

"GLI EFFETTI COLLATERALI SONO RARI"

Mito n° 2 sui vaccini: *"A volte i vaccini danno degli effetti collaterali come eruzioni cutanee, febbre, o gonfiore al punto dell'iniezione. Danni collaterali gravi sono estremamente rari e se ne verifica solo uno su un milione"*

L'establishment medico pubblico ha un metodo efficace per assicurare che i dati ufficiali sulle reazioni dannose dei vaccini rimangano ai livelli minimi. Quando gli viene presentato un caso di effetto collaterale causato da un vaccino, non fa altro che negare a priori che esista una relazione tra i sintomi e il vaccino stesso. È capace di negare questa relazione perfino quando un gran numero di persone ha contemporaneamente la stessa reazione allo stesso vaccino.

Gli effetti collaterali dei vaccini si sviluppano in cinque modi:

- Alcuni sintomi molto lievi si manifestano subito dopo l'iniezione e svaniscono dopo qualche giorno; il bambino in questo caso non subisce effetti permanenti.

- Sintomi gravi si manifestano subito dopo la vaccinazione e non svaniscono in pochi giorni; si verificano danni permanenti al bambino o addirittura il decesso.

- Inizialmente i sintomi sono lievi, ma col tempo si aggravano, e l'entità del danno si manifesta solo molto dopo che la vaccinazione è avvenuta. Accade spesso così quando il vaccino causa epilessia o danni cerebrali. Il giorno dopo l'iniezione un bambino inizia improvvisamente ad avere episodi in cui fissa lo sguardo nel vuoto, il giorno successivo smette di parlare, poi dopo una settimana inizia a diventare sempre più goffo, e dopo cinque settimane ecco che si manifesta il primo episodio di grande male. La disabilità cerebrale è confermata solo molto ma molto tempo dopo. L'establishment medico si giustifica asserendo che, di fatto, l'epilessia è iniziata solo cinque settimane dopo la vaccinazione e quindi non esiste connessione tra vaccino, epilessia e i danni cerebrali. Quando in un bimbo molto piccolo avviene questa forma di reazione, che si evolve molto lentamente, è estremamente difficile risalire al momento preciso in cui il suo sviluppo nella crescita si è fermato perché all'epoca del vaccino non era ancora in grado di fare cose come parlare o camminare.

- Inizialmente non compare nessun sintomo evidente, ma un problema profondamente radicato si è messo in moto dal vaccino e impiegherà molto tempo per salire a galla. Le malattie autoimmuni ne sono un esempio.

- Un bambino non è "lo stesso" dopo essere stato sottoposto ad un vaccino. Avrà sempre dei lievi sintomi che persisteranno per anni, intaccheranno la sua salute e abbasseranno la qualità della sua vita.

I vaccinatori sono felici di riconoscere gli effetti collaterali che non sono di entità rilevante e svaniscono dopo un po' di tempo, come la febbre e il gonfiore al punto dell'iniezione, ma non hanno però nessuna fretta di riconoscere quelli che, invece, sono gli effetti nocivi che alterano in modo consistente la qualità della vita di una persona. Ho sempre dato per scontato che l'incidenza degli effetti nocivi dei vaccini fosse sottoposta alla ricerca prima che un vaccino venisse rilasciato al pubblico, ora invece so che l'approvazione e il rilascio dei vaccini avviene senza studi appropriati sugli effetti nocivi. Questo è ciò che accade già dal tempo di Edward Jenner e persiste tutt'ora. Per di più, una volta che un vaccino è in uso, la reale incidenza degli effetti nocivi non è registrata.

Esiste un modo semplice per sapere se c'è o meno una relazione tra i vaccini e le malattie croniche. Prendete poche migliaia di persone che sono state sottoposte ad un vaccino e altre poche migliaia, della stessa area geografica, che invece non avevano lo stesso vaccino, contate quale percentuale per ciascun gruppo soffre, o è morta, a causa della malattia su cui si stanno effettuando le indagini. E così, domande come "Il vaccino contro l'epatite B causa il diabete?" "Il vaccino Hib causa danni cerebrali?" "Il vaccino MPR causa leucemia?" "Il nuovo vaccino contro la pertosse causa la morte in culla?" potrebbero trovare delle risposte se la Struttura Sanitaria Nazionale volesse trovarne. È sorprendente che miliardi di persone sono state sottoposte ai vaccini per più di duecento anni senza che questi studi base siano mai stati condotti.

L'industria farmaceutica e i governi sono i soli che dispongono dei fondi finanziari necessari alla ricerca scientifica. I Governi hanno la responsabilità morale di assicurare che i vaccini siano propriamente testati per rivelare eventuali effetti nocivi prima di essere imposti alla comunità ma, tutti i governi falliscono clamorosamente in questo compito. Preferiscono optare per la soluzione più semplice che è quella di basarsi semplicemente sulla descrizione delle case farmaceutiche riguardo i loro prodotti. Il modo in cui l'industria farmaceutica conduce la sua "ricerca" viene discussa su Mito nr.11 dei Vaccini, e il modo in cui i governi falliscono nel monitorare i vaccini è discusso su Mito nr.12 dei Vaccini. I Governi dovrebbero finanziare la ricerca in modo scientificamente valido sulla relazione tra i vaccini e tutte le malattie croniche, invece di aggiungere vaccini su vaccini al calendario.

Gran parte delle prove a disposizione sui danni causati dal vaccino risiede nei racconti dei genitori su quella che è stata l'esperienza dei loro figli a seguito di una vaccinazione. L'establishment dei vaccini respinge queste testimonianze scartandole a priori e non comprovandole in quanto a parere loro sono solo evidenza aneddotica. Sostengono che i genitori e i dottori che riportano questi effetti collaterali gravi sono in errore. Affermano, inoltre, che i sintomi che compaiono dopo la vaccinazione non sono altro che "coincidenze" e i genitori che credono nelle relazioni tra i sintomi e il vaccino sono solo degli ignoranti. Le relazioni compilate dai medici alle agenzie governative come l'AIFA (Agenzia Italiana del Farmaco), la VAERS negli Stati Uniti, l'HPFB in Canada, l'MHRA in Gran Bretagna e la TGA in Australia vengono respinte allo stesso modo delle prove basate sugli aneddoti e non sono gravemente considerate dalle autorità mediche. L'establishment dei vaccini avrebbe tutto il diritto di ignorare le prove basate sulle testimonianze se avesse effettuato studi che dimostrano che quest'ultime sono del tutto inesatte.

Prima dell'avvento d'internet, i genitori dei bambini danneggiati dai vaccini erano isolati uno dall'altro. Radio, tv, giornali e riviste patinate raramente permettono di trasmettere o stampare storie su bambini danneggiati dal vaccino, quindi era solitamente impossibile per i genitori scoprire altri genitori i cui figli avevano sofferto la stessa reazione allo stesso vaccino, e ai quali i medici avevano detto la stessa cosa, vale a dire che "la tempistica non era altro che una coincidenza". Questa situazione è cambiata con l'avvento d'internet. I genitori di bambini danneggiati dal vaccino possono ora raccontare la loro storia online ed entrare in contatto altri genitori affetti dagli stessi problemi. L'industria dei vaccini è preoccupata dal fatto che ha perso il controllo del flusso d'informazioni e sta adottando una serie di misure per controbilanciare la conseguente perdita di profitti.

Sono cresciuta conoscendo l'esistenza del danno da vaccino a causa delle vittime all'interno della mia famiglia, ma ho pensato che il danno del vaccino fosse raro e che eravamo solo una famiglia suscettibile.

Fu solo nel 1991 che mi resi conto di quanto siano comuni le reazioni gravi alla vaccinazione. Vivevo in Nuova Zelanda, e il mio numero di telefono è stato pubblicato su una rivista sanitaria alla fine di un articolo sulla vaccinazione. Nelle settimane seguenti ricevetti decine di telefonate da persone i cui bambini avevano reagito male a un vaccino e avevano subito danni permanenti. Questi genitori erano stati respinti ed evitati dall'istituzione medica, ed erano sollevati di poter raccontare la loro storia a qualcuno che non li denigrasse. Le famiglie dei bambini danneggiati dal vaccino hanno bisogno di supporto emotivo tanto quanto hanno bisogno di aiuto finanziario. Nessuno di loro aveva ricevuto alcun tipo di supporto dai canali ufficiali che dovrebbero assumersi la responsabilità. Quest'ondata di telefonate mi sconvolse nel rendermi conto che il danno del vaccino è incredibilmente comune.

Ora, quando parlo o pubblico articoli, non sono più sorpresa dal numero di storie terribili che sento. Gli anziani hanno storie da raccontare a riguardo degli effetti del vaccino contro il vaiolo mentre i più giovani riferiscono eventi riguardanti gli altri vaccini. Tra colloqui e articoli ricevo un flusso costante di chiamate e messaggi di genitori che si trovano di fronte a qualcuno che cerca di iniettare un altro vaccino nel bambino già danneggiato o in un altro bambino in famiglia. Quando un neonato o un bambino muore per la vaccinazione, trovo che non è mai la madre a contattarmi, ma bensì qualcun altro come una zia o una nonna.

Il fatto che i genitori di bambini danneggiati dal vaccino possano ora raccontare la storia su Internet serve come monito per gli altri genitori, ma finora non ha reso responsabili le persone che producono e commercializzano i vaccini, né ha fatto sì che i governi migliorino il loro metodo di raccogliere dati sul danno del vaccino.

La maggior parte dei medici e degli infermieri continua a sminuire i casi di danno da vaccino riscontrati personalmente e non li denuncia. Esiste un modello definito di reazioni da ciascun vaccino o combinazione di vaccini, ma la cosa più coerente che i genitori mi riferiscono è che i medici negano che il vaccino fosse responsabile della reazione. Quando i genitori passano ad altri medici, nella speranza di ottenere aiuto, di solito incontrano più smentite che il vaccino potrebbe essere la causa. A volte i dottori lo ammettono, ma sebbene possano dirlo verbalmente, non sono desiderosi di scriverlo. Hanno buoni motivi per temere le conseguenze se parlassero apertamente del danno del vaccino, ma sanno che non saranno puniti semplicemente presentando un rapporto. Non ci si può aspettare che i medici riferiscano gli effetti avversi della vaccinazione che appaiono molto tempo dopo la somministrazione del vaccino, ma se ci fossero rapporti onesti sugli effetti avversi che si manifestano durante le prime settimane, emergerebbe un quadro completamente nuovo.

Negli ultimi cinquant'anni l'istituzione medica ha impedito in modo efficace agli scienziati di condurre studi sugli effetti avversi a lungo termine della vaccinazione. Ad esempio, il dottor Anthony Morris, virologo e batteriologo che è stato assunto dalla FDA negli Stati Uniti, ha iniziato alcune ricerche sugli effetti a lungo termine della vaccinazione. La sua ricerca è stata male accolta dalla FDA, e nel 1976 è stato licenziato per essere andato alla stampa e aver avvertito il pubblico di non accettare il pericoloso vaccino contro l'influenza suina che era stato fabbricato per l'uso quell'anno. La FDA ha colto l'occasione per distruggere fisicamente la sua ricerca a lungo termine nei suoi laboratori.[8]

Un altro esempio di ostruzionismo alla ricerca da parte dell'istituzione medica si è verificato quando un professore dell'Università di Otago in Nuova Zelanda ha chiesto il permesso di studiare i cambiamenti nel sangue dopo la vaccinazione. La ricerca richiedeva una puntura sul tallone per prelevare un campione di sangue da ciascun bambino subito dopo la nascita, e poi un altro mesi dopo. Il permesso è stato negato perché considerato "troppo invasivo". Campioni di sangue vengono presi da puntura sul tallone per tantissimi motivi frivoli; ma non sarebbe stato concesso qualora ci fosse la possibilità che i risultati mostrassero che la vaccinazione alterasse il sistema immunitario in modo indesiderato. Se l'industria del vaccino fosse stata certa del fatto che la vaccinazione raramente causa effetti dannosi, non avrebbe sentito il bisogno di sopprimere la ricerca. Ha paura delle conseguenze di sottoporre la vaccinazione a un controllo adeguato.

Confrontare i bambini vaccinati con quelli non vaccinati è un'attività cui l'industria dei vaccini non parteciperà perché teme ciò che potrebbe dimostrare. Il Dott. Michel Odent, il grande medico francese che ha fatto tanto per le nascite e i bambini, ha condotto uno studio che scoprì, tra le altre cose, che l'aver ricevuto un vaccino per la pertosse rende una persona cinque volte più a rischio di soffrire d'asma.[9,10,11] I soggetti non avevano consumato nient'altro che latte materno per i primi sei mesi della loro vita, e nessuno era stato svezzato prima del suo primo compleanno. Il suo secondo studio sulla vaccinazione ha confermato la relazione tra asma e il vaccino e ha dimostrato che essere nati a casa o in ospedale non ha cambiato il rischio.[12]

Un altro studio che ha confrontato i vaccinati con persone non vaccinate è stato fatto dal gruppo di studio sulle malattie infiammatorie dell'intestino (Inflammatory Bowel Disease Study Group), presso il Royal Free Hospital School of Medicine di Londra. Questo gruppo era composto di tre medici che sospettavano che il vaccino contro il morbillo potesse provocare la malattia di Crohn. I sospetti furono destati dal fatto che il virus del morbillo persiste nel tessuto dell'intestino di alcune persone affette dal morbo di Crohn[13,14] e dall'aumento del numero di casi di malattia infiammatoria intestinale. Nei quindici anni dopo che la vaccinazione di massa contro il morbillo fu introdotta in Gran Bretagna, in Scozia vi fu un triplice aumento della malattia di Crohn,[15] questo morbo è una misteriosa e orribile afflizione intestinale che non ha alcuna somiglianza con il morbillo.

Il British Medical Research Council aveva fatto una prova del vaccino contro il morbillo (non MPR) nel 1964,[16] e trent'anni dopo 3545 di questi bambini potevano ancora essere rintracciati. I genitori dei bambini in prova erano stati interrogati in merito agli effetti avversi nella terza settimana dopo la vaccinazione, ma in seguito si sono interrogati solo sul fatto che il bambino avesse avuto il morbillo. Trent'anni dopo il processo, i medici di Londra paragonarono il tasso di malattia di Crohn nei 3545 bambini che erano stati iniettati con un singolo vaccino del morbillo al tasso di malattia di Crohn in 2541 persone della stessa età che non erano stati vaccinati contro il morbillo.[17] Hanno anche confrontato i tassi di colite ulcerosa, malattia celiaca e ulcere allo stomaco nei due gruppi.

Quando ho iniziato a studiare, pensavo che i ricercatori fossero sciocchi a includere ulcere peptiche e malattia celiaca, perché *ovviamente* il vaccino contro il morbillo non poteva causarle. Poi mi sono resa conto che avevo avuto l'atteggiamento sbagliato. I ricercatori avevano ragione ad indagare su queste due patologie oltre al morbo di Chron e alla colite ulcerosa, perché non si può *sapere* se un intervento medico causa una malattia cronica a lungo termine se non lo studi. Lo studio ha rivelato che il vaccino contro il morbillo aumenta tre volte la probabilità di contrarre la malattia di Chron e due volte e mezzo la probabilità di avere la colite ulcerosa, ma non aumenta il rischio di celiachia e ulcera gastrica. Ciò significa che due su tre di quelle persone affette dal morbo di Chron, che riduce drasticamente la qualità della vita, non ne soffrirebbero se non fossero state iniettate con il vaccino contro il morbillo nel 1964. Esiste la possibilità che il morbillo naturale causi anche la malattia di Chron in alcune persone, ma anche se così fosse, i risultati di questo studio dimostrano che il vaccino aumenta il rischio molto più di quanto potrebbe fare il morbillo naturale. L'ottantanove per cento (89%) delle persone non vaccinate nello studio aveva avuto il morbillo prima degli undici anni, eppure avevano una percentuale molto bassa di malattia di Chron.

Il dottor Andrew Wakefield era uno dei medici che aveva preso parte allo studio. In seguito lui e altri dodici medici hanno condotto uno studio su alcuni bambini con autismo, il cui risultato suggeriva che potrebbe esserci una connessione tra il vaccino MPR e l'autismo. Gli autori dello studio hanno dichiarato esplicitamente che il loro studio non dimostra che il vaccino MPR può causare l'autismo, ma hanno suggerito studi che indaghino su una possibile connessione da fare. Questo ha fatto infuriare l'industria dei vaccini e agli autori dello studio è stato detto di ritrattare. Dieci degli autori capitolarono per proteggere le loro carriere, tre rimasero in piedi e furono perseguitati dall'istituzione dei vaccini e vilipesi dai maggiori media.

Nel 2012 quattro medici polacchi pubblicarono una revisione della letteratura medica in cui guardavano i casi clinici di danno da vaccino, tipi di reazioni avverse, tossicità degli ingredienti e tendenza alla malattia cronica in relazione alla vaccinazione.[18] Sono giunti alla conclusione che gli effetti nocivi delle vaccinazioni "sono sproporzionati rispetto ai benefici della vaccinazione nell'eliminazione di una malattia pericolosa durante l'infanzia".[18] Se questi medici avessero avuto sede in Gran Bretagna o negli Stati Uniti, sarebbero stati puniti per aver pubblicato queste informazioni su una rivista medica.

Nel periodo in cui il vaccino contro il morbillo è stato ancora utilizzato da solo, alcune delle morti che ha causato sono state riconosciute,[19] ma il numero effettivo di morti che ha causato non sarà mai conosciuto perché i decessi correlati al vaccino sono deliberatamente nascosti. Nei giorni nostri il vaccino contro il morbillo è somministrato contemporaneamente ad altri vaccini e le morti sono sempre etichettate come "coincidenza". Naturalmente le morti per altre cause possono verificarsi casualmente dopo la vaccinazione, ma le morti che fanno parte di una reazione alla vaccinazione non sono casuali.

In alcuni paesi i genitori che vogliono un risarcimento per l'invalidità permanente causata dalla vaccinazione devono fare causa alla compagnia farmaceutica che ha prodotto il vaccino. Spetta ai genitori l'onere di dimostrare che il vaccino ha provocato i danni, mentre la compagnia farmaceutica non deve dimostrare di aver fornito un vaccino sicuro. In altri paesi, la legge prevede che il risarcimento venga pagato a spese del contribuente, ma li il sistema è progettato in modo tale da impedire alle vittime di ottenere il risarcimento al quale hanno legalmente diritto. La Nuova Zelanda rappresenta un modello di Paese in cui le vittime di danni da vaccino dovrebbero essere risarcite dal contribuente. Per dimostrare la resistenza dei medici a riconoscere gli evidenti effetti avversi legati alla vaccinazione, ho scelto quattro storie nelle quali sono stata coinvolta durante gli anni che qui ho trascorso da attivista, perché mostrano come i medici si rifugino nella negazione pur di proteggere la reputazione del sistema-vaccinazione, anche quando né loro né la società farmaceutica possono essere citati in giudizio.

Secondo la legge della Nuova Zelanda, il risarcimento dovrebbe essere automaticamente erogato ogni volta che un bambino subisce un danno permanente a causa della vaccinazione. In teoria, sarebbe necessario e sufficiente che i genitori compilino il modulo M46 e lo facciano firmare da un qualsiasi medico. Devono quindi consegnare il modulo alla Accident Compensation Corporation (ACC), che conferisce ad un gruppo di esperti l'indagine sul caso e l'autorità per decidere se il risarcimento debba essere erogato oppure no. L'ACC dispone di grandi risorse finanziarie. Non esita ad erogare denaro da destinare alla chirurgia ricostruttiva se qualcuno si rompe un ginocchio durante una partita ricreativa di rugby. Concesse addirittura un lauto risarcimento ad una persona che aveva sofferto di stress quando una banca gli aveva rifiutato un prestito per poter avviare un'attività. Ha persino erogato un risarcimento di 10.000 dollari ad un detenuto che si era rotto entrambi gli arti inferiori quando era saltato dal muro di cinta della prigione nel tentativo di evadere. Tuttavia, quando qualcuno richiede un risarcimento per un danno da vaccino, l'orientamento dell'ACC muta drasticamente.

Nel 1991 ho intervistato il padre di una ragazza che era perfettamente sana fino a quando una combinazione di diversi vaccini (Difterite-Pertosse-Tetano ed epatite B) non l'ha resa impossibilitata a sedersi, incapace di alzare la testa ed incapace di controllare gli arti inferiori e superiori. L'unica cosa che era in grado di fare era quella di emettere gemiti quando aveva fame. Non riuscivo a capire se il suo intelletto fosse stato danneggiato o meno. Forse la sua mente funzionava ancora normalmente e solo la parte motoria del suo cervello era stata compromessa Ho colto un'espressione nei suoi occhi che mi ha fatto intuire che aveva una reazione emotiva alla conversazione che si stava svolgendo intorno a lei. Non poteva però parlare, né controllare la direzione in cui guardavano i suoi occhi. La mia intervista a suo padre è stata filmata da un operatore televisivo, ma non è mai stata trasmessa in TV.

Auckland è la città più grande della Nuova Zelanda e questa famiglia viveva su un'isola vicino alla città. Un giorno, il loro medico curante partì alla volta della terraferma per trovare il modo di ottenere un indennizzo economico per la famiglia. Ritornò sull'isola spaventato, affermando che il vaccino non avrebbe potuto costituire la causa dello stato in cui versava la ragazza.

Quando la famiglia chiese un risarcimento, l'infermiera – appartenente ad una struttura sanitaria pubblica - affermò che avrebbe sostenuto la loro richiesta. Poi le fu comunicato che il suo lavoro sarebbe stato a rischio se lo avesse fatto, perché, le fu detto, "la tua azione potrebbe far dedurre che tu non sostenga la politica di immunizzazione". Quando ho intervistato il padre di fronte alle telecamere ha raccontato come gli specialisti, che avrebbero dovuto aiutarlo a presentare la sua richiesta di risarcimento, lo avevano trattato con sospetto, irriverenza e disonestà. La cosa che mi ha stupita di questa intervista è stata che, nonostante l'esperienza dell'atteggiamento cospiratorio da parte dei medici, il padre credesse ancora che fosse abbastanza raro che un bambino fosse danneggiato dai vaccini come lo era stata sua figlia. Quando gli ho raccontato, in seguito, degli altri casi avvenuti e riportati nella zona, è rimasto sorpreso di apprendere che sua figlia non rappresentava "un caso su un milione". Se le reti televisive consentissero di trasmettere questo tipo di filmati, la gente diventerebbe più consapevole della reale entità dei danni da vaccino.

In un altro caso, ad una bambina di 15 mesi era stato inoculato il vaccino contro il morbillo, la parotite e la rosolia (MPR) nell'anca. L'anca e la gamba intera divennero gonfie e doloranti, un nodulo di pus si sviluppò nell'articolazione dell'anca e la sua cartilagine sparì. La bambina subì anche una reazione sistemica che rese necessario il ricovero in ospedale per tre settimane. Prima dell'iniezione aveva iniziato a trotterellare con movimenti liberi, ma in seguito non riuscì più a caricare il peso su quel fianco.

Il componente della rosolia di MPR è noto per la sua tendenza ad attaccare la cartilagine delle articolazioni,[20,21,22] ma il nodulo di pus, rimosso chirurgicamente sette giorni dopo l'iniezione, aveva permesso di capire che l'ago aveva colpito l'osso. (I bambini hanno fianchi molto stretti e gli aghi per siringhe sono lunghi). Il chirurgo che aveva eseguito l'operazione di rimozione della massa di pus incontrò poi il padre e la nonna della bambina nel corridoio dell'ospedale dopo l'intervento, e disse loro: "quell'ago è andato troppo a fondo."

Secondo la legge della Nuova Zelanda la bambina aveva diritto ad un risarcimento per il dolore e la sofferenza, per le spese di viaggio per farsi curare, per una protesi artificiale all'anca, per la fisioterapia e per qualsiasi altra cosa fosse stata necessaria per far fronte alle conseguenze dell'iniezione. I genitori hanno compilato il modulo M46, ma il medico che aveva somministrato il vaccino non volle firmarlo, anche se in base alla legge neozelandese non era comunque perseguibile pur essendo stato constatato che in effetti aveva inserito l'ago troppo a fondo. Nessun altro medico di medicina generale nella città in cui vivevano avrebbe firmato il modulo; neanche il chirurgo che aveva rimosso il nodulo di pus e nessun altro medico dell'ospedale lo avrebbe fatto. I genitori vivevano in una piccola città sull'isola meridionale della Nuova Zelanda, dove tutti i medici si conoscono. I genitori non potevano permettersi di recarsi in un'altra città per cercare un medico onesto, quindi hanno contattato il gruppo di consumatori, del quale ero membro, per chiedere sostegno. Siamo stati in grado di metterli in contatto con uno dei tre medici in tutta la Nuova Zelanda che hanno sufficiente forza morale per firmare il modulo M46.

Anche qualora i genitori riuscissero a trovare un medico disponibile a firmare il modulo, dovrebbero poi affrontare il problema rappresentato dalla Accident Compensation Corporation che non vuole pagare per il danno da vaccino. L'ACC pone l'onere della prova a carico della vittima e poi rifiuta sistematicamente qualsiasi elemento che la vittima produce definendolo "insufficiente". Una giovane coppia non ha né il tempo né le risorse economiche per fare ricerche sulla storia di un vaccino ed istruire un caso scientifico dimostrando che proprio il vaccino è stato la causa di quella specifica serie di danni. Quando ci provano, i loro sforzi vengono comunque ignorati.

Una percentuale esigua dei bambini danneggiati dal vaccino riesce ad ottenere un risarcimento economico grazie all'intervento degli attivisti che tutelano i consumatori. Uno di questi era un bambino nato prematuro di 12 settimane. Aveva trascorso sei settimane in terapia intensiva, dove dovette essere vigorosamente stimolato più di cento volte perché aveva smesso di respirare. Dopo essere stato trasferito in reparto "prematuri", ai genitori fu detto che stava migliorando e che sarebbe potuto tornare a casa in pochi giorni. Fu anche detto loro che doveva essere vaccinato perché era molto sensibile alle malattie. Anche se mancavano ancora sei settimane al compimento di 9 mesi, i genitori hanno ingenuamente permesso al personale sanitario di inocvulargli il vaccino DTP.

Dopo la puntura al mattino non si svegliò per la poppata, nella notte aveva assunto un colore della pelle tendente al blu, ma i dottori dissero a sua madre di non preoccuparsi. Alle 3 del mattino un'infermiera passando accanto al lettino notò intenso colore blu. Fu riportato di corsa in terapia intensiva ed attaccato ad un respiratore. All'epoca, i medici menzionarono il vaccino come possibile causa della ricaduta. Trascorse due settimane in terapia intensiva, poi tornò a casa per trascorrere una vita affetto da "quadriplegia spastica" e "paralisi cerebrale".

È occorso ai genitori un anno intero per ottenere la firma del modulo M46 in modo da poter richiedere il risarcimento. I medici non volevano ammettere per iscritto che il vaccino DTP fosse la causa delle condizioni in cui versava il bambino, ma si trovavano di fronte ad un dilemma. I dottori che avevano infatti valutato il bambino prima che fosse vaccinato avevano messo per iscritto che la prognosi del bambino era molto buona. Quando il futuro del bambino divenne disastroso, si fece in modo di farli apparire stupidi per aver rilasciato una prognosi così favorevole. Quei medici vollero quindi che si sapesse che la loro prognosi era stata fatta prima che al bambino fosse iniettato il DTP. Sembra dunque che i medici siano disposti a dire la verità sul DTP per proteggere la propria reputazione professionale, ma non invece quando si tratta di aiutare semplicemente la vittima ad ottenere un aiuto finanziario per far fronte ai costi della disabilità. Le firme dei medici hanno permesso alla famiglia di presentare domanda all'ACC.

I genitori avevano altri due elementi a loro favore. Il primo era che la reazione era avvenuta in ospedale, sotto gli occhi del numeroso personale medico. Il secondo era che Hilary Butler, una volontaria con grande competenza, aveva trascorso ottanta ore del suo tempo ad esaminare da cima a fondo la letteratura medica e a redigere una relazione nella quale argomenta che il tempismo nella vicenda non rappresentava "solo una coincidenza", e che in effetti era stato il vaccino ad aver causato le condizioni di salute.

I vertici dell'ACC furono persuasi dalle prove addotte da Hilary e stabilirono che il risarcimento dovesse essere riconosciuto. Tuttavia, ad una persona che occupava una posizione inferiore nella gerarchia dell'ACC, non è piaciuta la sentenza e ha inviato una lettera ai genitori dicendo che il risarcimento era stato negato. È stato solo per caso che uno dei vertici dell'ACC ha scoperto questa lettera e il risarcimento forfettario è stato liquidato tre giorni dopo. Nessuno dei medici che avevano accettato di ammettere che il vaccino fosse la causa delle disabilità del bambino riportò i sintomi al Comitato delle reazioni avverse.

Un altro caso angosciante ha riguardato la morte di una donna di 32 anni. Aveva sviluppato un cuore ed un fegato ingrossati dopo il parto all'ospedale di Auckland. Durante gli otto mesi della sua malattia furono eseguiti molti test, ma la sua famiglia non ricevette mai una spiegazione per le sue condizioni. Fu trasferita al Greenlane Hospital per un'operazione che prevedeva di sostituire alcuni tessuti del cuore ingrossato con tessuti artificiali. Prima del giorno dell'operazione, le fu iniettato un vaccino che conteneva i gusci esterni di 23 ceppi di germi che possono causare polmonite. Entrò in coma e il suo corpo si gonfiò e divenne rosso.

I medici si sono scusati profusamente con la famiglia per averle somministrato il vaccino, perché la linea ufficiale è che quel vaccino non dovrebbe essere somministrato ai malati. Ma nulla è stato riportato per iscritto. Non solo i medici non hanno documentato il fatto che la signora avesse patito una reazione avversa al vaccino, ma non hanno nemmeno documentato che le fosse mai stato somministrato. Non hanno fatto altro che scrivere "operazione annullata" sulla scheda della paziente e rispedirla all'ospedale di Auckland.

Quando uscì dal coma, la sua pelle era molto dolente al tatto ed aveva sviluppato l'aspetto di una bruciatura da neve. L'infiammazione della pelle aveva cominciato ad attenuarsi, ma si riaccese quando la donna subì l'operazione al cuore ed era ancora presente quando morì di arresto cardiaco 25 giorni dopo la vaccinazione. Era stata colpita da un'eruzione cutanea molto grave e dolorosa; un sintomo della presenza di un grave disturbo all'interno del suo organismo. La famiglia ritiene che sarebbe sopravvissuta alla patologia cardiaca, se non fosse stato per il vaccino. Purtroppo, è impotente contro l'establishment medico.

Perché un vaccino che non doveva essere somministrato ai degenti veniva conservato in frigorifero in reparto di terapia intensiva? Non esiste responsabilità per ciò che si perpetra in nome "dell'immunizzazione".

LA FONDAMENTALE DIFFERENZA TRA LE MALATTIE INFETTIVE AUTORISOLUTIVE E QUELLE CHE HANNO BISOGNO D'INTERVENTO

Alcune discussioni sull'efficacia dei vaccini diventano confuse a meno che non venga fatta una chiara distinzione tra le due categorie di malattie infettive. Le malattie infettive di solito vengono classificate secondo il tipo di germe che le causa, così si dice che ci sono malattie batteriche, malattie virali, malattie da rickettsia, malattie da protozoi e così via. Tuttavia, questo metodo di classificazione non ci aiuta a capire gli effetti che le malattie infettive hanno sugli umani. Dal punto di vista della prevenzione, cura ed immunità, è più utile dividere le malattie infettive in due gruppi basato su come esse interagiscono con il sistema immunitario umano, piuttosto che su che tipo di germe le causa. Nel primo gruppo ci sono *le malattie infantili autorisolutive,* che ti aspetti che un bambino contragga prima degli anni dell'adolescenza come morbillo, parotite e varicella. Ce ne sono otto. Nell'altro gruppo ci sono *le malattie che hanno bisogno d'intervento*, come la poliomielite e Tbc (tubercolosi). Alcuni del personale medico erroneamente fanno riferimento alla polio e difterite come fossero malattie infantili. I bambini contraggono la polio più spesso degli adulti, ma questo non è il caso della difterite. Polio e difterite non sono malattie autorisolutive, hanno bisogno d'interventi per farle terminare il più presto possibile.

Quando le malattie infantili autorisolutive sono trattate correttamente, hanno effetto benefico a lungo termine sulla salute del bambino. Quando sono trattate in maniera sbagliata, possono sviluppare complicazioni che danneggiano o addirittura uccidono il paziente. Non hanno bisogno di nessuna azione per farle terminare, si risolvono automaticamente da sole. Non possono essere prevenute da una buona nutrizione, ma la qualità di questa ha un ruolo nel modo in cui il bambino la affronta. Una volta contratta, la malattia crea un'immunità per tutta la vita. I vaccini che intendono prevenire queste malattie hanno un effetto diverso sul sistema immunitario rispetto all'infezione naturale. Essi creano un tipo difettoso di immunità che si esaurisce nel tempo, così le persone vaccinate sono vulnerabili alle malattie quando sono adolescenti o adulte.

Le malattie infettive che hanno bisogno d'intervento sono quelle che non ci "aspettiamo" tranquillamente che i nostri figli contraggano. Sono malattie che causano panico, e giustamente. Tetano, Tbc, polio, difterite, colera, rabbia, piaga bubbonica, tifoide, tifo e febbre gialla sono malattie che assolutamente non danno alcun benificio alla persona che le contrae. Alcune di queste malattie possono essere impedite dall'igiene, ma i germi delle malattie portati dall'aria non possono essere evitati durante una epidemia. Tuttavia, i germi portati dall'aria potranno causare la malattia solamente in una persona predisposta, e una buona nutrizione è un fattore protettivo importante.

Una caratteristica significativa di questa seconda categoria di malattie infettive è che se si contrae una di esse e si sopravvive, non vuol dire che la persona non la possa riprendere nel futuro. Quando mio figlio Kenny aveva tre anni, prese il morbillo. Non gli piacevano le macchie perchè sciupavano il suo aspetto. Guardarsi allo specchio lo sconvolgeva. L'ho consolato dicendogli che quando sarebbe tutto finito, non avrebbe mai più preso il morbillo. Alcuni mesi dopo prese l'influenza gastrica, e si sentì malissimo. Con uno sguardo triste disse:- "Almeno vuol dire che non la prenderò mai più." Ho dovuto dargli la cattiva notizia che l'influenza gastrica non dà l'immunità, e che i germi che la causano spesso vanno nell'aria, perciò poteva riprenderla.

Una persona può contrarre una malattia solo quando i germi di quella particolare malattia sono nell'ambiente. In alcuni paesi, è più sicuro ipotizzare che colera e tifoide sono sempre nell'ambiente. Tifoide e colera si nascondono nell'acqua contaminata con liquame, e l'unico modo per evitare di ammalarsi è assicurarsi che tutta l'acqua che si consuma non sia contaminata. Essere in buona salute e ben nutrito non è una garanzia che i germi del colera e della tifoide non potranno superare il tuo sistema immunitario.

I germi che causano malattie infantili autorisolutive galleggiano nell'aria, e c'è una maggiore concentrazione di essi nello spazio d'aria intorno ad una persona che ha la malattia in incubazione, o che ha già la malattia. I germi infettano tutti, ma non tutti prendono la malattia. Alcune persone l'hanno già avuta e sono immuni, mentre altri non la prenderanno mai, o la prenderanno in futuro. Alcuni bambini vengono esposti ripetutamente ai germi dai genitori che vogliono che i loro bambini prendano tali malattie autorisolutive, ma i loro corpi ostinatamente si rifiutano di prendere la malattia.

Lo stato nutrizionale di un bambino non influisce se un bambino prende o no una malattia infantile autorisolutiva, ma fa la differenza su come la affronta. Mi disturba quando le persone contrarie ai vaccini dicono ai

Malattie infettive autorisolutive	Malattie infettive che hanno bisogno d'intervento
Rosolia infantile (sesta malattia, esantema subitum)	Poliomielite
	Tbc (tubercolosi)
Rosolia	Difterite
Parotite	Tetano
Morbillo	Colera
Varicella	Tifoide (Febbre Tifoidea)
Pertosse	Tifo
Eritema infettivo (quinta malattia)	Meningite
	Epatite A
Pertosse	Epatite B
	Epatite C
	Rabbia
	Haemophilus
	Vaiolo
	Febbre Gialla

genitori che un bambino allattato al seno e più tardi, nutrito solo con cibo sano, non prenderà il morbillo. Non è vero.

Persone ben intenzionate potrebbero consigliarti di "curare" le malattie autorisolutive con l'omeopatia o con alti dosi di vitamine. Più avanti spiegherò perchè ciò è un cattivo consiglio.

Le comunità che hanno a cuore la salute fanno le cosedetti "feste del morbillo" per dare al massimo numero di bambini l'opportunità di contrarlo. Naturalmente queste feste devono essere organizzate tenendo conto della sensibilità del bimbo malato. A volte bambini che non si piacciono devono giocare insieme. Nonostante tutti questi sforzi, ci saranno alcuni bambini che proprio non lo prenderanno. Ciò è molto stressante, perchè se una persona contrae una malattia infantile autorisolutiva nell'età adulta, il rischio di complicazioni è molto più alto.[1] Un'eccezione a questo è la pertosse. Un bambino piccolo è vulnerabile alle complicazioni della pertosse se la malattia non è gestita saggiamente, mentre raramente le complicazioni avvengono in persone più grandi, anche con i trattamenti medici peggiori.

Malattie infettive autorisolutive	Malattie infettive che hanno bisogno d'intervento
Le malattie infettive autorisolutive hanno bisogno di cure appropriate per prevenire complicazioni, ma nessun intervento.	Malattie infettive che necessitano d'intervento non sono malattie autorisolutive e, senza intervento, potrebbero causare la morte.
Non possono essere evitate con la buona nutrizione.	La buona nutrizione aiuta la prevenzione.
Non possono essere evitate con l'igiene.	Alcune possono essere evitate con l'igiene.
Possono essere evitate con la quarantena totale.	Possono essere evitate con la quarantena totale.
Creano l'immunità a se stessi per tutta la vita.	Non creano l'immunità a se stessi.
I vaccini creano un immunità artificiale temporanea.	I vaccini o sono inefficaci o la loro efficacia non è stata provata.

Mia suocera ha avuto tre fratelli che avevano contratto la parotite quando erano bambini, ma lei non l'aveva presa. Tutti i suoi sette bambini hanno avuto la parotite, chi in un momento, chi in un altro, e lei li ha curati tutti, ma non l'ha contratta. Sarebbe stato difficile per lei se l'avesse presa durante gli anni di cura ai suoi bambini. Poi, con suo divertimento, l'ha presa da uno dei suoi nipoti quando aveva 62 anni. Sapeva esattamente cosa fare. Si mise a letto leggendo libri e a far la maglia finchè non fu stata sicura di potersi alzare. Abitava con una figlia che le preparava le zuppe nutrienti. Le persone di qualsiasi età con la parotite devono essere ben curate, ma un adulto con la parotite che non sta a letto è particolarmente vulnerabile a complicazioni.

Siamo stati condizionati ad avere paura delle malattie infantili autorisolutive, invece di essere stati istruiti a curarle. Una volta che sappiamo come curarle in modo sicuro, non c'è da averne paura. Tuttavia, dobbiamo avere un rispetto ben informato per le malattie infettive che non si risolvono da sole, e devono essere affrontate rapidamente se appaiono.

Il RISCHIO DELLE MALATTIE INFETTIVE

È importante per i genitori che vogliono prendere una decisione informata sulle vaccinazioni comprendere il rischio che le malattie infettive possono creare per la salute dei loro bambini. Come esposto nella sezione nel capitolo precedente, c'è una differenza cruciale tra le malattie infettive che necessitano di intervento e le malattie infantili autorisolutive. Queste devono perciò essere affrontate in modo diverso. I genitori che temono le malattie infantili autorisolutive si chiedono quale *rischio* corre il proprio bambino nel contrarne una. Una volta liberati dalla paura coltivata dall'industria dei vaccini, essi cambiano il loro modo di pensare e si chiedono quale sia la *probabilità* che il loro figlio contragga una malattia infantile.

L'esposizione a una malattia molto contagiosa come il morbillo e la varicella di solito produce contagio. La parotite è meno contagiosa e mettere un bambino a giocare con un bambino contagioso con la speranza di superare la malattia prima della pubertà non sempre riesce. Un bambino che non contrae roseola infantum durante i primi tre anni di vita è probabile che non la contrarrà successivamente. La pertosse ha subito un costante declino per oltre un secolo, ma alcuni bambini la prendono ancora. Non c'è modo di predire quale bambino la prenderà e quale no, perciò chi si prende cura dei bambini deve sapere come trattare la pertosse senza rischi. La scarlattina è così rara ai giorni nostri che la possibilità che vostro figlio la contragga è molto scarsa.

L'industria dei vaccini vorrebbe farci credere che se non avessimo la loro protezione, la gente sarebbe attaccata da germi letali ovunque andasse. Tuttavia, i germi che causano le malattie infettive non sono sempre presenti nell'ambiente e, se lo sono, la loro virulenza aumenta e diminuisce.

La pertosse ha un ciclo prevedibile e quando è al culmine raggiunge un picco ovunque nel mondo nello stesso tempo. Le altre malattie infettive autorisolutive hanno un ciclo casuale e compaiono in luoghi diversi in tempi diversi. Anche città vicine come New York e Baltimora hanno epidemie di morbillo in tempi diversi.[23]

Non ci sono rischi di complicanze da malattie infettive autorisolutive in un bambino che:

- prima di contrarre la malattia ha mangiato ogni giorno cibo ragionevolmente sano con calorie sufficienti

- è curato correttamente durante la malattia

- ha un sistema immunitario in buone o perfette condizioni di salute.

Le malattie infantili autorisolutive non possono essere prevenute da uno stile di vita salutare. Sebbene non siano lo spauracchio nel quale sono state trasformate dagli spacciatori di vaccini, dovrebbero essere trattate con grande rispetto. Esse possono sviluppare serie complicanze e possono anche essere fatali se non sono fornite le cure adeguate. I medici e le infermiere sono istruiti a trattare queste malattie raffreddando il paziente e sopprimendo la febbre con i farmaci. Questo causa complicazioni, inclusa la morte. Pratiche igieniche e buona alimentazione non incidono sulla possibilità di contrarre una malattia infantile autorisolutiva, ma la buona alimentazione permette al bambino di sopportare con successo la malattia, molto meglio di come possa fare un bambino malnutrito. La vaccinazione contro queste malattie innalza l'età alla quale esse si manifestano e il rischio di complicanze aumenta con l'età.[1] Tutte le malattie infantili autorisolutive sono causate da germi trasportati dall'aria.

I germi che causano le malattie infettive che non guariscono da sole provengono da tre differenti fonti: alcuni vivono in acqua, altri circolano nell'aria e alcuni possono essere presi soltanto dal sangue di un'altra persona. Per esempio, i germi del colera vivono in acqua, quelli della difterite nell'aria e quelli dell'epatite B possono essere trasmessi solo dal sangue di un'altra persona. Gli esseri umani possono limitare il contatto con germi pericolosi attraverso determinate azioni sia a livello individuale sia a livello comunitario. A partire dal Medioevo ci sono stati tre grandi progressi nella risposta umana alle malattie infettive: la separazione delle acque di scarico dalle fonti di approvvigionamento idrico, la clorazione dell'acqua potabile e l'attenzione all'igiene personale. L'uso dell'omeopatia per trattare le malattie infettive tuttavia è stato ostacolato perché l'introduzione dell'omeopatia farebbe diminuire i profitti provenienti dai famaci.

Quando il cloro è aggiunto all'acqua potabile uccide i germi pericolosi. Miliardi di persone sono protette da malattie come colera e tifoide dalla clorazione delle acque. Sarebbe ideale che ogni casa avesse un filtro per rimuovere il cloro dall'acqua poco prima del consumo, ma è comunque meglio bere del cloro piuttosto che bere germi letali. Sfortunatamente ci sono ancora molte parti del mondo in cui l'acqua da bere è contaminata da germi nocivi e queste acque necessitano di essere bollite per dieci minuti prima di essere consumate.

I germi che si muovono nell'aria non sono sempre presenti nell'ambiente ma non possono essere evitati quando si presentano. Possiamo comunque proteggere noi stessi e i nostri bambini con un'alimentazione e uno stile di vita salutari. I germi portati dall'aria entrano attraverso il naso e la bocca e sono eliminati dal sistema immunitario, se questo è in buone condizioni. Le persone che hanno subito una tonsillectomia devono prendere precauzioni extra per sostenere ciò che rimane del loro sistema immunitario.

Il virus della polio circola attraverso l'aria, ma può sopravvivere anche in acqua. Una volta che è stato respirato o inghiottito, passa attraverso il tratto digestivo e finisce nelle acque di scarico. Alcune persone hanno preso la polio nuotando in parti di mare inquinate da scarichi privi di depuratori. Un neonato che ha da poco ricevuto il vaccino orale antipolio passa i virus della polio nel pannolino ed essi migrano dal pannolino all'aria. A volte gli adulti che hanno un sistema immunitario compromesso contraggono la polio cambiando i pannolini ai figli vaccinati, sebbene succeda molto raramente perché il virus del vaccino è molto attenuato. Quando il virus della polio arriva naturalmente nell'ambiente solo una piccola parte della popolazione contrae la malattia, e quando il virus non è presente nell'ambiente è chiaro che nessuno la contrae.

Il rischio di contrarre la difterite è molto basso oggi giorno perché la malattia è andata incontro a un naturale declino molto prima che fosse creato il vaccino. Tuttavia, a volte scoppia in un'area geografica ristretta.

HIV ed epatite B possono essere contratti solo se il sangue di una persona infetta entra in contatto con il sangue di un'altra persona. Gli scolari che sono portatori del virus dell'epatite B non trasmettono la malattia agli altri bambini al parco giochi.[24,25] L'epatite B è trasmessa da aghi sporchi (agopuntura, tatuaggi, abuso di sostanze e iniezioni nei paesi che non adottano misure igieniche in ambito medico), prodotti ematici contaminati e rapporti sessuali con persone infette.

L'industria dei vaccini ha interesse nel mantenere ignorante il pubblico sugli agenti che veicolano i germi e su cosa causa l'insorgenza delle malattie. Per esempio, mentono ai genitori dicendo loro che i bambini possono contrarre l'epatite B giocando con altri bambini. Per ottenere una diffusione ancora più alta del vaccino antiepatite B, cercano di spaventare gli insegnanti facendo credere loro che possono prendere l'epatite B dai bambini a cui insegnano. Per contrarre la malattia gli insegnanti dovrebbero avere rapporti sessuali o condividere aghi con gli studenti, ma l'industria non vuole che essi lo sappiano. Dopo che l'uragano Katrina ebbe colpito

New Orleans, i produttori del vaccino antitetanico fecero affari diffondendo la paura del tetano. L'alluvione di New Orleans ha aumentato il rischio di malattie trasmesse mediante l'acqua, ma non ha aumentato il rischio di tetano. L'industria dei vaccini prospera sulla pubblica ignoranza, perciò se siamo informati su quali siano realmente i rischi possiamo proteggerci dal diventare vittime dell'avidità commerciale.

LA FEBBRE È UN'AMICA

Ai genitori di oggi viene insegnato a temere la febbre come se fosse una malattia in sé e a farla sparire non appena essa si manifesti in un bambino. Tuttavia soffocarla, vuoi mediante la somministrazione di farmaci, vuoi raffreddando il paziente, è una pratica pericolosa, che talvolta porta alla morte. Ciò succede perché l'innalzamento della febbre è uno dei modi attraverso i quali l'organismo si protegge quando è invaso da un microrganismo o da una tossina. Se la febbre viene soffocata quando è in corso una malattia infettiva, il paziente diventa più vulnerabile al microrganismo responsabile della patologia. I soggetti contagiati che manifestano stati febbrili hanno un tasso di sopravvivenza maggiore rispetto a quelli che non li manifestano.[26,27,28,29,30,31,32] Soffocare la febbre inoltre aumenta il rischio che la malattia infettiva possa complicarsi in polmonite.[33]

Molti genitori credono che se non fanno scendere la febbre al bambino possano venire convulsioni e danni cerebrali, e tale convinzione viene assecondata anche se la ricerca scientifica ha dimostrato che non è così. Quando un paziente ha la febbre, quest'ultima sale, staziona a un punto alto per un po' e poi scende nuovamente: non c'è alcun pericolo derivante dall'innalzamento della temperatura, poiché essa smetterà di salire quando raggiunge il livello necessario a produrre gli effetti che deve produrre.[34,35] D'altro canto, invece, la ipertermia può essere pericolosa. L'ipertermia si ha quando il corpo diventa troppo caldo a causa di eccessivo esercizio fisico o per la temperatura atmosferica troppo alta. Si tratta di una situazione diversa dalla febbre, che invece si ha quando il corpo si rende deliberatamente più caldo del normale in reazione all'invasione di un microrganismo o di una tossina. Una persona che si surriscalda per aver fatto, ad esempio, un allenamento eccessivo quando fa molto caldo, va rinfrescato, certo, ma quando è l'organismo che deliberatamente crea uno stato febbrile, il soggetto non deve essere raffreddato.

Ad oggi il sistema immunitario non è ancora compreso appieno, ma sono noti alcuni dei meccanismi attraverso i quali la febbre aiuta a proteggere l'organismo quando aggredito dai microrganismi. I leucociti sono un gruppo di cellule del sistema immunitario che combattono i microrganismi ostili e anche le tossine create da batteri ostili. I leucociti si muovono più velocemente quando la temperatura sale[36,37] e sono in grado di fagocitare i microrganismi invasori più velocemente.[38] Quando un microrganismo estraneo invade l'organismo, alcuni leucociti producono una proteina chiamata pirogeno endogeno.[39,40] Ci sono divergenze su come esattamente questa proteina stimoli la febbre, ma non c'è dubbio sul fatto che sia essa a provocarla. Una volta innescato lo stato febbrile, il livello di ferro presente nel sangue si riduce in modo che i batteri estranei non possano nutrirsene.[41,42,43] Il passaggio del ferro al di fuori del sangue non è causato direttamente dall'innalzamento della temperatura bensì è un meccanismo di difesa separato che agisce in collaborazione con la febbre per sconfiggere i microrganismi.[44] L'organismo comincia anche a produrre interferoni:[45] sostanze che uccidono virus e batteri e rendono più attivi i leucociti.[45,46] Gli interferoni agiscono più velocemente quando la temperatura è più alta[47] e sono tre volte più efficaci a 40°C rispetto a quanto lo sono a 39°C.[47] Anche gli antibiotici sono più efficaci quando c'è la febbre.[48] La vitamina C aiuta i leucociti a uccidere i microrganismi e quanto maggiore è la temperatura, tanto maggiore è la sua efficacia.[49]

Anche i leucociti rispondono più rapidamente e più efficacemente quando la temperatura raggiunge i 40°C[50] e in generale, quando la temperatura è elevata, si spostano più velocemente lì dove sono necessari, e vi stazionano.[45,51] Le cellule T sono un importante tipo di leucociti prodotte dal timo. In presenza di febbre il timo produce più cellule T.[52,53,54] I batteri si indeboliscono e diventa più facile ucciderli a una temperatura più elevata.[55,56]

Il corpo dei rettili non genera molto calore, per cui devono prenderlo dal sole o da qualche altra fonte. Quando sono contagiati da microrganismi pericolosi, si spostano in un luogo più caldo e, se non possono, muoiono.[57] Questo dimostra che hanno bisogno di una temperatura corporea più alta per contrastare efficacemente l'infezione. In questo i mammiferi molto giovani, come i bambini piccoli e i cuccioli, sono simili ai rettili in quanto non sono in grado di produrre abbastanza calore. Sono istintivamente tenuti al caldo dalle loro madri, ma se vengono contagiati da microrganismi pericolosi e non sono tenuti al caldo, muoiono.[34,38,58] Le persone debilitate, di qualsiasi età, che non riescono a produrre febbre, muoiono di quella infezione.[48]

I farmaci che riducono la febbre pongono sia i rettili che i mammiferi in posizione di svantaggio. È stato condotto uno studio in cui dodici iguane sono state infettate da un microrganismo ostile e tenute in un ambiente caldo, ma è stata somministrata loro anche l'aspirina. In cinque di esse, l'aspirina non ha avuto effetto e la loro temperatura si è innalzata, sopravvivendo; nelle altre sette, invece, l'aspirina è stata efficace, impedendo l'innalzamento della temperatura corporea e sono morte tutte.[59]

Anche somministrare farmaci ai conigli per abbassare la febbre aumenta il tasso di mortalità da infezione.[60]

In un ospedale di Miami dodici dottori decisero di "valutare l'impatto delle strategie terapeutiche antipiretiche sugli esiti clinici di pazienti in condizioni critiche", poiché "nonostante sia ormai ampiamente dimostrato il ruolo benefico della febbre nella risposta immunitaria del soggetto ospite, la terapia antipiretica viene comunemente utilizzata per pazienti gravi e febbricitanti."[61] Per "terapia antipiretica" si intende la somministrazione di farmaci per inibire la febbre. Essi iniziarono uno studio in cui a un gruppo di pazienti fu consentito di arrivare fino a 40 gradi di febbre ma non oltre, mentre all'altro gruppo la febbre fu bruscamente soppressa. L'esperimento dovette essere interrotto per motivi etici dopo che l'avevano completato solo 82 pazienti, perché la mortalità del gruppo a cui era stata soppressa la febbre, risultò 6 volte superiore a quella dell'altro gruppo. I risultati di questo studio furono pubblicati in una rivista medica nel 2005, tuttavia gli ospedali continuano a uccidere persone sopprimendo la febbre.

L'establishment medico non modificherà le proprie procedure, per due ragioni: la prima perché subisce un continuo lavaggio del cervello da parte dell'industria farmaceutica che lo convince che la febbre debba essere repressa; la seconda perché esiste la naturale avversione ad ammettere che quello che si fa da sempre sia dannoso. Il dottor Panagiotis Kiekkas riferisce di come gli infermieri nel suo ospedale fossero più interessati a reprimere la febbre che a calmare il dolore, somministrare il cibo o occuparsi dell'igiene e che, quando provò a far sì che questi cominciassero ad agire secondo scienza piuttosto che secondo tradizione, incontrò un'enorme resistenza.[62]

Ulteriori prove di come la febbre aiuti la sopravvivenza di chi ha un'infezione le fornisce uno studio del 2011 su malati gravi in diversi ospedali britannici, neozelandesi e australiani, secondo il quale maggiore era la temperatura nei malati gravi che avevano un'infezione, minore era la probabilità che essi morissero.[63] Accadeva l'opposto nel caso di pazienti gravemente ammalati che non avevano infezioni: maggiore era la temperatura, *maggiore* la probabilità di morire.[63] Ai pazienti affetti da danni cerebrali o da altri gravi disturbi non infettivi bisogna tenere la temperatura sotto i 39°C.

C'è stato un tempo in cui tutte le culture consideravano la febbre come parte della cura del malato, invece oggi sono rimaste solo poche culture mediche tradizionali a difendere ancora la febbre in quanto aiuto per la guarigione del malato. L'idea che la febbre sia pericolosa fu messa in circolazione quando cominciò ad essere prodotta e commercializzata l'aspirina, la quale nacque come anti-dolorifico, ma presto si scoprì che come effetto collaterale aveva quello di abbassare la febbre, per cui i produttori caldeggiarono l'idea che abbassare la febbre fosse una cosa buona da fare. Sono riusciti a fare miliardi grazie all'idea che la febbre sia una cosa cattiva poi, una volta inventati paracetamolo (Efferalgan, Tachipirina) e ibuprofene (Moment, Nurofen, Brufen), l'aspirina è passata un po' di moda. In effetti l'aspirina è molto più pericolosa del paracetamolo o dell'ibuprofene in caso di malattie infettive, ma comunque sarebbe meglio non somministrare nessun farmaco per sopprimere la febbre.

Nel 1980 un pediatra americano effettuò un sondaggio da cui risultò che molti genitori pensavano che la febbre potesse causare danni cerebrali e altri gravi danni permanenti, addirittura la morte. Molti di loro credevano anche che la febbre continuasse sempre a salire in assenza di un intervento.[64] Il pediatra in questione sostiene: "nei trattamenti pediatrici di routine dovrebbe essere inserita specificamente l'educazione per contrastare la fobia da febbre". In un altro articolo afferma anche: "i genitori hanno evidentemente bisogno di essere istruiti in merito alla febbre."[65] Questo pediatra ha ragione, ma il problema è che sono proprio le società farmaceutiche quelle che "istruiscono"; guadagnano miliardi dalle vendite di farmaci antipiretici e usano riviste, televisioni e radio per "insegnare" ai genitori che la febbre deve essere soppressa. Controllano addirittura quel che viene insegnato a medici e infermieri durante il loro percorso formativo in modo che il personale medico esca dalla formazione con la convinzione che la febbre debba essere soppressa. I medici che vogliono introdurre, all'interno di un tale sistema di credenze, fatti scientificamente fondati (ce ne sono molti), si trovano a dover affrontare una forte resistenza. Non sorprende che nel 2001 un altro sondaggio sulle convinzioni dei genitori in merito alla febbre abbia rilevato che molti genitori ancora credevano che la febbre fosse una malattia in grado di causare danni cerebrali e morte e che la temperatura continuerebbe a salire se non trattata.[66] Gli autori dello studio del 2001 concludono che "La fobia da febbre persiste".

C'è un mito secondo cui avere la febbre mette una persona a disagio, mentre rinfrescarla con acqua o aria fredda la mette maggiormente a proprio agio. È vero proprio l'esatto contrario. È chi presta assistenza al malato che si sente a disagio in caso di febbre, non il malato stesso. Basterebbe la mera osservazione per capire che chi ha la febbre si sente meglio quando è al caldo, però per mia grande gioia qualcuno ha effettivamente effettuato uno studio scientifico che lo dimostra.[67] In tale studio tutti coloro che avevano la febbre hanno riferito di stare meglio quando riscaldati e peggio quando rinfrescati. Lo studio ha rilevato che raffreddare un soggetto che ha la febbre non solo causa disagio, ma aumenta anche il fabbisogno di ossigeno, attiva il sistema nervoso autonomo, aumenta la pressione sanguigna e fa apparire nel sangue gli indicatori di stress. Gli autori dello studio lo chiamano "considerevole dispendio metabolico".[67]

Un bambino con il morbillo e con la febbre alta non si sente male. Il suo comportamento è diverso dal solito, principalmente perché sta lì sdraiato senza far niente, ma si sente bene. Se ha dolore o disagio, allora significa che c'è qualcosa che non va. Quando qualcosa non va, non è la febbre che bisogna combattere, perché abbassarla renderà soltanto il bambino più vulnerabile a quella cosa che non va, qualunque essa sia: abbassare la febbre in caso di morbillo aumenta il rischio di sviluppare complicazioni. Dare il paracetamolo (p.e.Efferalgan o Tachipirina) a un bambino con la varicella rende le vescicole più pruriginose e fa durare più a lungo la malattia;[68] ciononostante, ai genitori viene regolarmente consigliato di darlo ai bambini con la varicella. La cosa diventa poi assolutamente pericolosa quando il personale sanitario in ospedale dà un farmaco che abbassa la febbre a un malato di cancro che prende la varicella. Anche abbassare la febbre a un malato di meningite meningococcica è estremamente pericoloso, eppure è quello che fanno i medici quando in ospedale arriva qualcuno con tale malattia. Il paracetamolo peggiora il raffreddore,[69] eppure molte persone lo prendono sistematicamente quando hanno il raffreddore. Il paracetamolo paralizza i neutrofili, i basofili e gli eosinofili, che sono i globuli bianchi che svolgono un ruolo fondamentale nel combattere le infezioni batteriche, virali e parassitarie.[70] Infatti tutti i farmaci che reprimono la febbre hanno un effetto negativo sul sistema immunitario.[71,72,73,74] Tutto questo significa che quando a una persona con una malattia infettiva si somministra un farmaco che gli abbassa la febbre, questa viene danneggiata due volte: da un lato la si priva del beneficio derivante dalla febbre e contemporaneamente, tramite un farmaco, le si disattiva il sistema immunitario.

Riducendo stupidamente la febbre ai pazienti con infezioni, il corpo medico nei fatti sabota il tentativo dell'organismo di difendersi. Nei bambini agiati e ben nutriti, il risultato è renderli immunodepressi per qualche ora e quindi più vulnerabili ai danni causati dal microrganismo infettivo. La situazione in cui l'organismo del bambino è costretto a occuparsi dell'effetto del farmaco è simile a quella in cui si trova di norma un bambino indigente e mal nutrito, il cui sistema immunitario non riesce a far alzare la temperatura del corpo allo scopo di contrastare i microrganismi invasori. L'incapacità dell'organismo di produrre la febbre determina, nei paesi poveri, la morte di molti bambini affetti da malattie infettive. Nei paesi ricchi invece, molti bambini non seguono una dieta salubre, cioè fatta di alimenti biologici, non raffinati e non trasformati, ma mangiano cibo *sufficiente* a far funzionare il sistema immunitario. Nutrendosi di cibi raffinati, trattati con concime artificiale e estremamente trasformati, i bambini ricchi, una volta cresciuti, contrarranno malattie che sono attualmente considerate "normali" in persone di oltre 50 anni, come il diabete di tipo 2, il cancro, malattie cardiache e artrite, ma quanto meno sono in grado di combattere i microrganismi abbastanza a lungo da crescere e poter contrarre le malattie della civiltà moderna. I bambini affetti da *kwashiorkor* (una grave forma di malnutrizione) non producono pirogeni e di conseguenza non viene loro la febbre quando vengono infettati da microrganismi.[75,76] "In tali circostanze le infezioni sono spesso fatali."[75] Il Dott. G.J.Ebrahim, che ha lavorato a lungo con questi bambini, riporta:

> Il bambino malnutrito è molto esposto alle infezioni. Le difese corporee non sono in grado di organizzare una risposta adeguata a tale sfida microbica e quindi la più lieve delle infezioni tende a diffondersi e diviene potenzialmente mortale. Nei casi gravi la risposta clinica all'infezione, come la febbre e la fagocitosi, può essere del tutto assente, così il primo segnale di un'infezione diffusa può essere rappresentato da un rapido peggioramento delle condizioni generali, dal rifiuto di assumere cibo e dall'ipotermia.[77]

Ipotermia significa diventare più freddo, per cui invece di produrre una febbre quando, ad esempio, insorge il morbillo, l'organismo di un bambino malnutrito diventa più freddo. Avere il morbillo senza la febbre è una situazione pericolosa; la maggior parte dei bambini ben nutriti sopravvive alla riduzione artificiale della febbre, ma non tutti.

Un bambino che ha una febbre dovuta a una malattia infantile autorisolutiva ha bisogno semplicemente di un luogo tranquillo e di sapere che un genitore o comunque una persona che si prende solitamente cura di lui è vicino, ad esempio un bambino piccolo può volere un genitore sempre presente quando è sveglio. Una persona con la febbre ha bisogno di ricevere bevande spesso, di stare sdraiato e di essere coperto in un letto caldo. Istintivamente questi porta le coperte al mento quando la febbre sale e le respinge quando la febbre scende. I bambini piccoli non riescono a sistemarsi le coperte, per cui c'è bisogno di un adulto che si assicuri che non stiano né troppo freddi né troppo caldi. Il tremore indica che la febbre sta montando e che c'è bisogno di calore, mentre il sudore indica che la febbre è finita e il corpo si sta auto-raffreddando. Non costringete un bambino che suda a stare sotto le coperte, ma allo stesso tempo non fate niente che lo faccia raffreddare più velocemente di quanto ha disposto la natura. L'organismo lo farà con la dovuta velocità. Quando viene raggiunto lo stato febbrile il pirogeno smette di autoprodursi,[78] per poi riattivarsi quando è necessario che la temperatura salga nuovamente, ed è per questo che la febbre, nel corso di una malattia, viene e va invece di rimanere costante.

Se riconosciamo il ruolo che la febbre svolge nel corso delle malattie infettive, siamo più preparati ad aiutare il recupero del paziente. In Europa c'è stata in passato una lunga tradizione secondo la quale, in alcuni casi, una malattia poteva essere curata stimolando la febbre. Anche gli Zulu trattavano le malattie accompagnate da febbre riscaldando il paziente. Il Dott. Henry Francis Fynn descrisse la propria esperienza con la medicina zulu nel 1823:

> Scoprii che il loro capo, Shaka, risiedeva troppo lontano perché io potessi raggiungerlo, ma a prescindere da questo, cominciai a stare molto male, per cui tornai alla nostra imbarcazione, a bordo della quale fui immediatamente allettato con un grave attacco di febbre. In mia assenza, Maynard era stato mandato a prendere la goletta, per cui mi trovai solo con il marinaio che era stato sempre con me. Ottenni una capanna come quelle di Delagoa e giacqui lì per diversi giorni. Credo di aver delirato, perché la prima cosa che ricordo è di essere stato prelevato dalla capanna da un medico del posto e da diverse donne. Arrivati in uno spazio aperto, mi sollevarono e mi posero in una buca che avevano scavato, in cui avevano fatto un grande fuoco; vi erano state messe dentro erbe ed erbacce per non farmi bruciare i piedi. Poi mi misero in piedi, dopodiché riempirono la buca di terra fino al collo; le donne mi tenevano un tappetino intorno alla testa. Devono avermi tenuto in questa posizione per una mezz'ora, poi mi riportarono alla capanna e mi diedero una medicina indigena. Sentivo che stavo recuperando. Al terzo giorno, ero in grado di comunicare con l'imbarcazione.[79]

Ancora oggi le madri zulu imbacuccano per bene un bambino con la febbre, a meno che non intervenga un bianco e non dica loro di spogliare il bambino e di esporlo alla corrente.

Viene riferita anche un'altra storia simile, secondo la quale gli Australiani aborigeni Bunurong aiutarono un uomo europeo malato che era stato ritrovato a vagare per la campagna.

> Nel vedere Buckley malato, scavarono un avvallamento nel suolo, accesero un fuoco tutto intorno, più tardi, rimosso il fuoco, vi misero dentro Buckley, ricoprendolo di terra calda. Questo metodo si rivelò efficace ed egli si riprese completamente.[80]

C'è anche un racconto secondo cui i nativi Americani guarirono perfettamente un europeo riscaldandolo mentre aveva la febbre.[81]

Negli anni 40 del secolo scorso il Dott. Benjamin Spock scrisse un libro sulla cura dei bambini che rivoluzionò il modo in cui questi ultimi venivano cresciuti. In questo libro dedica quattro pagine e mezza per dire ai genitori come misurare la febbre al bambino, poi afferma: "d'altro canto una malattia pericolosa non avrà mai una temperatura superiore a 38.3°C, per cui non lasciatevi influenzare troppo dal livello della febbre." Quindi prosegue consigliando di dare l'aspirina e di raffreddare il bambino con l'acqua, per poi dire: "Ricordate che la febbre non è la malattia. La febbre è uno dei modi che il corpo usa per superare l'infezione:"[82] C'è bisogno di uno psicologo!

Misurare la temperatura quando un bambino ha la febbre non fornisce informazioni che possano aiutare a prendere decisioni in merito alla cura, ciò che interessa sono le condizioni del bambino. Per un bambino febbricitante è normale stare steso, avere lo sguardo perso e non aver voglia di parlare e tali sintomi non sono segnali di pericolo, così come non lo sono i sintomi che accompagnano le malattie infettive autorisolutive. Segnali di pericolo invece, le cui cause vanno sì studiate e trattate sono: dolore, rigidità, convulsioni, vomito, stato confusionale, assenza di reazione agli stimoli o eruzioni cutanee di piccole pustole rosso-violacee. Se viene somministrato un farmaco per soffocare la febbre, questo agirà a sfavore delle terapie utili.

Nel corso di una malattia infantile autorisolutiva, spesso la febbre si alza di notte, per cui se dormite vicino al bambino potreste essere svegliati quando lui ha bisogno di bere. Un bambino che ha la sesta malattia (roseola infantum), di notte avrà sete più del normale ma se è allattato al seno non ci sarà bisogno di "dargli l'aggiunta" di acqua. Se invece la febbre è causata da un disturbo più pericoloso, allora sì che ci sarà bisogno di un trattamento d'emergenza, ma non sarà la febbre a dover essere trattata, bensì la patologia che ne è alla base. Nel corso di un'indagine del 2001, l'85% dei genitori dichiarò di svegliare appositamente il bambino per somministrargli farmaci antipiretici;[66] il bambino bisognerebbe invece lasciarlo dormire e, quanto alla febbre, lasciarle fare il suo mestiere.

Quando un bambino ha febbri basse e frequenti, potrebbe trattarsi di qualcosa di grave, come mononucleosi o lupus. Dare farmaci antipiretici non risolve il problema. Quando le febbri ricorrenti sono trattate con l'omeopatia, l'obiettivo dovrebbe essere quello di rimuovere il disturbo che ne è all'origine, non solo di arrestare gli episodi febbrili, e questo può essere fatto solo scegliendo un rimedio che sia idoneo per tutti i sintomi presenti. Somministrare con leggerezza *aconitum* o *belladonna* ogni volta che si ha la febbre è sbagliato quasi come dare un farmaco antipiretico.

L'*aconitum* e la *belladonna* sono rimedi eccellenti se usati correttamente, ma non dovrebbero essere usati solo per abbassare la febbre.

La malaria è una malattia caratterizzata da febbri ricorrenti, che è facile curare omeopaticamente con chinina potenziata omeopaticamente (*China officinalis 30 CH*); essa fa sì che l'organismo uccida il parassita che causa la malaria. La chinina non omeopatica, o uno dei suoi derivati, fa diminuire temporaneamente la febbre, ma non cura il disturbo sottostante e può causare effetti avversi anche gravi, tra i quali violenza psicotica, mentre invece la chinina omeopatica non ha effetti indesiderati.

IPERTERMIA

L'ipertermia è differente dalla febbre in quanto l'innalzamento della temperatura corporea è causato da fattori esterni e, in questo caso, può aumentare sempre più fino a condurre a danni cellulari o alla morte. Quando l'organismo avverte che sta diventando troppo caldo, istintivamente prova a ridurre la propria temperatura, ad esempio attraverso la sudorazione oppure spostandosi all'ombra o ancora bevendo liquidi freddi. I bambini piccoli però non sono in grado di rimediare a tale situazione se sono troppo imbacuccati, tant'è che il surriscaldamento è uno dei fattori associati alla sindrome della morte in culla (SIDS).[83,84,85] Lasciare un bimbo in un'auto, ad esempio, può causare danni cerebrali o morte da surriscaldamento, mentre agli adulti questo può accadere quando fanno troppo esercizio fisico. Quando una persona prende un colpo di calore, la si può aiutare riducendo la temperatura del suo corpo, eventualmente anche versandogli addosso acqua fredda. Droghe come cocaina ed eroina possono far venire la febbre nel tentativo dell'organismo di difendersi, ma in tale caso le stesse disattivano l'ipotalamo e quindi la temperatura diventa sempre più alta. L'alta temperatura è infatti una delle cause dei danni arrecati dalla droga; il paziente, solitamente incapace di stare in piedi, oltre a ricevere gli altri trattamenti medici richiesti, dovrebbe quindi anche essere rinfrescato.

CONVULSIONI FEBBRILI

C'è una leggenda popolare secondo la quale se un bambino ha la febbre è necessario farla scendere, altrimenti quest'ultima potrebbe comportare convulsione febbrile che causerebbe un danno cerebrale permanente. Nel 1978 fu pubblicata un'ampia ricerca nella quale furono studiati 54.000 bambini da vari contesti: settore, provenienza, ambiente, estrazione e diversa formazione dalla nascita fino ai sette anni di età;[86] tale studio rilevò che il 4% dei bambini esaminati aveva avuto convulsioni febbrili prima dei sette anni e un terzo di questi ne aveva avuti almeno due, ma non c'era stato nessun caso di morte, né di danni cerebrali, né di epilessia.

Gli autori ventilavano una ipotesi sull'origine del mito secondo cui le convulsioni cerebrali causano danni cerebrali; secondo loro potrebbe risalire al fatto che i dati esistenti prima della loro ricerca si riferivano solo a bambini con problemi neurologici, alcuni dei quali avevano già avuto in precedenza un episodio di convulsione febbrile, e quindi questo avrebbe portato alla conclusione errata secondo cui era stata la convulsione che aveva determinato i problemi neurologici.

Gli autori ventilavano una ipotesi sull'origine del mito secondo cui le convulsioni cerebrali causano danni cerebrali. Secondo loro, potrebbe risalire al fatto che i dati esistenti prima della loro ricerca si riferivano solo a bambini con problemi neurologici, alcuni dei quali avevano già avuto in precedenza un episodio di convulsione febbrile, e quindi questo avrebbe portato alla conclusione errata secondo cui era stata la convulsione che aveva determinato i problemi neurologici.

Venti anni dopo un altro studio su larga scala ha confermato che i bambini che hanno convulsioni febbrili fanno altrettanto accademicamente, intellettualmente e comportamentalmente come gli altri bambini.[87]

I soggetti che hanno una soglia convulsiva bassa, quando hanno la febbre sono maggiormente soggetti a una convulsione rispetto a quelli che hanno tale soglia normale.[88,89] Le convulsioni febbrili non causano l'epilessia,[90,91] ma osservarla è inquietante e i genitori subiscono shock e stress quando questa capita al loro figlio.

Alcuni sono dell'opinione che le convulsioni siano innescate non dal fatto che la febbre sia alta, ma dal brusco innalzamento o dalla brusca diminuzione della temperatura. Alcuni tra infermieri e personale d'ambulanza credono che dare farmaci per la febbre aumenti le probabilità di convulsioni, poichè quando il farmaco fa effetto la febbre scende molto rapidamente pero, quando l'effetto svanisce, la febbre subito risale. I produttori di antipiretici non hanno ancora finanziato alcuno studio sull'argomento; nel frattempo il personale e i paramedici delle ambulanze che conosco non considerano una perdita di tempo essere chiamati a intervenire per una convulsione febbrile di un bambino, perché sanno quanto è paurosa per i genitori.

L'industria farmaceutica dà un'enfasi eccessiva al pericolo derivante dalle convulsioni determinate da febbri naturali, mentre banalizza le convulsioni causate dai vaccini. Molti bambini vengono messi sotto cura per anni con farmaci antiepilettici dopo una singola convulsione febbrile, anche se i farmaci non hanno alcun effetto sulle condizioni neurologiche a lungo termine.[92] Nel 1997 fu ufficialmente confermato negli Stati Uniti che le convulsioni febbrili sono inoffensive[93] e che farmaci antipiretici non le prevengono, ma tale informazione non è stata trasmessa a medici, infermieri e genitori, poiché i farmaci sono una grande miniera d'oro.

MALATTIE FEBBRILI PERICOLOSE

Se si sta sviluppando una malattia pericolosa, abbassare artificialmente la febbre non è d'aiuto al paziente; è la malattia che deve essere trattata, non il sintomo della febbre. Certe malattie a decorso rapido e potenzialmente mortali causano febbre se il sistema immunitario del soggetto sta funzionando in modo appropriato. Poliomielite e meningite meningococcica, ad esempio, di solito portano la febbre, ma se un soggetto affetto da una di queste malattie prende un antipiretico, questo non fa che aiutare il microrganismo ad aggredire l'organismo. Per contro, se la febbre non c'è, questo non significa che non ci sia motivo di allarme: poliomielite, meningite meningococcica, febbre tifoide, epatite A e molte altre malattie potenzialmente letali possono andare avanti un bel po' prima che si manifesti la febbre, per cui è pericoloso pensare che se non c'è febbre non c'è problema.

Ci sono molti ceppi di virus e batteri che possono causare la meningite; quelle causate dai batteri vengono trattate con successo con antibiotici. Anche la haemophilus influenzae, la polmonite, la legionella e alcuni tipi di infezione da streptococco possono essere trattati con antibiotici, ma se parallelamente i medici somministrano farmaci antipiretici non fanno che indebolire la loro stessa cura. La febbre da un lato protegge direttamente il paziente dai microrganismi e dall'altro rafforza l'efficacia degli antibiotici.[48,55]

Se compare un'eruzione cutanea con piccoli puntini rossastro-violacei oppure simile a un livido chiazzato, potrebbe trattarsi di un sintomo di meningite meningococcica, malattia in grado di condurre alla morte nel giro di poche ore se non curata. Purtroppo non sempre la meningite meningococcica produce un'eruzione cutanea e infatti sono tanti i casi tragici di persone con tale patologia recatesi in ospedale perché si sentivano malissimo, quasi collassate, e rimandate a casa da personale magari superstressato, dove poi sono morte qualche ora dopo.

La meningite si ha quando c'è un'infezione e un'infiammazione delle meningi. Queste ultime sono quei tre strati di membrana che si trovano intorno al cervello e alla spina dorsale. L'encefalite invece è l'infiammazione dell'intero cervello e della spina dorsale, che di solito si manifesta all'improvviso e i cui primi sintomi sono identici a quelli della meningite, vale a dire torcicollo e mal di testa, il collo che diventa rigido, dolore dappertutto sempre più forte, torpore, vomito, febbre, stato confusionale e fotosensibilità.

Di solito non si verificano convulsioni con la meningite, ma alcuni le hanno. Talvolta la testa va all'indietro e la schiena comincia a piegarsi indietro e questo è un pessimo segnale. Alcuni microrganismi provocano la meningite molto rapidamente, mentre altri la fanno covare molto lentamente e subdolamente; abbassare la febbre rende solo più difficile per l'organismo combattere questi microrganismi.

I bambini piccoli possono avere la meningite senza mostrare altri sintomi oltre la febbre alta, per cui una febbre alta prolungata in un bimbo, senza altre motivazioni evidenti, dovrebbe essere valutata da un medico o trattata da un omeopata esperto e adeguatamente qualificato. Chi dice di usare la belladonna omeopatica ad ogni episodio febbrile non sa quel che fa. Se la fontanella del bambino ancora non è ben chiusa, è bene controllare se possono esserci segnali di problemi; se è infossata è segno di grave disidratazione, se rigonfia potrebbe essere anche meningite.

RAFFREDDAMENTO

Abbassare la febbre con i farmaci abbatte le difese dell'organismo e impedisce a quest'ultimo di occuparsi del problema che è alla base: abbassarla raffreddando il paziente porta con sé ancora più rischi, il più evidente dei quali è quello di polmonite. Tuttavia, questa cosa non risulta ovvia alle persone che hanno subito il lavaggio del cervello da parte della medicina moderna, infatti consigliano di spogliare il bambino e metterlo dove c'è una corrente d'aria. Questo consiglio viene preso molto sul serio dai seguaci della medicina moderna: una volta ho sentito una coppia che discuteva su quale fosse il punto più ventilato della loro casa, per metterci seduto il loro bambino piccolo malato di sesta malattia (roseola infantum). Bronchiti e otiti sono le conseguenze più comuni di questa ossessione dei medici per il raffreddamento, ma anche la polmonite può svilupparsi molto velocemente. L'illusione moderna è che i microrganismi responsabili di bronchiti, otiti e polmoniti agiscono indipendentemente dall'ambiente in cui si trovano.

Il figlio del cugino di mio marito fu ricoverato per laringotracheobronchite all'ospedale pediatrico della Croce rossa a Cape Town, dove gli furono dati farmaci di tutti i tipi, che gli provocarono la febbre: per cui fu lasciato col pannolino indosso e messo davanti a una finestra aperta. Cape Town è famosa per il vento, per cui se ti metti davanti a una qualsiasi finestra la corrente è garantita. Il bambino prese subito la polmonite e uno degli infermieri disse alla madre: "non si preoccupi, è normale per i bambini prendere la polmonite in un ospedale".

PRENDERE FREDDO

È ancora un mistero il modo attraverso il quale quando si prende freddo i microrganismi hanno la meglio su una persona: l'idea che il freddo possa influire negativamente sul sistema immunitario è fermamente negata da alcuni. I negazionisti sono solitamente persone che percepiscono la propria identità come legata alla "scienza"; secondo la loro "logica" è provato che raffreddore, influenza e infezioni polmonari siano causati dai microrganismi, per cui nessun altro fattore vi prende parte: non c'è niente di logico, ma oggi è considerato politicamente scorretto anche solo parlare di prendere freddo. C'è differenza tra raffreddarsi e "prendere freddo": quando si "prende freddo" c'è un effetto persistente dopo che la sensazione fisica di freddo è svanita. Alcune persone sono così robuste che, qualsiasi cosa facciano, non prendono mai freddo, mentre altre sono estremamente sensibili e sono capaci di ammalarsi anche dopo una brevissima esposizione a uno spiffero di un condizionatore montato male. Si possono anche avere livelli differenti di sensibilità ai colpi di freddo in momenti differenti: avere la febbre è proprio una di quelle situazioni che aumentano tale sensibilità. Il meccanismo alla base del prendere freddo non è un argomento molto popolare tra i ricercatori, ma qualcosa ha cominciato a muoversi quando alcuni scienziati dell'Università di Yale hanno infettato alcune cellule polmonari umane con i virus responsabili dei raffreddori e hanno scoperto che quando tali cellule erano calde la reazione immunitaria era maggiormente in grado di sconfiggere i virus.[94]

Uno studio gallese ha messo a confronto l'incidenza di raffreddori su persone i cui piedi erano stati molto raffreddati per venti minuti con quella su persone a cui non erano stati raffreddati. I partecipanti all'esperimento non furono deliberatamente infettati dai virus che causano il raffreddore, furono solo esposti ai microrganismi che normalmente circolano nell'atmosfera. Nel complesso solo pochi di loro presero il raffreddore, ma la percentuale di raffreddori nel gruppo che aveva avuto i piedi raffreddati risultò molto più alta rispetto a quella nell'altro gruppo. I ricercatori giungono alla conclusione che: "il raffreddamento intenso dei piedi causa l'insorgere dei sintomi del raffreddore comune nel 10% dei soggetti raffreddati".[95] E proseguono: "sono necessari ulteriori studi per determinare il rapporto tra la generazione del sintomo e qualsiasi infezione respiratoria". L'influenza, la bronchite e la polmonite possono essere attivate quando si prende freddo, ma potremmo aspettare un secolo prima di avere studi che ricerchino sul serio in quale percentuale si contraggono tali malattie dopo aver preso freddo. Nel frattempo i soggetti più sensibili continueranno a proteggersi da mal di gola e "otiti" indossando sciarpe e cappelli quando sono fuori e fa freddo. Anche gli animali possono ammalarsi quando prendono freddo e i più avveduti tra i proprietari di cavalli stanno attenti a non far prendere loro freddo dopo una bella corsa. Quando si è preso freddo, un rimedio omeopatico in grado di stroncarne sul nascere le conseguenze, se preso tempestivamente, è l'*Aconitum 30 CH*, e funziona anche sui i cavalli.

Ho il sospetto che ben più del 10% degli adulti sia soggetto a infezioni toraciche o otiti, se esposto a vento freddo. Neonati e bambini piccoli sono più soggetti degli adulti a prendere freddo e si sa che la corrente fredda può far ammalare un bambino. Anche chi nega l'esistenza stessa del fenomeno "prendere freddo" è consapevole che non sarebbe eticamente corretto esporre i neonati a correnti fredde a fini di ricerca. Alcuni ritengono che un raffreddamento possa attivare la cistite batterica e la questione è stata parzialmente esaminata,[96] anche se non studiata a fondo.[97]

Morbillo, parotite, rosolia, sesta malattia (roseola infantum), varicella, pertosse ed eritema infettivo (quinta malattia) non possono essere attivate con un colpo di freddo, in quanto per attecchire su una persona non c'è bisogno che il suo sistema immunitario sia indebolito; tuttavia prendere freddo quando si ha una di queste malattie è un evento grave e, come ho già illustrato altrove, può portare a complicazioni quali bronchite, polmonite e addirittura morte.

I sensi di nausea sono aggravati dal raffreddore, ma non è la stessa cosa che avere il sistema immunitario debilitato per aver preso freddo. Quando ero ragazzo feci una crociera per mari molto molto freddi e un compagno di viaggio che si era appena qualificato come medico mi disse che sul ponte avrei dovuto indossare pantaloni lunghi quando il tempo è brutto, perché avere le gambe fredde avrebbe peggiorato il mio mal di mare. Glielo avevano insegnato alla facoltà di medicina, il che mi sorprende perché questa cosa solitamente è considerata politicamente scorretta; ad ogni modo gli fui grato del consiglio perché funzionò.

"SE HAI IL RAFFREDDORE MANGIA, SE HAI LA FEBBRE DIGIUNA"

Questo antico e saggio proverbio viene respinto dalla medicina moderna, ma nel mondo reale è facile osservare che quando si ha la febbre l'appetito cala, mentre una persona col raffreddore ha una fame feroce. I bambini quando hanno la febbre non vogliono cibi solidi, ma vogliono liquidi e ne hanno effettivamente bisogno: durante la febbre devono assumere tanti liquidi, altrimenti si disidratano e possono anche morire;

al culmine della febbre un bambino potrebbe sentirsi troppo fiacco per chiedere liquidi, quindi meglio offrirgli spesso da bere. Un'assunzione troppo scarsa di liquidi può avere come conseguenza che l'organismo non riesca a mantenere lo stato febbrile, lasciando che i microrganismi invasori possano prendere il sopravvento.

Nel corso di una malattia infantile autorisolutiva dopo che la febbre si è calmata il bambino inizia ad avere fame. Più è stata intensa la febbre, più sarà vorace la fame. È questo il momento di nutrire il bambino con tanto buon cibo sano, non con gelati e pane bianco.

LA TEORIA SECONDO CUI LE MALATTIE DELL'INFANZIA AUTORISOLUTIVE SONO UTILI

I bambini fanno un balzo nello sviluppo nel corso di una di queste malattie, e questo è il motivo per cui alcune persone le chiamano malattie dello sviluppo. Talvolta queste malattie fanno sì che una condizione cronica guarisca repentinamente e i resoconti di questo sono stati persino pubblicati in riviste mediche. Esiste una vecchia e consolidata teoria secondo cui un episodio naturale di una di queste malattie autorisolutive dell'infanzia fa sì che una persona abbia meno probabilità di contrarre il cancro e altre malattie degenerative nel corso della vita, e ora esistono ricerche sull'argomento sufficienti per affermare con certezza che la teoria è corretta.

Numerosi studi tedeschi hanno mostrato che le malattie infettive febbrili dell'infanzia proteggono dal cancro. [98,99,100,101,102] Uno studio svizzero ha scoperto come il morbillo, parotite, rosolia, pertosse, scarlattina e varicella fossero protettive nei confronti dei carcinomi, ad eccezione del cancro al seno.[103] Uno studio italiano ha trovato che il morbillo, parotite, rosolia, pertosse, scarlattina e varicella riducevano il rischio del linfoma di Hodgkin, e che il morbillo riduceva anche il rischio del linfoma non-Hodgkin.[104] Una rassegna di studi pubblicati ha rivelato che il morbillo, la parotite, la rosolia, e la varicella, riducevano il rischio di cancro nel corso della vita, mentre le infezioni croniche senza febbre aumentavano il rischio di cancro.[105] La stessa rassegna ha anche mostrato come il livello di protezione rispetto al cancro aumentava con l'aumentare della frequenza delle infezioni acute.[105]

L'interesse per l'idea che la parotite possa proteggere dal cancro alle ovaie fu innescato da uno studio pubblicato nel 1966 che scoprì che le donne con cancro alle ovaie, in maniera significativa, avessero avuto con meno probabilità la parotite, in confronto a donne con cisti ovariche benigne.[106] Seguì un numero di studi minori fra cui uno che scoprì un significativo effetto protettivo del morbillo e della rosolia, così come della parotite.[107] Una rassegna del 2010 di tutti gli studi disponibili su parotite e cancro alle ovaie rivelò una diminuzione del 19% del rischio di cancro alle ovaie associato ad una storia di parotite.[108]

Gli studi mostrano che un naturale episodio di varicella riduce significativamente il rischio di sviluppo del tipo più comune di tumore maligno al cervello.[109,110,111,112]

Gli studi si erano focalizzati sul cancro a causa dell'antica teoria sulla relazione tra malattie dell'infanzia e cancro, ma ora c'è una impressionante prova che tali malattie proteggano anche dalle malattie cardiache. Uno studio effettuato in un ospedale universitario svedese ha scoperto che l'enterovirus, l'herpes simplex e la polmonite da clamidia, aumentano il rischio di malattie cardiache più tardi nella vita,[113] mentre morbillo, parotite, rosolia, scarlattina, varicella, e mononucleosi infettivi proteggono da malattie cardiologiche nella corso della vita.[113] Lo studio ha anche evidenziato che più è grande il numero di malattie autorisolutive d'infanzia avuto dalle persone, più esse sono state protette. Due malattie autorisolutive dell'infanzia riducono il rischio di malattie cardiache del 40%, quattro del 60 %, e sei del 90 %.[113] Così le "cattive" malattie aumentano il rischio di malattie cardiache, e le "buone" malattie (i.e.autorisolutive) riducono il rischio. Questa è la conferma per tutti quelli come noi che hanno provato a educare il mondo circa la differenza cruciale tra le due categorie di malattie infettive.

Un studio giapponese di 103.000 persone scoprì che sia il morbillo che la parotite riducevano il rischio delle malattie cardiache, e che aver preso tutte e due le malattie lo riduceva ancora di più.[114]

Un studio di 50.000 uomini scoprì che il morbillo riduceva il rischio del morbo di Parkinson.[115] A parte il cancro, le malattie cardiache e il morbo di Parkinson, potrebbero esserci altri morbi che rovinano la vita per i quali il rischio sarebbe ridotto dopo aver avuto il morbillo o uno o delle altre malattie infantili autorisolutive. C'è bisogno di ulteriori ricerche sulla relazione tra le malattie benefiche che si risolvono da sole e le gravi malattie croniche.

Condizioni meno serie che hanno anche attratto la ricerca sono allergie, asma, ed eczema. Le persone che hanno avuto la varicella sono meno predisposte ad avere eczema, asma e febbre da fieno,[116,117] ma non sono meno predisposte ad avere allergie alimentari.[116] Il vaccino per la varicella, comunque, non riduce il rischio di eczema, asma e febbre da fieno.[117] Uno studio inglese ha scoperto che bambini che avevano avuto il morbillo avevano un rischio ridotto di asma, e che per quelli che erano stati vaccinati contro il morbillo prima di contrarlo, la riduzione del rischio non era grande come per quelli che non erano stati vaccinati prima di incontrarlo.[118] Questo studio ha anche trovato che pertosse e parotite hanno aumentato il rischio di allergie.[118] Studi in Turchia, Europa nord-occidentale, e Guinea Bissau, hanno scoperto che un naturale episodio di morbillo riduce il rischio di sviluppare allergie,[119,120,121] mentre uno studio in Finlandia ha scoperto più asma ed eczema nelle persone che avevano avuto il morbillo.[122] Chiaramente occorrono ulteriori studi sugli effetti a lungo termine di malattie infettive febbrili in cui vengano raccolti dati sui farmaci somministrati ai pazienti. Ciò permetterebbe di differenziare gli effetti dei farmaci sull'esito delle malattie dagli effetti reali delle malattie stesse. I farmaci che sopprimono la febbre durante le malattie autorisolutive sono solo un tipo di farmaco che potrebbe sabotare i benefici a lungo termine delle malattie stesse.

Un grosso studio della Tasmania che era stato iniziato nel 1964 e aveva seguito i partecipanti fino ad una età media aveva scoperto che rosolia, parotite, e varicella avevano protetto contro asma per decadi, mentre morbillo e pertosse avevano protetto contro l'asma solo durante l'infanzia.[123] Questo studio aveva anche scoperto che la polmonite nell'infanzia aveva aumentato il rischio di asma, ma quando gli effetti della polmonite si erano combinati con gli effetti delle altre malattie, si era verificato un beneficio complessivo.[123]

I risultati positivi di tutti questi studi suggeriscono che si potrebbero trovare risultati simili se fosse studiata la relazione tra malattie autorisolutive e altre condizioni croniche.

L'altro risvolto della medaglia è che talvolta queste malattie autorisolutive fanno sì che una condizione cronica già esistente guarisca repentinamente, un sorprendente effetto. Conosco un bambino piccolo che ha sofferto di eczema dalla nascita, ma lo ha risolto perfettamente, senza mai ricadere, quando ha contratto la varicella: fu un caso di varicella grave, con l'intero corpo ricoperto di pustole. Quando le pustole della varicella scomparirono, anche l'eczema sparì, e non si ripresentò più. Il dottore aveva prescritto lo Zovirax per la varicella in modo da renderla più lieve, ma la madre non gliel'aveva dato perché aveva cercato su Google Zovirax e aveva scoperto che avrebbe dovuto essere somministrato solo agli anziani, oppure a persone con sistema immunitario compromesso, e non in altri casi. Non sorprende che Big Pharma odi Dott. Google.

In riviste mediche sono state pubblicate relazioni sul morbillo che fa migliorare la psoriasi.[124,125,126,127,128]

Esiste una relazione pubblicata su di un caso di varicella che ha curato l'artrite reumatoide in un uomo di 65 anni,[129] e una di un caso di varicella che ha curato l'artrite reumatoide giovanile in una bambina di 7 anni.[130]

Persone che hanno il cancro sono talvolta curate o messe in temporanea remissione contraendo il morbillo,[131,132] ed è accaduto lo stesso con la rosolia.[131] È stato anche osservato che la sindrome nefrotica pediatrica può essere curata o mandata in remissione infettando deliberatamente i bambini con il morbillo,[133,134] nonché un caso naturale di morbillo[135] e in un normale caso di varicella.[136]

Il morbillo talvolta cura un tipo di cancro chiamato linfoma di Hodgkin, e alcune volte ne causa una lunga remissione.[137,138.139.140] Il linfoma di Burkitt è un altro tipo di cancro che è sparito grazie al morbillo.[141,142]

Sulla rivista The Lancet del 1971, potete vedere le foto di un bambino piccolo che era rapidamente guarito dal cancro dopo aver preso il morbillo in ospedale. La prima foto lo mostra con il tumore sopra e intorno al suo occhio destro. Nella seconda foto è ricoperto dalle macchie e dall'eruzione cutanea propria del morbillo, e il tumore è già più piccolo. Nella terza foto il morbillo è finito e il tumore se ne è andato. Quattro mesi dopo che l'articolo era stato scritto il bambino era ancora "in completa remissione", senza aver ricevuto alcun trattamento per il cancro.[142]

Alcuni tipi di cancro reagiscono meglio se trattati con il morbillo rispetto ad altri. Non tutte le persone che hanno il cancro reagiscono allo stesso modo quando contraggono il morbillo;

* Alcuni sopravvivono al morbillo, sebbene possano morire più tardi per il cancro

* Altri muoiono subito perché il cancro, o il trattamento del cancro, li rende incapaci di far fronte al morbillo

* Altri vengono guariti dal cancro contraendo il morbillo.

Alcune persone credono che il morbillo sia un processo di eliminazione. Attualmente non disponiamo di ricerche su tutto ciò, quindi l'idea non è stata sostenuta né rifiutata. Un bambino con il morbillo inizia ad emanare un odore assolutamente terribile quando appare l'eruzione cutanea. L'odore putrido è così forte da essere sentito nella stanza accanto. Alcune persone sostengono che l'odore sia causato da qualcosa di indesiderabile eliminato dal corpo del bambino.

Dopo che il virus del morbillo penetra nel corpo attraverso le barriere delle mucose, va in giro e si moltiplica nel sistema linfatico.[143] Quando migra da una cellula all'altra lo fa rompendo le pareti delle cellule e temporaneamente combinando due cellule in una grande cellula.[143] Questa fase dura dai 10 ai 14 giorni. Tuttavia, non è ovvio che il bambino abbia il morbillo, un genitore attento si accorgerà che il comportamento del bambino è diverso. Alcuni virus del morbillo si frammentano, altri restano intatti.[143] Alla fine di questa fase d'incubazione, il virus si trasferisce nel sangue, le macchie di Koplik compaiono nella bocca, e altri tipi di macchie appaiono anche nelle membrane delle mucose.[143] Dopo 1 o 2 giorni l'eruzione cutanea tipica del morbillo compare sulla pelle.[143] A questo punto gli anticorpi iniziano a comparire nel sangue, se ciò avviene,[143] e poi i virus del morbillo si sposteranno dal sangue alla pelle, dove ne vengono trovati in gran numero nei primi 4 giorni dell'eruzione cutanea.[144] Il numero dei virus nel tessuto diminuisce, e quindi scompaiono completamente prima che l'eruzione cutanea svanisca.[144]

Niente di ciò spiega la forte puzza che viene dalla pelle. Quindi la questione se il processo del morbillo realmente arrechi beneficio alle cellule rimane non risolta, finché non viene condotta una ulteriore ricerca su ciò che il virus fa quando passa attraverso i diversi tipi di cellule.

A meno che il paziente non sia stato gravemente malnutrito prima che il morbillo inizi, il virus del morbillo scompare dal corpo 12 giorni dopo la comparsa dell'eruzione cutanea.[145] In alcuni individui ben nutriti il virus del morbillo non viene eliminato dal corpo e va avanti fino a causare malattie croniche come la panencefalite subacuta sclerosante (SSPE) o il morbo di Crohn. Quando il virus del morbillo viene iniettato direttamente nel flusso sanguigno, come nel caso del vaccino del morbillo, non è soggetto, dai primi 10 ai 14 giorni, al trattamento da parte del sistema immunitario nelle ghiandole linfatiche. SSPE e relativi disordini sono più frequenti dopo il vaccino del morbillo che dopo il morbillo,[146] e il modo in cui il virus è penetrato è una possibile ragione.

Quando la fase acuta del morbillo è finita, il bambino manifesta una fame vorace con particolare bisogno di proteine. Un sacco di buon cibo sano è necessario per alimentare l'esplosione di crescita che segue il morbillo.

I bambini sono soggetti ad un salto nella maturazione durante il corso di una malattia autorisolutiva. Il fatto che queste malattie non possano essere prevenute da una buona nutrizione implica fermamente che la natura considera le malattie autorisolutive dell'infanzia benefiche.

Nonostante la carenza della ricerca, l'idea che il morbillo rafforzi il sistema immunitario di una persona già sana è una credenza ampiamente diffusa. The Pharmacy Guild della Nuova Zelanda ha affermato su un volantino promozionale del 1989,

...comuni infezioni come il morbillo e la varicella sono ancora diffuse. Queste malattie infantili contribuiscono a creare l'immunità per combattere le infezioni nel corso della vita.[147]

Ero sorpresa di vedere questa opinione provenire da una tale fonte, così scrissi e chiesi loro come facevano a saperlo. Hanno fatto un passo indietro e hanno detto che non intendevano questo.

Ecco qui alcuni commenti di genitori circa le loro impressioni soggettive sugli effetti di morbillo, rosolia, o varicella; "Lui sembra essere diventato più solido in se stesso," "Potrebbe essere legato all'età ma sembra che ci sia stato un balzo nello sviluppo," "C'era qualcosa di più tangibile nella sua personalità," "Sembra abbia fatto rapidi progressi, nel comprendere di più cosa dico, nell'essere indipendente, alzarsi da sola," "Quando è uscito dalla febbre diceva molte più parole e meglio le frasi. Come era potuto accadere?" "Mentre tali malattie provocano come detto un salto nello sviluppo, e i vaccini fatti con questi germi causano une regressione, mi domando se in realtà questa regressione significhi che il vaccino faccia esattamente il contrario di una malattia naturale e non causi solo un problema neurologico."

Mia figlia Chandra aveva avuto il morbillo a tre anni. Scottava per una febbre intensa da due giorni e mezzo, ma la sua temperatura non rimaneva costante. Raggiungeva il picco e si abbassava, diventando talvolta molto alta e talvolta bassa. Non ho misurato il livello che ha raggiunto in ogni stadio, perché sapevo che la temperatura effettiva era irrilevante per il suo benessere. Comunque, per curiosità, ora vorrei aver misurato a quanto era arrivata quando era al culmine. Quando riemerse dalla febbre al terzo giorno era spiccatamente diversa. Il suo senso dell'umorismo era cambiato, era ancora puerile ma in un modo diverso. Non voleva più dormire nel nostro letto, il che fu un bel sollievo perché era stata una compagna di letto terribilmente agitata. Anche il suono del suo pianto era cambiato, e mi ci volle un po' per familiarizzare con il nuovo suono. Due settimane dopo la fase acuta, mentre stava ancora recuperando, quattro mamme e i loro bimbi passarono per un tè. I bambini giocavano nella sua stanza, e ogni volta che qualcuno cominciava a piangere avrei voluto alzarmi per andare a vedere se fosse Chandra. È molto strano per una madre non riconoscere il suono del pianto del proprio bambino, ma mi ci volle un po' per riconoscere il nuovo suono. Mangiava anche più voracemente ed era sbocciata in molti modi, non facili da misurare.

Aveva preso il morbillo dal suo amico Reuben di tre anni. Un giorno lui chiese a sua madre,

"Era il compleanno di Chandra?"

"No", rispose la mamma.

"Allora perché le ho regalato il morbillo?" chiese lui.

In qualche modo, era stato veramente un regalo.

"MA I BAMBINI MUOIONO DI MORBILLO"

Un bambino muore di morbillo solo se;

*   aveva una condizione soggiacente grave prima di contrarre il morbillo, o

*   soffre di una grave deficienza calorica/proteica, o

*   accidentalmente o deliberatamente prende freddo mentre ha il morbillo, o

*   gli si somministrano farmaci per abbassare la febbre.

Ai dottori ed infermieri viene insegnato durante la loro formazione che un bambino con morbillo dovrebbe essere raffreddato e dati farmaci per sopprimere la febbre. Ai genitori di bambini con il morbillo viene consigliato di fare lo stesso, ed entrambi le cose sono dannose per un bambino con morbillo. Il raffreddamento può portare il rischio di causare la polmonite, mentre i farmaci per la febbre inibiscono il lavoro del sistema immunitario.[70,148,149,150,151,152,153] La polmonite è una complicazione del morbillo, non un sintomo del morbillo, ma se un bambino muore di questa complicazione, viene detto che è morto di morbillo, non di polmonite.

I farmaci per abbassare la febbre hanno un effetto diretto sulle cellule del sistema immunitario, paralizzandole, così non possono agire come sono designate a fare.[70,148,149,150,151,152,153] Dare un farmaco contro la febbre ad un paziente che ha la febbre perchè ha una malattia infettiva, danneggia il paziente in due modi. Il paziente soffre perchè il farmaco inibisce il sistema immunitario, e per di più, soffre perchè non ha febbre. Ho spiegato prima come la febbre faccia parte del meccanismo difensivo del corpo e come un paziente senza febbre è più probabile che muoia per una malattia infettiva. La medicina moderna uccide innumerevoli persone che lottano contro le malattie infettive, sabotando i meccanismi delle difese naturali del corpo. Non sono solo persone con morbillo che vengono uccise perchè non tenute calde abbastanza e dando loro farmaci inappropriati.

Nelle comunità povere, il tasso di morte da morbillo è alto. In bambini altamente denutriti i sintomi del morbillo sono differenti dal morbillo classico, ed il rischio di morte è più alto. I difensori dei vaccini spesso dicono che le persone i cui antenati non sono europei sono particolarmente suscettibili alla morte da morbillo, ma questo non è vero. L'alta suscettibilità alla morte da morbillo non è determinata geneticamente,[154] è determinata dalla povertà.[154]

Nel 1984 il virus del morbillo divenne virulento in Nuova Zelanda, e due bambini morirono durante l'epidemia che seguì. Questo è stato usato per terrorizzare i genitori sia in Nuova Zelanda che in Australia. Gli allarmisti non menzionarono che entrambi i bambini avevano malattie terminali prima di contrarre il morbillo, ed uno di essi era "completamente vaccinato".[155]

La successiva epidemia di morbillo in Nuova Zelanda, che avvenne nel 1992, è andata avanti per tre mesi prima che un bambino morisse. Appena saputo della morte, la macchina propagandistica entrò in azione. Dopo che il bilancio dei morti arrivò a tre, ci fu una correzione, ed i morti ufficiali tornarono due. Poi risalì a 4. Nel giorno in cui la morte numero 3 era stata revocata, parlai con un chiropratico che viveva nella città in cui era avvenuto il decesso. Il quale mi disse che il bambino era stato vaccinato contro il morbillo e quando i medici lo scoprirono, decisero di cambiare la causa della morte. Ero nella commissione di un gruppo di consumatori chiamato Immunisation Awareness Society (IAS, Società per la Consapevolezza dell'Immunizzazione), ed abbiamo monitorato la situazione il più attentamente possibile. Benchè la campagna di propaganda pre-pianificata dal dipartimento della sanità durasse solamente una settimana, per i mesi successivi, i media continuarono a ripetere che i "quattro bambini" erano morti di morbillo perchè non erano stati vaccinati in numero sufficiente.

Mentre l'epidemia era ancora in atto, una rivista sulla salute pubblicò un articolo[156] che io avevo scritto sul morbillo, in cui avevo predetto che le autorità non avrebbero mai permesso la pubblicazione di tutti i fatti su quelle morti da morbillo. Era una previsione certa. L'unica cosa che la relazione ufficiale si lasciò scappare fu che uno dei bimbi morti aveva 12 anni. Un membro del IAS scrisse al medico curante del dodicenne e chiese le circostanze della morte. Egli rispose "il mio caso era una rarissima complicazione da morbillo ed è improbabile che riaccada", non disse se il bambino era stato vaccinato o meno. Un'infermiera che lavorava all'ospedale di Wellington dove uno dei bambini morì ci disse che il bambino era stato ricoverato in ospedale per polmonite, ed aveva preso il morbillo in ospedale. Così due su quattro è confermato che non sono morti semplicemente di morbillo. Sono sicura che se la nostra rete di spionaggio fosse stata ancora più capillare, avremmo saputo fatti simili su gli altri due. IAS scrisse al Ministero della Salute e chiese;

* se i bambini morti di morbillo erano abbastanza grandi per essere vaccinati

* se avevano problemi di salute pre-esistenti prima di contrarre il morbillo

* e quale fosse lo stato delle loro vaccinazioni

Si rifiutarono di dare le informazioni benchè ciò fosse illegale.

Nel novembre del 2012 ci fu un epidemia di morbillo in Gran Bretagna. Dopo 5 mesi dall'inizio un uomo di 25 anni che aveva il morbillo morì di polmonite. Lo sfortunato aveva tutti i fattori di rischio per morire mentre aveva il morbillo; era un adulto non un bambino, aveva due malattie croniche gravi prima di prendere il morbillo, era seriamente malnutrito (che è insolito in Gran Bretagna), e aveva la complicazione della polmonite. Oltre a tutto ciò gli era stato consigliato di prendere il paracetamolo. Il giorno prima di morire sua madre l'aveva portato ad un centro medico perchè aveva l'eruzione cutanea del morbillo, febbre alta, i polmoni compromessi, e anche difficoltà a stare in piedi. Anche se c'era un clima d'isteria nella comunità per via del morbillo, non venne in mente ai tre medici che lo esaminarono che avrebbe potuto essere il morbillo e che l'infezione al petto poteva essere polmonite. Dissero alla madre di portarlo a casa e di dargli il paracetamolo, cosa che lei fece, e lui morì durante le notte. Dato che non era una persona sana sarebbe potuta morire lo stesso per la polmonite senza il peso in più del paracetamolo, che certamente danneggiò il suo sistema immunitario, rendendolo meno capace di combattere la polmonite. Se fosse stato ricoverato in ospedale con una flebo di elettroliti, dati gli antibiotici per la polmonite, e la vitamina A perchè era seriamente malnutrito, avrebbe avuto una buona opportunità di sopravvivere, anche se gli avessero somministrato il paracetamolo. La causa ufficiale della morte fu polmonite. Le autorità mediche usarono questa morte per creare paura sul morbillo e promuovere il vaccino MPR. Non menzionarono i fattori che portarono alla sua morte, e che la causa ufficiale della morte era la polmonite. Naturalmente i medici, dalla cui negligenza fu provocata la morte dell'uomo, non furono ritenuti responsabili.

In Nuova Zelanda ho avuto l'opportunità qualche volta di parlare delle vaccinazioni a gruppi d'infermieri della salute pubblica. Quando Chandra aveva 10 anni la portai con me ad una di queste lezioni, perchè aveva l'influenza e non era andata a scuola. L'influenza era ben sotto controllo, perchè era già stata a letto per qualche giorno, aveva bevuto limone e miele biologici, e tanta vitamina C. Sapevo che portarla con me a lezione non avrebbe causato una ricaduta, perchè sarebbe passata da una casa calda ad una macchina calda, poi ad un teatro caldo dove aveva luogo la lezione. Aveva preso l'influenza giocando a netball sotto la pioggia, poi a piedi a casa con un vento freddo, nel momento in cui un brutto virus dell'influenza stava mietendo vittime. Se ci fosse stato un virus della polio nell'aria, sarei stata più coscienziosa e le avrei proibito di giocare a netball quel giorno, nonostante le conseguenze sociali negative che tale azione avrebbe provocato.

Quando siamo arrivate al teatro l'ho sistemata ad una scrivania in un angolo nella parte anteriore con i suoi attrezzi d'arte, ma le sue orecchie stavano ascoltando quello che accadeva nella stanza.Una delle infermiere disse che non era malata e che doveva essere a scuola. Altre annuirono. Non avevano idea di come impedire che un'infezione diventi una malattia grave.

C'erano diverse signore aggressive in questo gruppo ed erano arrabbiate a proposito di quasi tutto ciò che dicevo. Quando dissi che la TBC è causata da una nutrizione sbagliata ed alloggi umidi, cominciarono tutte a strillare che invece la TBC è causata dagli immigrati. Questo era in linea con una campagna che veniva combattuta contro gli immigrati dai giornali in quel momento.

Quando dissi che i bambini suburbani non morivano di morbillo a meno che non avessero qualche altra malattia, una delle signore provò a confutarlo raccontando la storia di un bambino che aveva curato e che era morto di morbillo. "Era un bimbo perfettamente sano. Non aveva nulla. Mi ricordo così chiaramente, gli stavo dando gelatina e gelato appena prima che finisse il mio turno Doveva essere nutrito perchè aveva il respiratore dato che aveva la bronchite. La mattina seguente ho sentito alla radio che era morto."

Un forte sussurro venne da Chandra nell'angolo. "Mamma, mamma, gelatina e gelato, gelatina e gelato". Si era preoccupata che forse non avevo notato ciò che l'infermiera aveva detto, ossia che aveva imboccato il bambino con sostanze che fanno peggiorare la bronchite. Gli ingredienti della gelatina e del gelato non solo incrementano la quantità di muco nei polmoni, ma sopprimono anche il sistema immunitario.[157]

Dissi alle infermiere perchè Chandra sottolineava la menzione di gelatina e gelato e ne scaturì una confusione. Un'infermiera sbottò sprezzantemente, "cosa stai dicendo, che (nome dell'infermiera) ha causato la morte del bambino dandogli gelatina e gelato?"

"Sì", risposi "ha certamente contribuito alla morte, e probabilmente l'ha causata". La confusione divenne quasi una sommossa.

Questa riunione era la prima esperienza di Chandra di quel tipo di ostilità di massa e di tutta la irrazionalità che ne consegue. Tornando a casa in macchina parlò energicamente delle infermiere, ed una delle domande che mi sparò fu; "Perchè pensavano che qualcuno con la bronchite fosse perfettamente sano?" Devo lasciare la risposta agli psicologi, ma sono grata all'infermiera per aver parlato perchè ha dimostrato il mio punto splendidamente.

I BAMBINI MALATI NECESSITANO
DI CURE APPROPRIATE

Un bambino che sta male ha bisogno di riposare adeguatamente e di essere accudito da un adulto finché non si è completamente ristabilito. Ciò potrebbe sembrare un'affermazione ovvia, ma molti genitori moderni hanno sposato l'idea che se viene data la giusta medicina ad un bambino malato, lui può proseguire con la sua routine di vita quotidiana. Può essere difficile pensare di stare a casa ad accudire un bambino malato se c'è il rischio di perdere il lavoro oppure perdere un necessario reddito; in questi casi, sarebbe ideale avere una persona di fiducia a casa del bambino malato che se ne prenda cura durante le ore lavorative.

I Dipartimenti di salute distribuiscono ai genitori della propaganda pro-farmaceutici anziché insegnare loro come superare raffreddori, influenze e malattie infantili autorisolutive deifigli in modo sicuro. Il personale del dipartimento della salute non è in grado di dare i consigli giusti perché è stato addestrato al "modello farmaceutico", e non sanno come curare le malattie autorisolutive in maniera sicura.

Un bambino con la febbre a causa dell'influenza o di una malattia infantile autorisolutiva, ha bisogno di riposare disteso e al caldo. Se a causare la febbre è una malattia infettiva pericolosa, occorre l'intervento di un medico o cure omeopatiche e il bambino non dovrebbe prendere freddo o stremarsi in attesa della cura. E soprattutto non bisogna tentare di abbassargli la febbre con medicinali, l'acqua o corrente d'aria.

Il modo in cui la medicina moderna tratta le malattie infantili autorisolutive aumenta il rischio di complicazioni e decesso. Le medicine prescritte per abbassare la febbre abbattono le difese immunitarie; viene suggerito di raffreddare il corpo mentre, in realtà, serve tenerlo ben protetto dal freddo. Non viene sottolineato il bisogno di stare a letto in un ambiente tranquillo, anzi il bambino è forzato a mangiare durante la fase acuta della malattia invece di aspettare la fase di fame durante la convalescenza. In realtà quest'ultima fase non è nemmeno riconosciuta. Insomma stanno sbagliando tutto. Alcuni medici hanno abbastanza buon senso per non fare queste cose, ma sono pochi e divisi tra loro.

Far abbassare la febbre è una delle cose più pericolose che la medicina ortodossa fa, ed è per questo che ho spiegato la funzione della febbre dettagliatamente nella sezione "La febbre è un'amica". Se un bambino affetto da morbillo non viene tenuto al caldo e a letto, può sviluppare bronchite, polmonite, infezioni alle orecchie o encefalite: le ultime due possono indurre alla sordità o danni al cervello. Anche la parotite può comportare danni al cervello e sordità se un bambino è lasciato a correre in giro e dopo la pubertà la parotite può causare la sterilità e danni al pancreas. La scarlattina potrebbe danneggiare i reni e il cuore e la varicella indurrebbe danni al cervello se il paziente non è tenuto calmo durante i pochi giorni di malattia acuta.

Se il paziente con una malattia infantile autorisolutiva è un teenager o adulto, il rischio di complicazioni aumenta. Può essere molto difficile tenere a letto un teenager o adulto durante la fase acuta della malattia o farlo riposare durante la convalescenza mentre è spinto dal senso della responsabilità. Gli impegni scolastici e sportivi possono pesare su un teenager quanto gli impegni lavorativi e familiari su un adulto e entrambi potrebbero volesse alzare e compiere i doveri quotidiani durante la malattia anziché riposare mentre sono malati. Nei mesi invernali la radio e TV pubblicizzano medicinali che parzialmente reprimono i sintomi del raffreddore e l'influenza. La pubblicità consiglia di assumere tali medicinali in modo che si possa continuare a lavorare e adempiere agli impegni familiari. Quando una persona muore in seguito a tale consiglio la sua famiglia non ha il diritto di citare in giudizio i produttori farmaceutici perché non c'e responsibilità giuridica.

I piccoli malati non devono essere superstimolati. Se ciondolano in giro, non significa che sono annoiati, ma che hanno bisogno di riposo. Gli adolescenti normalmente assuefatti alla musica pop non la vogliono ascoltare quando affetti da morbillo. Quando hanno di nuovo voglia di ritmo, vuol dire che stanno tornando alla normalità. Il bambino non deve essere mandato a scuola, appena sta "abbastanza bene da farcela". Il concetto della convalescenza è quasi scomparso nella società moderna. Far riprendere un bambino nel minor tempo possibile viene percepito come un successo, mentre non è un bene per lui.

Un giorno mentre aiutavo nella sessione pomeridiana di un asilo, c'era un bambino che ciondolava e cadeva invece di giocare. L'insegnante ha chiamato sua madre per farlo venire a prendere. All'arrivo la madre ci ha detto che, siccome il bambino aveva avuto la febbre la mattina, gli aveva dato il paracetamolo a pranzo in modo che potesse venire all'asilo. Appena andata via, un'altra madre ha detto con rabbia che lei non si curava del suo bambino e che voleva solo liberarsene per qualche ora. Io so che invece quella madre ci tiene molto al proprio bambino e che si comporta così solo per ignoranza. Per fortuna la febbre non era l'inizio di nulla di serio, altrimenti il bambino sarebbe stato nei guai.

Alcuni miei amici, per ignoranza, hanno portato il loro figlio affetto da morbillo fuori a vedere i fuochi d'artificio in una notte molto fredda. Il bambino ha avuto convulsioni alle 9 di sera apparentemente a causa dell'acqua fredda che aveva bevuto con la sua dose del paracetamolo. Mi sbalordisce che i genitori portino fuori in una fredda sera un bambino febbricitante, ma se le circostanze non m'avessero portata a fare ricerca sulla vaccinazione, forse avrei fatto lo stesso.

Un bambino che ha la febbre non interagisce con i genitori o babysitter come al solito, tuttavia è cosciente della loro presenza. Ciò procura non solo un senso di sicurezza nel bambino, ma è opportuno tenere d'occhio da vicino un paziente con una malattia autorisolutiva nel caso in cui dovessero comparire dei sintomi anomali in modo da poter intraprendere azioni veloci ed evitare complicazioni come polmonite o encefalite se non si interviene per tempo. Una febbre dovrebbe comunque essere tenuta sotto controllo nel caso dovesse degenerare in qualcosa serio. Una malattia seria come poliomielite, difterite o meningite meningococcica potrebbe sembrare innocua all'inizio ma, se lasciata avanzare prima che l'intervento sia iniziato, l'eventuale risultato potrebbe essere terribile.

Le malattie infantili autorisolutive non necessitano d'intervento, ma vanno semplicemente sopportate come sono; comunque, devono essere supportate ma in maniera adeguata in modo da evitare complicazioni. Le complicazioni hanno bisogno d'intervento, non la malattia. Qualcuno usa rimedi omeopatici per abbreviare il decorso; ciò non è consigliabile visto che se non si vive la malattia pienamente, è più probabile che si soffra di malattie croniche successivamente.[158] Non bisogna usare l'omeopatia o altro mezzo durante il decorso naturale della malattia autorisolutiva, ma l'omeopatia sarebbe appropriata se si sviluppano delle complicazioni o non si guarisce definitivamente, ad esempio quando il bambino è affetto da muco e tosse ogni inverno dopo la pertosse oppure quando la varicella riemerge sotto forma di herpes zoster.

Se qualcuno è in pericolo di morte a causa di una malattia infettiva, il primo intervento deve consistere in iniezioni di vitamina C.[159,160,161] Il Dott. Archie Kalokerinos è intervenuto con iniezioni di vitamina C per salvare le vite dei bambini in Australia.[159,160,161] Ha cercato di educare l'establishment medico, che però non ne ha voluto sapere. Ha dovuto fare i conti con denigrazione e persino persecuzione. Una sera quando ho parlato del lavoro di Archie ad un gruppo di infermieri, uno di loro si rivoltò contro di me e distrusse la reputazione di Archie. Perché un infermiere in Nuova Zelanda si sente tanto minacciato da un medico che salva le vite dei bambini nell'entroterra dell'Australia? Archie ha pubblicato *Every Second Child* (Ogni secondo figlio) nel 1974. Da allora centinaia di migliaia di bambini e neonati sono morti inutilmente perché il personale medico è troppo arrogante per utilizzare la sua scoperta.

PRENDERSI CURA DI UN BAMBINO CON:

LA ROSEOLA INFANTUM (la roseola infantile, la sesta malattia, l'esantema critico e l'esantema subitum)

Questa malattia si prende solamente durante i primi 3 anni di vita, e di solito durante il primo anno, se mai si dovesse prendere. I sintomi sono dati dalla febbre e da un'eruzione cutanea simile a quella del morbillo.[162] Alcuni la chiamano "morbillo degli infanti" e alcuni medici la diagnosticano erroneamente morbillo, così se il bambino successivamente prende il morbillo i genitori pensano che è una ricaduta. Alcuni dottori non sanno che esiste la infantum roseola. Il virus che causa la infantum roseola si chiama HHV-6. Se in futuro sarà prodotto un vaccino che contiene questo virus ci diranno che infantum roseola è una malattia pericolosa che si deve prevenire.

Alcuni bambini sviluppano una febbre alta quando hanno la sesta malattia, mentre altri hanno una febbre così bassa che se ne accorgono solamente quando appare l'eruzione cutanea. La febbre inizia prima dell'eruzione cutanea, e solitamente l'eruzione cutanea appare solamente quando la febbre sta andando via. Qualche volta può passare anche un giorno intero tra la febbre e l'eruzione cutanea. Il bambino ha bisogno di essere tenuto al caldo e tranquillo fino a quando tutti i sintomi sono scomparsi. Se dovete uscire, vestite il bambino molto bene e proteggete il viso dal vento.

L'allattamento al seno frequente o un'altra fonte di liquidi è tutto ciò di cui ha bisogno per nutrirsi durante la fase della febbre. Se il bambino ha iniziato ad introdurre cibi solidi, non dateglieli comunque fino a quando la febbre è scomparsa.

Questa malattia guarisce da sola e dovrebbe poter fare il suo corso senza alcun intervento medicinale, fitoterapico, omeopatico o vitaminico e senza tentare di abbassare la febbre. Si dovrebbe fare attenzione a non far prendere al bambino un colpo di freddo o a farlo stancare.

IL MORBILLO

Il morbillo è una malattia che deve essere trattata con rispetto. Complicazioni come bronchiti, polmoniti, encefaliti, infezioni alle orecchie, cecità e morte possono avvenire quando un bambino con il morbillo non riceve le cure appropriate. Il bambino deve essere tenuto estremamente al caldo durante la fase centrale del morbillo, e non è possibile che svolga una normale routine durante tutte le fasi del morbillo. Mentre da una parte è sbagliato provare a prevenire il morbillo sia con le vaccinazioni che con i rimedi omeopatici, d'altro canto è importante prevenire le complicazioni. Per prevenire le complicazioni non è necessaria alcuna medicina, è solo necessario prendersi cura del bambino nel modo giusto. Abbassare la febbre con le medicine aumenta il rischio di complicazioni, e far prendere freddo deliberatamente al bambino è estremamente pericoloso. Anche l'uso di rimedi omeopatici inappropriati può causare problemi.

È importante che i genitori conoscano la differenza tra i sintomi del morbillo e i sintomi delle complicazioni del morbillo. I sintomi del morbillo classico in una persona non vaccinata sono la febbre, un odore putrido, occhi rossi e gonfi, un'eruzione cutanea che si manifesta con punti separati che poi diventano a chiazze, una tosse poco profonda, sensibilità agli occhi e estrema stanchezza. Troppo spesso i genitori che non sanno cosa aspettarsi dal morbillo rimangono scioccati quando questo accade al loro figlio, e corrono all'ospedale, dove qualche volta lo staff causa complicazioni facendo prendere freddo al bambino e dandogli medicine per far scendere la febbre.

Il morbillo classico ha tre fasi. La prima è il periodo di incubazione, quando la malattia è imminente. Poi c'è la fase acuta in cui il bambino ha la febbre e deve essere messo a letto coperto e tenuto al caldo. Dopodiche c'è la fase della convalescenza in cui il bambino può alzarsi dal letto per giocare ma ha ancora bisogno di molto riposo. Cure appropriate durante la fase della convalescenza sono altrettanto importanti quanto una cura corretta durante la fase acuta. Quando una persona che è stata vaccinata contro il morbillo si ammala i sintomi non sono gli stessi del morbillo classico e non sono certamente più miti. Il morbillo in una persona vaccinata è chiamato "morbillo atipico" e si manifesta in una varietà di modi che discuterò nell'articolo con il titolo mito numero tre. Le persone molto malnutrite quando si ammalano di morbillo sviluppano anche sintomi differenti dai sintomi del morbillo classico. Questo è chiamato "morbillo grave", sebbene questo termine "morbillo grave" venga usato anche da una parte del personale medico per indicare il morbillo con complicanze.

Il primo segnale che un bambino è affetto dal virus del morbillo, è che diventa piagnucoloso e non vuole restare solo. Mentre il bambino è ancora piagnucoloso ci sarà un leggero odore di putrefazione, che potrebbe passare inosservato. Dopodiché il naso inizia a colare, c'è una tosse superficiale ma persistente e un cerchio rosso si sviluppa intorno agli occhi che diventano generalmente "acquosi". La maggior parte dei bambini è ancora debole e triste verso la fine di questa fase, mentre alcuni diventano allegri. Iniziano a perdere l'appetito durante questa fase e diventano ancora più inappetenti durante la fase successiva, che è la fase acuta.

La febbre e l'eruzione cutanea sono le caratteristiche principali della fase acuta. Di solito la febbre inizia prima che appaia l'eruzione cutanea, ma qualche volta iniziano insieme. Appena arriva la prima febbre il bambino deve essere messo a letto coperto e tenuto caldo. All'inizio l'eruzione cutanea consiste in piccoli punti rossi, prima sul viso e poi sulla pancia. Le parti bianche degli occhi si arrossano, il viso diventa gonfio e anche le palpebre si gonfiano. Gli occhi diventano sensibili alla luce, ma nei bambini piccoli la sensibilità usualmente è minore che nei ragazzini. All'interno della bocca appaiono per breve tempo alcune macchie bianche chiamate "Macchie di Koplik",[163] questi aiutano a distinguere il morbillo dalla rosolia. Il problema con le macchie di Koplik è che sono difficili da vedere se il bambino non collabora, e spariscono in breve tempo. La loro presenza conferma il morbillo, ma la loro assenza non lo esclude. Nella rosolia, le ghiandole dietro alle orecchie e dietro al collo si gonfiano, questo non accade con il morbillo. L'eruzione cutanea nel morbillo inoltre è più scura di quella della rosolia, e inoltre si diffonde dal viso a scendere, e cambia da piccoli punti rossi in grandi macchie screziate. I puntini sui piedi sono gli ultimi a scomparire. Nel morbillo atipico l'eruzione cutanea può iniziare sulle mani e sui piedi e poi muoversi verso l'interno e verso l'alto; inoltre può essere leggermente gonfia e forse anche emorragica più spesso nei bambini molto malnutriti.

Un bambino con una febbre alta chiede solo di bere acqua, succo o frutta o l'allattamento al seno se è ancora lattante. Non provate a forzare il bambino a mangiare cibo normale ma continuate a offrirgli liquidi. I frutti tropicali non acidi sono buoni se sono ben maturi, altrimenti provate pomodori o cetrioli o i succhi di tutti questi, oppure solo acqua. A molti bambini piace bere acqua tiepida con un cucchiaino di miele sciolto dentro, ed è preferibile usare miele biologico che non sia stato filtrato o riscaldato prima di essere imbottigliato. Il bambino saprà istintivamente quanto cibo mangiare, perciò non provate a convincerlo a mangiare più di quanto desideri. Però continuate ad offrire da bere, perché spesso il bambino è troppo stanco per chiederlo. Tenete pronta una buona dose di proteine e di cibo integrale per la fase della convalescenza, perché appena la fase della febbre sarà passata il bambino avrà un appetito vorace.

Durante il morbillo la febbre potrebbe essere molto alta e va e viene per un periodo di circa tre giorni, a volte più a lungo. È di cruciale importanza che il bambino sia tenuto estremamente caldo nella fase della febbre. Caldo non significa bollente. Bisogna mettere molta cura per evitare che non prenda un raffreddore. Una corrente d'aria fredda che dura 3 minuti può portare il paziente verso il pericolo di bronchiti, infezioni delle orecchie e polmonite. È molto difficile per chi si prende cura dell'ammalato focalizzare l'attenzione sul prevenire le correnti d'aria perché un adulto che si sente bene e a suo agio non si accorge del movimento di aria. Anche solo camminare a piedi scalzi fino al bagno su un pavimento freddo può far prendere un raffreddore ad un bimbo con il morbillo e questo può portare i germi che causano bronchite e polmonite ad avvantaggiarsi della vulnerabilità del bambino.

Una volta arrivata la febbre, l'orrendo odore del morbillo diventa forte e i genitori sono tentati di lavare il bambino. Spesso si convincono che il bimbo si sentirà meglio lavandosi, in realtà è l'ansia dei genitori di eliminare la sgradevolezzà dell'odore per le persone che li spinge a fare il bagno al bambino. Alcune persone considerano una disgrazia sociale saltare il bagno per tre giorni, ma non c'è bisogno di lavare il bambino. I vicini non lo verranno a sapere, perciò non correrete il rischio di complicazioni. L'odore andrà via per conto suo. Quando Chandra ebbe il morbillo io feci delle foto al suo viso con i puntini rossi e volevo fare una foto anche alla sua pancia perché era cosi buffa, ma mi sono trattenuta. Con quelle vecchie macchine fotografiche non digitali ci sarebbe voluto almeno un minuto per preparare e scattare la foto in una stanza buia, e lasciare la sua pancia scoperta per quel lasso di tempo sarebbe stato rischioso di raffreddori. Ai medici e alle infermiere viene insegnato a sottovalutare il rischio di contrarre un raffreddore. Il raffreddore porta la polmonite che è la più comune causa di morte con il morbillo.[164,165]

Il modo convenzionale di curare il morbillo è somministrare antibiotici e dare medicine per abbassare la febbre. Gli antibiotici abbassano il rischio di bronchiti e polmoniti, ma le medicine che abbassano la febbre riducono l'efficacia degli antibiotici. In alcuni ospedali lo staff prova a forzare l'alimentazione dei bambini con il morbillo e li spogliano e gli soffiano aria fredda. La maggior parte dei dottori e delle infermiere non capiscono la differenza tra i sintomi del morbillo e i sintomi da complicanze del morbillo. Gli articoli allarmisti sul morbillo qualche volta parlano di flebo endovenosa e iniezioni multiple per i bambini che sono in ospedale con il morbillo.

Persone al di fuori del personale medico che vogliono "curare" il morbillo vi diranno orgogliosamente che dando alte dosi di vitamina C, gli occhi smetteranno di essere rossi e acquosi, la tosse superficiale sparirà, gli attacchi di febbre smetteranno e l'eruzione cutanea non si svilupperà. Questo lascerà il paziente vulnerabile al morbillo durante l'età adulta[143] e aumenterà il rischio di malattie croniche come il cancro nella parte successiva della vita.[103,104,105,158]

L'intensità della luce dovrà essere drasticamente ridotta per proteggere gli occhi di un bambino con il morbillo. Se le tende sono sottili attaccate una coperta o un panno scuro sopra di esse in modo da creare la penombra. Un altro trucco è quello di attaccare sui vetri della carta marrone oltre a chiudere gli scuri. Quando Kenny ebbe il morbillo stava nella nostra stanza e noi lasciammo la carta marrone attaccata ai vetri di qualche finestra per parecchio tempo dopo perché dava alla stanza un bel tono.

Una volta finita la fase della febbre il bambino diviene estremamente affamato. Questo perché il morbillo è sempre seguito da una fase di rapida crescita. Il bambino vorrà mangiare istintivamente moltissime proteine. Il morbillo provoca un arresto improvviso della crescita, che è seguito da un rapido recupero di crescita.[166] I bambini che non mangiano sufficienti proteine e calorie durante la fase di convalescenza non acquisiranno più l'intera altezza prevista dal loro patrimonio genetico.[167] Nelle comunità più povere i bambini che sopravvivono al morbillo, ma che non hanno a disposizione cibo sufficiente nella fase di convalescenza, non cresceranno mai fino alla loro altezza corretta.[167] Molti di essi muoiono durante la fase di convalescenza del morbillo perché non hanno cibo sufficiente in questo periodo di aumentato bisogno.

Quando la febbre si abbassa il bambino vuole alzarsi e giocare. La convalescenza è una fase difficile da gestire perché è necessario trovare un equilibrio tra il desiderio di attività del bambino ed il suo bisogno di riposo. Il sistema immunitario è indebolito per almeno qualche settimana dopo il morbillo, per questo i genitori devono vigilare che il bambino non prenda freddo quando è fuori dal letto. Vorrà intrattenimento e cibo, ma si stancherà facilmente e avrà bisogno di uno stile di vita tranquillo per almeno due settimane. Un abbigliamento caldo è essenziale durante questa fase e il bambino non deve giocare all'aperto se l'aria non è calda e tranquilla. Il folklore medico ancora promuove l'idea che "l'aria fresca" fa bene per il morbillo. Anche se abitate ai tropici, "l'aria fresca" può essere esattamente la cosa che fa iniziare una bronchite o una polmonite. Inoltre anche un vento leggero può portare un mal d'orecchie, che è molto doloroso. I seguaci della medicina "farmaceutica" credono che i germi siano la sola causa del mal d'orecchie, perciò loro non vedono alcuna ragione per cui un bambino con il sistema immunitario soppresso non possa giocare fuori in una giornata fredda e ventosa. Armati della

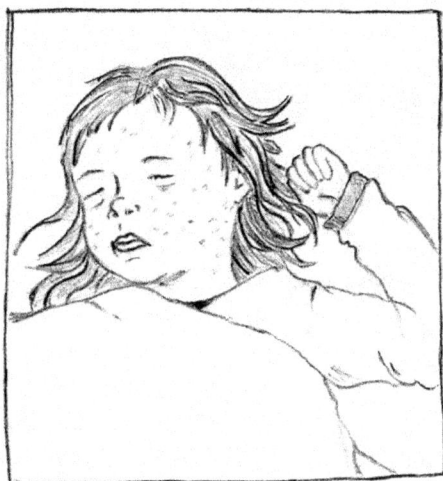

Chandra con il morbillo

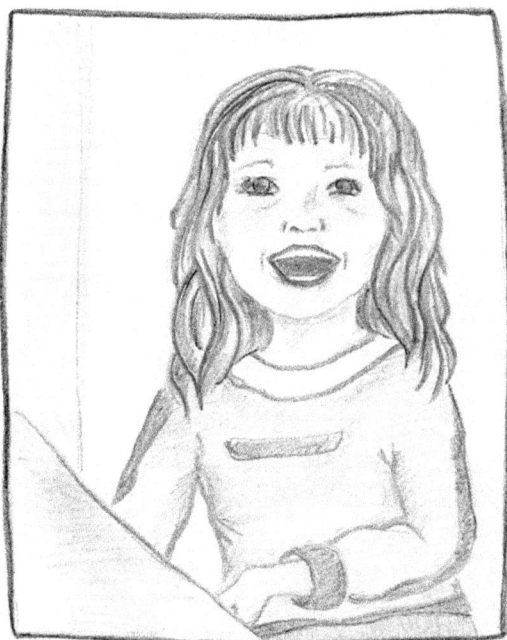

Chandra un mese dopo il morbillo

consapevolezza dei pericoli che possono portare raffreddamento, usate la vostra discrezione riguardo l'andare a giocare fuori.

Per secoli è stato notato che il morbillo rende i bambini suscettibili a prendere infezioni secondarie e il primo tentativo di cercare di spiegare il perché fu pubblicato nel 1908.[168] A dispetto delle molte ricerche fatte, ancora non è noto esattamente come si comporta il sistema immunitario durante il morbillo.[169] Si sa che nelle tre settimane successive all'apparizione dell'eruzione cutanea, i linfociti NK si riducono moltissimo nel sangue e i pochi rimasti diventano meno attivi.[170] Altre componenti del sistema immunitario pure si abbassano per parecchie settimane dopo l'infezione[169] ed è stato mostrato che sono clinicamente significativi i cambiamenti osservabili nel sistema immunitario.[164,165] La medicina "farmacologica" non riconosce che quando questa ridotta immunità è combinata con una mancanza di calore, la persona diviene ancora più vulnerabile ai germi.

Gli occhi usualmente rimangono sensibili alla luce per una settimana dopo che la febbre è andata via, ma la sensibilità può durare fino a cinque settimane. Quando Chandra uscì dalla fase della febbre mio zio le mostrò come fare un centrino di carta. Lei si appassionò e cominciò a farne a valanga. Noi chiudemmo tutte le tende, così che lei potesse muoversi nella casa e in tutte le stanze crebbe una montagna di centrini. Lei non voleva che noi gettassimo via un solo singolo prezioso pezzo, neanche i pezzi che erano stati scartati per fare i modelli. Ogni volta che penso al morbillo penso ad una piramide di carta in ogni stanza. È stata un'attività ideale per riuscire a tenerla impegnata in casa. Suo fratello piccolo non era così portato per i lavori manuali e dovemmo intrattenerlo durante la sua convalescenza dal morbillo.

La tendenza moderna è di rimandare i bambini all'asilo o a scuola appena non possono più infettare gli altri bambini ma questo è molto incauto perché non viene data al bambino l'opportunità di recuperare. I bambini rimangono sensibili al rumore per almeno due settimane e soffrono di dolori per i rumori che si sentono normalmente in un asilo o in una classe. Ricordate che il sistema immunitario è soppresso per almeno tre settimane dopo l'apparizione dell'eruzione cutanea.[169,170] Per centinaia di anni non si sapeva nulla di cosa facesse il sistema immunitario durante il morbillo, ma si sapeva che era avventato forzare i bambini alla loro routine usuale prima della completa guarigione dal morbillo.

È incauto usare un rimedio omeopatico per provare a "curare" il morbillo. Le persone che vogliono che uno si liberi dal morbillo appena appare potrebbero dirvi di usare della *pulsatilla* dinamizzata, perché la *pulsatilla* è indicata per i sintomi come rossore degli occhi, dipendenza emotiva, letargia e malinconia in persona che normalmente è allegra. Questo consiglio però viene da persone che non sanno che questi sono i normali sintomi del morbillo, e sono parte di un processo che deve essere lasciato da solo a risolversi. Il famoso omeopata di Cape Town, il dottor Jimmy Jones, mi disse che somministrare il *morbillinum*, che è il virus dinamizzato del morbillo, ad un bambino con il morbillo, può causare le convulsioni. Non fatelo.

Se conoscete bene i vostri rimedi o avete qualcuno che può prescriverveli va bene usare una medicina per prevenire le complicanze. Per esempio, in un bambino che tende ad essere vulnerabile alle infezioni al petto, *Drosera 30 CH* può prevenire le bronchiti, senza "far abortire" il morbillo. Se la eruzione cutanea tarda ad apparire, o non si sviluppa come una corretta eruzione cutanea del morbillo, *Bryonia 30 CH* può aiutare a farla fiorire e a passare. Se si sviluppano complicazioni al petto, agli occhi o alle orecchie, chiamate un omeopata per rimediare la situazione. L'omeopata dovrebbe visitare il bambino a casa. Un omeopata che si aspetta che il bambino con il morbillo venga portato nel suo studio medico ha poca esperienza di morbillo. Lo stesso non si può dire per un dottore tradizionale che si aspetta che un bimbo con il morbillo venga portato in una clinica. I dottori hanno molta esperienza di bambini con il morbillo, ma loro considerano "normale", per un bambino con il morbillo, avere complicanze.

In questi giorni va di moda in alcuni ambienti dire che ai bambini con il morbillo deve essere data la vitamina A, ma pensateci bene prima di seguire questo consiglio. Un supplemento di vitamina A è un salvavita quando un bambino gravemente malnutrito contrae il morbillo. La carenza di vitamina A è comune nelle comunità povere dove le persone non hanno grassi e vegetali nutrienti nella loro dieta. Le riserve d'acqua in queste comunità sono spesso contaminate con il batterio che causa la diarrea. Quando i bambini in queste comunità prendono il morbillo, molti di essi muoiono per le complicazioni da polmonite o diarrea. Sono stati fatti studi che mostrano che fa bene dare supplementi di vitamina A ai bambini gravemente malnutriti quando hanno il morbillo, specialmente se hanno meno di due anni.[171,172,173] L'Organizzazione Mondiale per la Sanità raccomanda di dare due dosi da 200.000 IU di vitamina A ad ogni bambino gravemente malnutrito che abbia contratto il morbillo e, quando questa raccomandazione viene seguita, questo riduce il tasso di mortalitá.[174,175,176] Questo non significa automaticamente che ad un bambino che *non* è gravemente malnutrito debba essere data la vitamina A quando abbia preso il morbillo. In circostanze normali la vitamina A diventa tossica solo ad alte dosi, ma un bimbo con il morbillo può ammalarsi per una dose di vitamina A molto inferiore alla dose usualmente considerata tossica.[177,178] Un po' troppa vitamina A può causare mal di testa, nausea e vomito,[177,178] sottoponendo un bambino con il morbillo ad uno stress non necessario. Qualsiasi tipo di vitamina A o olio di pesce può causare insonnia in una persona con o senza morbillo se data troppa, anche se è solo leggermente troppa. Anche la dose corretta può causare insonnia se viene presa dopo metà mattina. I bambini hanno bisogno di poter dormire quando hanno il morbillo. Se pensate che vostro figlio abbia una carenza di vitamina A non aspettate che abbia il morbillo per fare qualcosa.

Il morbillo è disagevole per i genitori perché il bambino ha bisogno di molta attenzione durante la fase acuta, e ha bisogno di stare sotto controllo per almeno due settimane dopo. La soluzione più facile è rivolgersi al vaccino per prevenire il morbillo. Comunque, la vaccinazione non è una garanzia che il morbillo non sarà contratto durante l'infanzia e fa sì che con maggiore probabilità esso venga contratto più tardi. Gli effetti avversi del vaccino per il morbillo possono anche dare il risultato che un bambino abbia bisogno di cure speciali per il resto della sua vita. Questo è molto più disagevole che avere un bambino a casa da scuola per due o tre settimane. Con il morbillo i teenagers e gli adulti hanno bisogno della stessa intensità di attenzioni di un bambino con il morbillo.

Il morbillo non è una malattia di cui aver paura se è ben gestito. Osservate come il vostro bambino avrà un balzo nello sviluppo fisico ed emozionale dopo il morbillo. Ricordate che la febbre è parte della risposta del sistema immunitario per la lotta contro i germi. Non date alcuna medicina, rimedio omeopatico o rimedio fitoterapico per abbassare la febbre. Non strofinate il bambino con acqua fredda per far scendere la febbre. Fate in modo che il bambino stia in una situazione calda e confortevole.

LA PAROTITE

Non si sottovaluti la possibilità della parotite di causare danni a lungo termine. Un bambino con la parotite deve stare in casa e riposare molto per evitare complicazioni, un adulto con la parotite è persino più vulnerabile alle complicazioni. La parotite colpisce le ghiandole salivari così le guance si gonfiano e le persone sembrano buffe. Il virus può anche causare l'infiammazione del pancreas, delle ovaie, dei testicoli, del cervello e le orecchie. Di conseguenza, sterilità, danni cerebrali o sordità possono essere le conseguenze di una non corretta cura di una persona con la parotite.

Se infetta il pancreas il virus può causare diabete. Questo fu documentato per la prima volta nel 1899.[179] Le ovaie e i testicoli non possono essere danneggiati in persone che non hanno raggiunto ancora la pubertà, e questo è un buon motivo per avere la parotite nell'infanzia. Un maschio adulto è molto più vulnerabile alla parotite, e questo è un problema perché alcuni uomini trovano molto difficile riposare a letto per alcuni giorni. Mentre stava cercando di convincermi che vaccinare i miei bambini contro la parotite potesse essere una buona idea, un mio vicino di casa mi raccontò di un famoso atleta neozelandese che sviluppò l'encefalite dalla parotite e rimase parzialmente paralizzato. Quando gli chiesi maggiori dettagli, emerse che l'atleta aveva partecipato ad una gara di corsa mentre la parotite al suo apice. Molto tempo fa la gente sapeva che chi aveva contratto la parotite non avrebbe dovuto sottoporsi a sforzi e certamente non avrebbe dovuto partecipare ad una corsa.

Un vecchio testo di medicina dice:

> I testicoli sono gonfi, doloranti e molto sensibili. Quando cessa l'infiammazione s i può scoprire che il paziente è diventato sterile. Questo succede soprattutto se non ha avuto cura di sè stesso durante la fase acuta dell'infiammazione.[180]

La vaccinazione aumenta il rischio di sterilità perché induce la popolazione ad avere la parotite in età adulta.

Molti degli allarmismi sulla parotite sono concentrati sul fatto che la parotite può causare la sordità. Sarebbe di aiuto se fosse tenuta un'adeguata documentazione dei casi in modo che si possa appurare se l'uso di farmaci per abbassare la febbre aumenti il rischio di sordità. I sostenitori del vaccino dicono anche che si riscontra una alta incidenza di encefaliti da parotite, senza menzionare che questo può essere evitato con cure adeguate. Quando il vaccino MPR rimpiazzò il vaccino contro il morbillo in Nuova Zelanda un funzionario medico di alto livello disse in televisione che era necessario prevenire la parotite perché questa causava encefalite in un caso su sette. Gli abbiamo ripetutamente scritto chiedendogli le fonti, e alla fine ammise che quello che aveva detto non era la verità. La persona che disse questa menzogna in televisione in Nuova Zelanda è ora un promotore di alto rango della vaccinazione nell'Associazione Mondiale della Sanità.

Il gonfiore delle guance può essere molto doloroso, ma il dolore può essere ridotto applicando calore o freddo sulle zone gonfie. Tentativi ed errori ci mostreranno se quel particolare bambino è aiutato dal riscaldare o raffreddare le guance. Le tinture o gli olii di *arnica, di calendula e d'iperico* (olio di erba di San Giovanni) riducono il dolore delle guance gonfie. Tinture ed olii sono per applicazioni esterne e non vanno ingerite. Tutte le medicazioni vanno eseguite delicatamente perché troppa pressione farà aumentare il dolore.

I bambini con la parotite vanno alimentati seguendo il loro appetito, non secondo quanto normalmente mangiano. La febbre non è così intensa come con il morbillo, ma non avranno appetito quando questa è presente. Tutto il cibo dovrebbe essere frullato o liquido perché la masticazione è dolorosa.

Sebbene i bambini con la parotite non sembrino molto malati una volta che la febbre è passata, fate attenzione. Teneteli in casa, teneteli al caldo, e teneteli tranquilli. Hanno bisogno di recuperare.

LA ROSOLIA

La rosolia è normalmente meno intensa del morbillo o della parotite. La febbre è normalmente non molto alta e non dura molto a lungo, ma mentre la febbre va e viene il bambino deve essere tenuto al caldo e a letto. Una volta che la febbre ha smesso di tornare il bimbo ha bisogno di condurre una vita tranquilla per alcuni giorni. Lui o lei possono tranquillamente alzarsi da letto per una parte della giornata, possono persino andare a giocare a casa di un altro bambino se la mamma non è incinta. Evitare cambiamenti repentini di temperatura, come entrare in un ambiente con aria condizionata. Andare al supermercato è una cattiva idea sia nell'interesse del bambino che nell'interesse pubblico. Donne incinte possono prendere la rosolia qualunque sia il loro stato delle vaccinazioni. Dal punto di vista del bambino ci sono troppe stimolazioni in un supermercato e l'aria è fredda. I rischi di complicazioni sono più bassi che con il morbillo o la parotite, ma si possono verificare se ben provocate. Il colpo di freddo è meno pericoloso per un bambino con la rosolia che per un bambino con il morbillo. Una raffreddatura leggera potrebbe solo causare un raffreddore o una influenza, facendo sentire il bimbo triste e malato, ma non è probabile che causi bronchite o morte come potrebbe durante un morbillo.

Giocare tranquillamente non include attività come saltare su un trampolino. Sara, una piccola amica di Chandra, si sentiva così bene con la varicella che dimenticava di averla, dopo alcuni minuti di salti sul trampolino sviluppò un brutto mal di testa che le rimase per il resto della giornata. Troppa attività può portare a convulsioni e vomito. I sintomi delle articolazioni dolenti spesso accompagnano la rosolia e questi possono trasformarsi in artrite se il paziente non fa attenzione.

L'eruzione cutanea sembra quello del morbillo ma è più leggera, anche essa muove dalla faccia verso il basso ma si muove e scompare più rapidamente. Il modo per differenziare la rosolia dal morbillo è dato dal gonfiore delle ghiandole alla base del collo e dietro le orecchie. La rosolia è spesso non diagnosticata in bambini dalla pelle scura perché l'eruzione cutanea può essere così lieve da non vedersi. I genitori dei bambini con pelle scura notano che il figlio è stanco e svogliato, un pochino febbricitante, ma finché non notano le ghiandole gonfie dietro il collo potrebbero non realizzare che si tratta di rosolia.

Siccome la rosolia è una malattia leggera, il vaccino fu introdotto con la scusa che era necessario prevenire la sindrome congenita da rosolia. L'ultimo è il nome dato ad una varietà di problemi con cui può nascere un neonato la cui madre ha avuto la rosolia durante i primi tre mesi di gravidanza. Il virus che causa la rosolia può danneggiare il cuore, le orecchie, gli occhi e il cervello del feto durante i primi tre mesi della gravidanza. Avere un alto livello di anticorpi della rosolia prima di iniziare una gravidanza non significa che una donna non darà alla luce un bimbo deformato dalla sindrome congenita da rosolia.[181,182,183,184,185,186] È meglio per una ragazza avere la rosolia da bambina in modo da sviluppare una naturale immunità alla malattia, e avere quindi molte meno probabilità di averla in gravidanza. I vaccinatori vogliono che tutte le donne adulte siano rivaccinate.[187]

Il vaccino contro la rosolia causa artriti acute e croniche in alcuni adulti.[22,188,189] La chiamata per la rivaccinazione delle donne non include l'informazione dei possibili effetti avversi, né che i vaccini sono fatti con bimbi abortiti. Il vaccino contro la rosolia è stato uno dei primi ad essere fatto con le cellule dei polmoni prese dal corpo di un feto abortito.[190,191]

LA PERTOSSE

Oggigiorno la pertosse è rara, in parte perché da più di cento anni la malattia ha subito un declino a livello mondiale, ed in parte perché il vaccino è efficace nel creare immunità temporanea in alcune persone. Comunque ogni genitore deve sapere come prendersi cura di un figlio con la pertosse in modo comodo e sicuro nel caso in cui la prendesse. La pertosse è pericolosa per bambini sotto l'anno di vita e il trattamento ospedaliero aumenta il rischio di morte. In Australia, ogni volta che il trattamento ospedaliero uccide un bambino con la pertosse, i promotori dei vaccini sfruttano l'accaduto per creare odio isterico nei confronti delle persone che non vaccinano. Inizierò dando informazioni su come prendersi cura di un bambino con la pertosse, poi passerò a spiegare cosa fare con un bambino piccolo con la pertosse. Dopo di che darò una breve storia sulla pertosse in Italia.

Nelle prime due settimane la pertosse sembra un brutto raffreddore, con un po' di febbre ed occasionali colpi di tosse. Improvvisamente la tosse diventa più intensa ed il bambino inizia a svegliarsi la notte con spasmi causati dalla tosse. Quando si sente quel primo "ululato" si ha la conferma che il bambino ha la pertosse e non può essere trascurata. È il momento di prepararsi per notti insonni e lunghe giornate. Se provate a curarla con erbe, omeopatia, farmaci o vitamine potreste interferire con lo sviluppo dell'immunità permanente. Sostenere il bambino nella malattia con interventi non farmacologici non è la stessa cosa che cercare di far terminare la malattia prematuramente.

Due cose rendono la pertosse più sopportabile - la determinazione ed una ciotola di plastica. I primi "ululati" sono allarmanti da osservare, ma uno si abitua velocemente. Se uno si fa prendere dal panico il bambino si irrigidisce e rimane ancora di più senza fiato. La pertosse è peggiore per i genitori che per il bambino. Prima vi abituate alla routine del vomitare e del pulire, più semplice sarà per tutta la famiglia (il bambino vomita e voi pulite). Gli spasmi di tosse non sono uno spettacolo affascinante. Gli occhi si gonfiano e l'aria è inspirata attraverso una gola contratta causando quel terribile "ululato". Alla fine di ogni spasmo il bambino vomita muco denso e, a volte, anche cibo. Tra uno spasmo e l'altro il bambino dorme profondamente o è gioviale e allegro. La pertosse non provoca disturbi dell'umore come fanno il morbillo e la parotite. L'ululato non è sempre presente nei lattanti sotto i sei mesi, ma la lingua sporge e gli occhi si gonfiano, e la tosse farà rigurgitare muco denso e cibo. Ci sono delle brutte tossi che però non sono pertosse e spesso nei bambini piccoli viene fatta la diagnosi errata di pertosse. Questo porta i genitori a credere che il bambino abbia acquisito l'immunità alla pertosse.

I due peggiori problemi quando si gestisce un bambino con la pertosse sono che i genitori si stancano tantissimo, a causa delle notti insonni, e che il bambino può diventare denutrito per il continuo rigurgitare. La soluzione per questo ultimo problema è di dare del cibo immediatamente dopo il rigurgito. Non aspettare dieci minuti, fallo immediatamente, così che il cibo rimanga giù. Evitare cibo con briciole, perché irritano la gola e causano il vomito. I cibi che diventano frammentati dopo la masticazione, per esempio noccioline, causano anche vomito. Poco cibo dopo ogni spasmo manterrà la razione di calorie necessarie al bambino ed eviterà troppa perdita di peso. Nota quale cibo è più idoneo per il tuo bambino. Alcuni preferiscono cibi più grassi, altri preferiscono cibi ricchi di amido. Di notte dai un sorso d'acqua dopo ogni spasmo.

Fai in modo che il bambino si metta in posizione eretta ogni volta che inizia la tosse così si evita che si strozzi con il rigurgito. Il padre di una bambina danneggiata gravemente a livello celebrale dal vaccino antipertossico mi disse che quando più tardi contrasse la pertosse all'età di quattro anni, a causa del danno celebrale era molto difficile convincere la bambina a stare seduta in posizione eretta durante ogni attacco. Dormire vicino al bambino rende il tutto più semplice e tempestivamente riuscite anche a sollevare il bambino in posizione eretta quando inizia l'attacco di tosse. Tenete a portata di mano una ciotola di plastica per evitare di sporcare il letto. Quando Chandra ebbe la pertosse non lavavo la ciotola di notte, la mettevo semplicemente per terra dopo ogni ululato e mi riaddormentavo appena lei si calmava. La mattina poi gettavo via il contenuto nel w.c. e lavavo la ciotola.

All'inizio gli attacchi di tosse avvengono ogni mezz'ora, poi diventano meno frequenti. Possono durare per sei settimane o sei mesi, ma di solito finisce tutto in dieci settimane. Una famiglia in Australia ebbe tre dei suoi quattro figli con la pertosse allo stesso momento. Tutti e quattro erano stati ampiamente vaccinati prima d'aver contratto la pertosse. La nonna e una zia vennero dalla Nuova Zelanda per aiutare nei turni di notte di modo che i genitori potessero essere operativi di giorno. Se ogni famiglia potesse essere così di supporto, la pertosse non avrebbe un esito così deleterio sulla salute dei genitori.

L'eccitazione e l'esercizio fisico possano causare un attacco di tosse. Al visitatore appare un bambino con la faccia rossa, occhi gonfi e che vomita grossi cumuli di muco. I genitori sorridendo spiegano che tutto questo sta avvenendo perché il bambino è contento di vederlo.

Non permettete a nessuno di inquinare l'aria vicino al bambino malato di pertosse con fumo di tabacco. Questo aumenterebbe il numero degli attacchi di tosse. Alcuni genitori fanno bere ai loro figli una soluzione elettrolita per prevenire la disidratazione. È una buona idea anche se non essenziale. La soluzione elettrolita può essere acquistata in farmacia ed ha un buon sapore.

Gli antibiotici, se dati fin dall'inizio, accorciano la durata della tosse, ma non hanno nessun effetto se vengono assunti una volta che la tosse è iniziata[192,193,194] e, come è sempre il caso con gli antibiotici, il batterio diventa resistente.[195] Qualche volta gli antibiotici vengono dati per cercare di prevenire la polmonite o per cercare di prevenire la diffusione del batterio della pertosse. Non ci sono evidenze che la somministrazione di antibiotici ai pazienti prevenga il contagio fra le persone vicine.[194] Gli antibiotici uccidono i batteri buoni nell'intestino che aiutano la digestione. Uccidere questi batteri non mi sembra una cosa ragionevole quando c'è la necessità di un'assimilazione ottimale di sostanze nutrizionali dovuta ad una limitata quantità di alimenti.

Non c'è bisogno che il bambino rimanga a letto tutto il giorno dopo la prima settimana di tosse. Con la pertosse la carenza di calore non è così pericolosa come con il morbillo, ma un bambino con la pertosse è molto più sensibile alla possibilità di contrarre la bronchite, infezioni alle orecchie e polmoniti per un colpo di freddo di un bambino senza pertosse. Alcuni medici ritengono che sia normale per un bimbo con la pertosse avere i sintomi di un raffreddore, perché sono abituati a vedere bimbi che non sono stati tenuti abbastanza al caldo. La polmonite non è dovuta al colpo di freddo preso in un minuto di distrazione, ma un bambino che ha costantemente freddo è più vulnerabile a prenderla. Alcune volte i genitori non si rendono conto che il bambino non è vestito in modo sufficientemente caldo. Il novanta per cento delle morti da pertosse sono effettivamente causate dalla polmonite.[196]

Un bambino con la pertosse non apprezza di uscire finché la malattia non è quasi terminata, anzi è infastidito dall'aria che si muove: una cosa che a noi sembra un leggero venticello al bambino con la pertosse sembra una tempesta. Anche se generalmente è scontento e annoiato senza contatti sociali, giocherà felicemente a casa quando ha la pertosse. Le persone vi diranno che il bambino ha bisogno di "aria fresca" dopo che è stato chiuso dentro casa per un paio di settimane, ma il vostro bambino non ne ha bisogno.

Se un bimbo, troppo piccolo per stare seduto da solo, prende la pertosse i genitori avranno un periodo molto stancante. Un pericolo è che il bambino potrebbe soffocarsi se vomita mentre sta sdraiato. Quando la mia anziana vicina sentì l'ululato di Chandra, mi sarei aspettata che lei si sporgesse sopra la recinzione per farmi una sfuriata per non averla vaccinata. Invece mi raccontò di quanto avesse sofferto quando suo figlio Johnathan prese la pertosse all'età di tre settimane. "C'eravamo trasferiti da poco a Joh'burg. Io mi sentivo debole dal parto. Ted era dovuto partire per lavoro ed io dovevo tenere Johnathan dritto sulla mia spalla per tutta la notte. Qualche volta mi sedevo su una sedia e mi appisolavo fra un ululato e l'altro, qualche volta camminavo su e giù dando dei piccoli colpetti alla sua schiena. Era terribile. Non me ne dimenticherò mai". Ero stupita di sentire queste parole perchè a quello stadio della mia vita ero convinta che bimbi così piccoli erano destinati a morire di pertosse. Il neonato che mi stava descrivendo adesso era un uomo che spesso vedevo in visita dai genitori con moglie e figli.

Da allora ho imparato che nelle generazioni precedenti i genitori sapevano che dovevano tenere un bambino con la pertosse sollevato durante la notte e che andava tenuto al caldo. Milioni di bambini hanno apprezzato i libri di Noddy, I Cinque Sbarazzini e Il Club dei Sette che furono scritti da Enid Blyton e tradotti in quasi cento lingue. Enid Blyton prese la pertosse quando aveva tre mesi e suo padre passò tutte le notti sveglio in piedi per tenerla sollevata e calda durante la fase acuta della malattia,[197] poichè credeva che sarebbe morta se lui non l'avesse fatto.[197] Tenendola in braccio le dava anche il beneficio del calore del suo corpo, che era importantissimo in una casa non riscaldata di Londra in inverno.

Se si presenta la complicazione della polmonite il trattamento antibiotico deve essere iniziato immediatamente. Il rimedio omeopatico *Drosera 30*

CH aiuta gli antibiotici a fare il suo lavoro contro la polmonite, ma l'idea di usare *Drosera 30 CH* per "curare" la pertosse è un'altra questione. *Drosera 30 CH* è un rimedio omeopatico che a volte è raccomandato per la pertosse perché i suoi sintomi sono simili a quelli che si hanno quando si mangia la pianta drosera. Mangiare la pianta drosera (che nessuno con un po' di senno fa, a meno che non faccia parte di un esperimento) causa una tosse profonda, quindi *Drosera 30 CH* è un ottimo rimedio per tossi profonde. Se il bambino ha più di un anno non è una buona idea stroncare subito la pertosse per due motivi; può prevenire lo sviluppo dell'immunità e se riprenderà una pertosse naturale conclamata crescendo non potrà comunque sviluppare l'immunità.

Quando una persona che è stata vaccinata contro la pertosse la contrae, non può sviluppare l'immunità permanente alla malattia perché il vaccino è stato innescato in modo errato il suo sistema immunitario.[198,199] Sia il vaccino a cellula intera che quello acellulare antipertossico non creano immunità naturale e, oltretutto, prevengono che il sistema immunitario possa formare immunità naturale in futuro,[198,199] Quindi, anche quando una persona vaccinata prende una pertosse naturale conclamata, il suo sistema immunitario non riesce a creare immunità e quella persona rimane suscettibile a prendere la pertosse più e più volte nella vita. Bloccare la pertosse con dosi massicce di vitamina C o con un rimedio omeopatico potrebbe avere un effetto simile, perché la piena immunità naturale impiega due settimane o più per svilupparsi durante la malattia naturale. Comunque, dare la vitamina C per via orale ad un bimbo piccolo con la pertosse per evitare complicazioni è meglio di dare la possibilità di ottenere l'immunità per tutta la vita, anche se poi il neonato è a rischio di riprendere la malattia più volte nella vita.

Finora non ci sono dati clinici sufficienti sui casi di pertosse ricorrente per valutare gli effetti della vaccinazione antipertossica e l'incidenza di pertosse ricorrente.[200,201,202] In futuro, quando ci saranno dati di pertosse ricorrente, non dovrebbero solo registrare se il paziente era stato vaccinato prima del primo episodio di pertosse, ma anche se il paziente era stato curato con antibiotici e/o dosi massicce di vitamina C durante il primo episodio di pertosse. Dosi massicce di vitamina C possono accorciare la durata della pertosse e questo può prevenire lo sviluppo dell'immunità. Dare gli antibiotici all'inizio della pertosse qualche volta blocca il progredire della malattia, e gli effetti di questo sullo sviluppo dell'immunità andrebbero verificati.

Quando un bambino in età infantile ha la pertosse, la vitamina C deve essere data per evitare uno shock tossico, senza preoccuparsi del fatto che possa bloccare lo sviluppo dell'immunità per tutta la vita. Il batterio che causa la pertosse produce una tossina che può scatenare i processi che, fra le altre cose, possono provocare danni al cuore, ai polmoni e al cervello. C'è molto dibattito nella letteratura medica su quali farmaci e trattamenti usare quando un paziente che è affetto dalle conseguenze di questa tossina è ammesso in ospedale, ma i benefici della vitamina C non vengono considerati. Nel 1936 fu dimostrato, per la prima volta, che la vitamina C detossifica la tossina, riduce la virulenza del batterio della pertosse e migliora le condizioni dei pazienti affetti.[203] Poi ci fu tutta una serie di articoli dove medici, che usavano piccole quantità di vitamina C, riportavano piccoli miglioramenti nei loro pazienti. Non sembrò ovvio che quantitativi più elevati avrebbero potuto provocare un effetto maggiore. Il fatto che piccole dosi di vitamina C provocassero un miglioramento più grande nei neonati che nei bambini più grandi è uno degli elementi che avrebbe dovuto spingere i ricercatori a pensare di utilizzare dosi maggiori.

La Dottoressa Suzanne Humphries ha utilizzato con successo alti dosaggi di vitamina C per la pertosse e adesso viaggia in giro per il mondo cercando di istruire medici e genitori. Lei raccomanda per la pertosse la vitamina C orale e non iniettabile. Lei dice che uno dei benefici dell'uso della vitamina C orale è che è più facile monitorare se ne dai troppa e anche capire quando deve essere data la dose successiva. Troppa causerebbe la diarrea, che porterebbe disidratazione, che non è bene con la pertosse.[204] La vitamina C orale anche disintossica l'intestino ed il fegato in modo più efficace di quella iniettata.[204] E favorevole all'uso della vitamina C iniettabile per altre malattie infettive, ma "la pertosse, d'altro canto, richiede un dosaggio costantemente alto (non troppo alto come con l'intravenoso) tutto il giorno e la notte e un continuo scaricare endotossine con le feci".[204] Questo trattamento previene lo shock tossico. In una situazione di crisi, come quando un neonato con la pertosse ha già shock tossico, dovrebbero essere usati tutti e due, vitamina C orale e iniettabile, ma una volta passata la crisi, un attento uso della vitamina C orale terrà la tossina sotto controllo.

Il suggerimento di utilizzare la vitamina C per trattare la pertosse causa sempre l'ira dei troll sui social, ma la maggior parte dei medici non reagisce perché considera tutto ciò che non è stato loro insegnato alla facoltà di medicina come non degno di considerazione. Nel 2008 un articolo nel British Medical Journal descrisse il trattamento di due bambini piccoli morti in ospedale di pertosse.[205] Di uno di loro due dicono che "entro ventiquattro ore dal ricovero nel reparto di terapia intensiva pediatrica, il neonato è morto nonostante gli sia stato dato il massimo delle cure". Sull'altra bambina dicono "E morta entro trenta ore nonostante le sia stato dato il massimo delle cure, fra cui anche inalazione di ossido nitrico e farmaci isotropi." A quei bambini non è stato dato il massimo delle cure, perché non gli è stata somministrata la vitamina C. Scrissi ad uno degli autori dell'articolo:

> Potrebbe essere così gentile da informarmi se è interessato a studiare l'utilità della vitamina C come trattamento per bambini piccoli con la pertosse. La vitamina C è in grado di smantellare le tossine e potrebbe essere di particolare aiuto nei bambini piccoli che stanno soffrendo, o sono a rischio di soffrire, degli effetti della tossina pertussis.

> Negli anni '30 del secolo scorso, i medici riportarono un moderato successo con piccole dosi di vitamina C per la pertosse e adesso c'è evidenza aneddotica del grande successo con dosi sufficientemente elevate. Sarebbe opportuno condurre una vera sperimentazione. Lo scopo della vitamina C con la pertosse non è di far terminare la malattia, ma di assicurare la sopravvivenza senza postumi.

> Potrebbe gentilmente informarmi se fosse intenzionato a studiare gli effetti di dosi sufficientemente grandi di vitamina C per bambini piccoli con la pertosse nel suo ospedale.

Come mi sarei aspettata, lui non mi rispose.

Il comportamento tipico dei medici circa la vitamina C si riflette nella storia di Allan Smith la cui vita fu salvata perché aveva tre figli assertivi.[206] Allan aveva l'influenza suina che si era aggravata con una polmonite e i medici avevano detto alla famiglia che non c'era più niente da fare, e che dovevano consentire allo spegnimento delle macchine che lo tenevano in vita. Poiché i medici si rifiutarono di dargli la vitamina C, i figli di Allan contattarono un avvocato che costrinse i medici a curarlo con la vitamina C. Alcuni medici danno l'impressione che preferirebbero far morire un loro paziente che affrontare il fatto che c'è qualche cosa di importante che non è stato insegnato loro alla facoltà di medicina. Allan si riprese "miracolosamente."

Non contenti di lasciar perdere e accettare che fosse così, i troll contestarono che Allan fosse stato girato sulla pancia nello stesso momento in cui aveva iniziato la vitamina C, quindi potrebbe essere stato il cambio di posizione a guarirlo improvvisamente. Se girare un paziente fosse una cura così efficace contro la polmonite virale, è strano come i medici non avessero pensato prima di girarlo piuttosto che insistere che venissero spenti i macchinari salva vita.

Uno dei problemi con gli ospedali è che non tengono i bambini piccoli con la pertosse sufficientemente al caldo. Questo causa la complicanza della polmonite che è la maggiore causa di morte con la pertosse.[196]

Nel 1992 la "New Zealand Immunisation Awareness Society" (l'associazione della consapevolezza sull'immunizzazione della Nuova Zelanda) tenne il suo primo simposio internazionale sulla vaccinazione. Mentre lo stavano organizzando, Judy Gilbert, un membro del comitato, telefonò ad un pediatra dell'ospedale di Auckland e gli disse che era suo dovere partecipare al simposio. Lui le urlò al telefono "Io verrò al vostro simposio se voi verrete al mio ospedale a vedere tutti i bambini con la pertosse". Noi eravamo molto interessati ad andare all'ospedale a vedere quelli bambini con la pertosse. Volevamo sapere quali farmaci venivano somministrati, se venivano tenuti su dritti durante gli ululati, il motivo per cui i genitori avevano deciso di ospedalizzarli e, ancora più importante, se erano tenuti ben al caldo per prevenire la polmonite. Ma la visita non si materializzò mai perché non c'erano bambini in ospedale con la pertosse. Lui si rifiutò comunque di venire al nostro simposio.

I libri di testo di medicina consigliano alcuni trattamenti che sono dannosi ed inutili, come siero-immunoglobulina, e alcuni trattamenti utili, come tenere la camera costantemente calda. Alcune morti di pertosse, avvenute nei primi anni della medicina moderna, furono causate dai terribili trattamenti che venivano usati come le iniezioni di etere. Oggigiorno il freddo è la principale causa di morte.[196]

La maggior parte dei bambini morti nei focolai di pertosse del 1974 e 1977 in Inghilterra erano già malati cronici quando contrassero la pertosse.[207] Le persone che incoraggiano la vaccinazione spesso ripetono che, quando il tasso di vaccinazioni crollò in Gran Bretagna nel 1976, causò un'enorme epidemia di pertosse e molte morti. Questa è una bugia che ho già trattato nella sezione sull'immunità di gruppo.

Tra il 1977 ed il 1979 in Svezia ci fu un'epidemia di pertosse che contò 19.000 casi con nessun decesso.[208] Questo buon esito era in parte dovuto al fatto che da più di cento anni i batteri che causano la pertosse stavano diminuendo la loro virulenza, ed in parte perché gli svedesi sapevano come contenere gli effetti da pertosse, assistendo i bambini malati in modo sicuro.

Nel 2017 uno studio ha rivelato che in Africa i bambini che erano stati vaccinati contro la pertosse nel 1981 avevano una probabilità cinque volte maggiore di morire per altre cause (non la pertosse) in confronto a bambini che non l'avevano avuta.[209] Non ci sono studi sugli effetti a lungo termine del vaccino antipertossico in zone ricche del mondo.

Le gocce di saliva sono infette per sei settimane da quando iniziano i sintomi a carico delle mucose. Un bambino o un adulto con la pertosse deve essere tenuto lontano da neonati o bambini malnutriti, sia che siano stati vaccinati che no.

Una volta che Chandra non era più contagiosa e si era ripresa a sufficienza da voler uscire, portavo sempre la ciotola di plastica. Se la teneva sul sedile accanto a lei in macchina e, una volta che aveva vomitato, sapevamo di avere un po' di tempo per fare la spesa prima dello spasmo successivo. Un giorno vomitò muco durante la sua lezione di violino e l'insegnante mi gridò contro perché non l'avevo "immunizzata". Grazie alla ciotola di plastica, nessun danno fu fatto al suo tappeto.

Dopo undici settimane abbiamo viaggiato da Città del Capo a Johannesburg in macchina. Guidammo di notte così che lei potesse dormire durante il viaggio e non lamentarsi della noia. Ci fermammo a fare benzina in una desolata cittadina Karroo e lei si svegliò quando si interruppe il dondolio della macchina. Ebbe un attacco di tosse e l'addetto alla pompa di benzina si spaventò. Probabilmente pensò si stesse strozzando a morte. Non capiva l'inglese, quindi non fummo in grado di spiegare che era solo la parte terminale della pertosse. Fu molto turbato nel vedere il nostro atteggiamento indifferente e ci guardò molto preoccupato mentre ci allontanavamo in macchina nella notte.

Il suo ultimo ululato fu tredici settimane dopo il suo primo. Mentre eravamo a Johannesburg siamo andati in visita alla Città in Miniatura, che è una riproduzione della città e, mentre stavamo arrivando, il trenino stava per partire. Corremmo per prenderlo e l'agitazione e sforzo scatenò un attacco di tosse. Non avevamo la ciotola di plastica con noi perché era un po' che non serviva più, quindi misi le mani a coppa e lei ci vomitò muco dentro. Poi si dimenticò di me e si divertì a sobbalzare su un trenino attorno alla città in miniatura, mentre io stavo là seduta a domandarmi cosa fare con quello schifoso muco nelle mani. Mentre attraversavamo una vallata in miniatura, lo gettai, e mi pulii le mani con l'unico fazzoletto che avevo. Queste sono le tribolazioni di un genitore che io preferisco piuttosto che dover gestire un bambino cerebralmente danneggiato o piangere per una vita stroncata dal vaccino.

Laddove viene richiesto ai medici di comunicare alle autorità i casi di pertosse, loro sono più inclini a comunicare i casi dei non vaccinati che dei vaccinati.[210] La mia amica Jeannette portò i suoi due figli dal medico quando avevano la pertosse per avere un certificato che attestasse che l'avevano avuto. Il figlio più grande era stato vaccinato mentre il più piccolo no. Questa cosa creò un dilemma al medico perché lui voleva certificare che il più piccolo aveva avuto la pertosse mentre il più grande aveva avuto altro. Alla fine della visita acconsentì malvolentieri a certificare che entrambi i bambini avevano avuto la pertosse.

La mia amica Suzanne ebbe un'altra esperienza. Lei era stata vaccinata così come il figlio mentre la figlia no. Tutti e tre presero la pertosse simultaneamente ed il medico non ebbe scrupoli ad annunciare che la figlia aveva la pertosse, mentre la madre ed il figlio no. Il padre aveva avuto la pertosse da bambino, motivo per cui non poteva essere contagiato dalla moglie e dai figli.

Nei paesi ricchi il vaccino antipertosse a cellula intera è stato sostituito con un vaccino acellulare, e la scusa più comunemente presentata al pubblico per il fallimento del nuovo vaccino è che è meno efficace del vaccino precedente perché è meno tossico. Questa scusa trascura il fatto che il vaccino a cellula intera era efficace solo per il 15%[211] e non era responsabile per il declino naturale della pertosse. Ora che il vaccino è stato sostituito con uno meno pericoloso, i vaccinatori sono disposti ad ammettere che il vecchio era pericoloso, ma non sono disposti ad ammettere che anche quello nuovo è pericoloso. La Svezia è la nazione che smise di usare il vaccino a cellula intera molto prima della disponibilità di quello acellulare. In Svezia fra il 1974 e il 1978 il tasso di vaccinazione per la pertosse era 84%.[212] Nel 1978 i batteri che causano la pertosse divennero virulenti e l'84% dei bambini di età compresa fra 1 e 6 anni che contrassero la pertosse erano stati vaccinati.[212] Le autorità svedesi non trovarono scuse, semplicemente smisero di usare il vaccino. La fine della vaccinazione non scatenò un'epidemia di pertosse in Svezia.[213]

Nel 1990-1991 c'è stato un focolaio di pertosse in Nuova Zelanda e il 63% di bambini affetti si sono immunizzati totalmente.[214] Ciò ha fatto sì che le autorità addette al vaccino ne introducessero dosi maggiori, e nel loro rapporto affermassero che i neonati non si potevano immunizzare naturalmente tramite le loro madri, in quanto quest'ultime erano state vaccinate precedentemente.

Nella propaganda della vaccinazione sta prendendo sempre più piede il pretesto che siccome la pertosse di per se non crea l'immunità duratura, di conseguenza anche il suo vaccino non può durare nel tempo. Si stima che l'immunità naturale di pertosse duri dai 7 ai 100 anni,[215,216] ma la disinformazione che si sta propagando stima una durata di 6 anni. S ciò fosse vero, cent'anni fa la gente potrebbe dovuto contrarre pertosse ogni 6 anni.

In un articolo sulla vaccinazione degli adolescenti un paio di sostenitori dei vaccini, senza dare alcun riferimento, hanno affermato: "tuttavia il livello degli anticorpi non si correlino correttamente con la protezione contro la pertosse, quindi la prova che la protezione è in corso dovrà pervenire dagli studi epidemiologici".[217] Tra gli entusiasti del vaccino, c'è chi ancora crede che gli anticorpi siano l'unico fattore dell'immunità, e che coloro che ne sono privi contraggono la pertosse non appena esposti al batterio. Ad ogni modo non tutti i ricercatori aderiscono a questa convinzione.[218]

In Italia ci fu una grave epidemia della pertosse che infierì dal 1901 al 1905 in cui migliaia di persone morirono. La maggior parte delle morti furono causate da complicanze quali broncopolmoniti e diarrea.[219] Dal 1890, in Italia, si registra la percentuale di causa di morte per pertosse nella popolazione[220] e dal 1925 si registra la percentuale di mortalità fra le persone malate di pertosse.[220] Il tasso di mortalità diminuì costantemente dal 1890 al 1944, poi aumentò nel 1944 e nel 1945.[220] Dal 1946 ricominciò a scendere e fra il 1946 ed il 1960 il tasso di mortalità fra le persone affette da pertosse diminuì così drasticamente che nel 1960 era venticinque volte più bassa che nel 1946.[220] Tutto questo avvenne prima dell'introduzione del vaccino.

Il vaccino a cellula intera antipertosse fu introdotto nel 1961.[221] Il vaccino acellulare invece fu introdotto nel 1995[220] e fu reso gratuito e disponibile a tutti i genitori italiani nel 2002.[220] Nel 1960, appena prima che fosse introdotto il vaccino, il tasso di mortalità per la pertosse era del cinque per mille.[220] Dal 1961 al 1981 il tasso di vaccinazione era sotto il 20% ed il tasso di morte continuò a scendere.[220] Nel 1993 il tasso della vaccinazione raggiunse il 32.8%.[220] Era ovvio che il calo del tasso di mortalità non era dovuto alla vaccinazione. Anche se il tasso di mortalità stava scendendo, era ancora tragicamente alto nei bimbi piccoli. Nel 1992 uno su ottocentocinquanta bambini sotto l'anno di vita che contrasse la pertosse morì.[221] Questo tasso di morte è molto alto e non doveva accadere.

Nel 2008 il tasso della vaccinazione per tre dosi era del 96,6%,[222] ed era del 14,1% per cinque dosi.[222] Ci furono 19 morti tra il 1990 ed il 2001, 14 dei quali erano sotto l'anno di vita, e gli altri 5 erano sotto i 2 anni.[222] Lo stato delle vaccinazioni dei deceduti non è dato sapere.

La pertosse è un'orribile malattia e deve essere considerata seriamente. È molto difficile per i genitori da gestire, ma non causa danni a lungo termine ad un bambino o neonato se hanno avuto i trattamenti appropriati.

LA VARICELLA

La varicella varia di intensità. Un bimbo che ha una forma leggera può giocare con un compagno se non ha la febbre, ma un bimbo che si sente stanco ed ha picchi di febbre molto alta ha bisogno costante del calore e riposo al letto. La varicella può causare severe complicazioni se non è adeguatamente trattata. Il rischio di complicazioni è molto più alto per gli adulti che per i bambini, e molto più alto per gli adulti che fumano. È essenziale per un adulto che ha contratto la varicella stare a letto per tre giorni, altrimenti si possono sviluppare complicazioni. Con una varicella senza complicazioni gli adulti normalmente soffrono per il prurito e per gli attacchi di vertigini, ma una volta guariti si sentono meravigliosamente bene. Descrivono di sentirsi come se fossero stati ripuliti e rinnovati, mentre i bambini non si curano di dirti come stanno.

Dottori, infermieri, farmacisti, le riviste patinate e i vicini di casa dicono ai genitori di somministrare paracetamolo ai bambini con la varicella. Come molte pratiche mediche questo trattamento divenne un dogma senza essere stato testato. Nell'aprile del 1984 per la prima volta è stato studiato l'uso di paracetamolo durante la varicella, specificamente per verificare se influenzasse la durata e la severità di essa.[68] Dallo studio è emerso che questa medicina ha reso il prurito un poco più fastidioso, la malattia è durata un giorno di più e non ha avuto alcun effetto sul vomito, l'insonnia, il mal di testa, i dolori addominali o l'irritabilità. I risultati furono pubblicati nel 1989 e tale anno sarebbe potuto essere il momento giusto per le istituzioni mediche di informare tutti che non era di aiuto somministrare paracetamolo a un bambino con la varicella.

Lo studio fu fatto al Johns Hopkins che è una prestigiosa istituzione medica negli USA. Ancora oggi il sito web del Johns Hopkins consiglia ai genitori di dare il paracetamolo a un bambino con la varicella, e questo mostra quanto poco si preoccupino dei risultati della scienza. Nonostante un loro studio scientifico dimostri che dare paracetamolo a un bimbo con la varicella è una cattiva idea, loro lo raccomandano ugualmente. L'industria farmacologica guadagna miliardi con il paracetamolo e il Johns Hopkins sceglie di promuovere i loro profitti piuttosto che la verità scientifica.

Le macchie causate dalla varicella sono abbastanza diverse da quelle del morbillo e della rosolia. Ogni macchia all'inizio sembra un piccolo brufolo, poi sulla cima si forma una bolla gialla acquosa che si trasforma in crosta che alla fine cade e lascia la pelle liscia. È necessario fare attenzione per evitare di staccare la crosta prima che questa sia pronta a cadere. Le macchie provocano prurito, a differenza di quelle del morbillo e della rosolia, e il paziente è tentato di grattarsi. Se le macchie si infettano per essere state grattate formeranno delle cicatrici. Quelle che non si sono infettate in genere non lasciano cicatrici ma qualcuna ne può lasciare alcune piccole. In alcuni bambini le macchie diventano bolle molto grandi e lasciano cicatrici quando si aprono, ma è un evento raro. Una volta che la pelle è guarita si può applicare olio di vitamina E o lanolina idrogenata per aiutare i tessuti cicatrizzati a tornare normali.

Un'altra differenza rispetto al morbillo e alla rosolia è che appaiono nuove macchie quando le più vecchie sono quasi maturate. Se i bambini non riescono a sopportare il prurito è una buona idea tamponare le bolle con qualcosa come una soluzione di calamina, unguento o tintura di *Rhus tox*, una pasta fatta di fiocchi d'avena o viola di genziana (che macchia le lenzuola) per fermarlo. Qualunque cosa si usi avrà un effetto temporaneo e l'applicazione dovrà essere ripetuta più e più volte. In alcuni casi anche ogni mezz'ora. Ci sono liquidi ed unguenti che fermano il prurito causato da orticaria o punture di insetto ma che non fermano il prurito della varicella. Se una sostanza usata non ferma il prurito, è meglio provare con qualche altra.

La varicella non ha bisogno di essere "curata". Le persone che raccomandano l'uso dell'omeopatia o della vitamina C per "accorciare" o "curare" la varicella fraintendono il ruolo delle malattie infantili autorisolutive. Alcune volte la varicella non guarisce completamente e il virus permane nell'organismo. Più tardi può riattivarsi e causare una sindrome dolorosa della pelle chiamata herpes zoster (fuoco di Sant'Antonio). L'omeopatia può curare l'herpes zoster.

Nell'epoca pre-vaccinazioni si verificavano molti casi di varicella tra i bambini al di sotto dei quindici anni di età.[223] Il tasso annuale di morti da varicella negli USA era di 1 su 25.000.[223] Il tasso di mortalità era 25 volte più alto negli adulti che nella popolazione prescolastica,[224] ed era 4 volte di più alto nei lattanti che nei pre-scolari.[224] La maggior parte delle morti si verificava in persone che non avevano precedenti malattie di immuno-compromissione e le maggiori cause di morte erano polmonite, complicazione del sistema nervoso centrale (comprese le encefaliti), infezioni secondarie ed emorragie.[224] I medici pensavano che la sindrome di Reye fosse una complicazione naturale della varicella[223] finché realizzarono che era causata dall'aspirina. La maggioranza delle complicazioni della varicella registrate come l'encefalite possono in realtà essere state sindrome di Reye.[224] Paracetamolo e Ibuprofene non causano la sindrome di Reye, ma debilitano il sistema immunitario ed aumentano il rischio di complicazioni.

Molti paesi hanno preso la decisione di non inserire il vaccino contro la varicella nella programmazione. Sfortunatamente l'Italia non è uno di questi. Il vaccino è previsto due volte nella programmazione, all'età di 13 mesi e di 6 anni. Il vaccino è prodotto con tessuti derivanti da aborti.[225,226,227] Questo causa orrendi effetti negativi contrari alla vita,[228,229] che non vengono discussi da nessun ente che si occupa del controllo dopo la commercializzazione dei vaccini, e neanche da altre fonti di comunicazione indirette.[228,229] Come anche per tutti gli altri vaccini, la maggior parte delle severe reazioni al vaccino per la varicella sono ignorate dall'industria relativa. Usando i loro dati falsi concludono che il rischio di danni dovuti al naturale decorso della varicella è molto più alto del rischio di danni da vaccino. Arrivano a questa conclusione ignorando tre importanti fattori: molte complicazioni del naturale decorso della varicella sono causate da trattamenti medici ortodossi, nessuno conosce l'effettivo rischio da vaccino e, opportunamente trattata, la varicella riduce i rischi di cancro e malattie del cuore nel corso della vita.[109,110,111,112,113] Con cure adeguate molte complicazioni della varicella possono essere prevenute, mentre è estremamente difficile prevenire un danno a lungo termine in un bimbo che ha avuto una severa reazione al vaccino.

La vaccinazione dei bambini sposta la comparsa della varicella negli adolescenti e nei giovani adulti,[230] così che diventa inevitabile l'introduzione di ulteriori dosi.[231,232,233] La riduzione della varicella tra i bambini ha causato l'aumento dell'herpes zoster nella popolazione più anziana.[234] L'industria farmaceutica ha risposto introducendo un vaccino per l'herpes zoster che contiene proteine umane, proteine di maiali e siero di vitello. Studi che vogliono provare come non ci sia stato aumento di casi di herpes non includono quelli risultanti dai documenti dei medici di famiglia, considerando solo le ospedalizzazioni. È cinque volte più facile morire a causa dell'herpes zoster che a causa della varicella.[235]

La Gran Bretagna è uno dei Paesi che ha annunciato che non introdurrà il vaccino per la varicella. Una mamma britannica, Katy, mi ha raccontato questa storia:

> Ero dal mio dottore la scorsa settimana per chiedere spiegazioni sui foglietti illustrativi nel pacchetto di vaccinazioni e l'infermiera ha iniziato a parlarmi di quanto fossero pericolose le malattie infantili. Le ho detto che io avevo avuto il morbillo, la varicella e la rosolia da bambina, così come tutti i miei amici, perciò pensavo che non tutti i casi fossero così pericolosi come lei me li stava descrivendo. Le ho anche accennato che negli USA vaccinano contro la varicella e stanno spaventando la gente facendo credere che sia pericolosa. Sia l'infermiera che il dottore mi hanno detto che non c'era assolutamente nulla di cui preoccuparsi con la varicella, che è una delle malattie infantili più leggere, che è bene prenderla da piccoli e che è ridicolo vaccinarsi. Non avevano afferrato il punto del mio discorso. Io non ero preoccupata della varicella. Volevo far loro notare come due paesi con differenti motivazioni sottostanti, potessero avere punti di vista totalmente diversi: quindi come potevo prendere seriamente qualsiasi altra cosa mi avessero detto? Ma le loro risposte hanno comunque sostenuto la mia osservazione. Questo mi ha indotto a pensare che se il vaccino fosse introdotto anche qui nel Regno Unito, potrei scommettere che entrambi questi operatori medici avrebbero sostenuto la pericolosità della varicella perché ne avrebbero ricavato vantaggi economici per il loro ambulatorio.

LA QUINTA MALATTIA (Eritema Infettivo, Megaloeritemia Epidemico)

Questa malattia è causata da un virus chiamato parvovirus B19. Si manifesta in epidemie e quando si diffonde nelle scuole e asili, causa commenti per via del buffo aspetto che conferisce ai bambini. Tuttavia, non fa sentire i bambini eccessivamente malati. La caratteristica più evidente è che si manifesta con un intenso arrossamento delle guance e dei lati delle mascelle. Si chiama la quinta malattia perche era la quinta malattia infantile con un'eruzione cutanea da descrivere in medicina. Si chiama anche eritema infettivo.

Un'eruzione cutanea a chiazze simile ad un merletto appare sul corpo e peculiarità della malattia è la sua ripetuta comparsa e scomparsa. L'eruzione cutanea talvolta crea sensazione di prurito che può aumentare sotto la doccia, però è minore del prurito provocato dalla varicella. La febbre e la stanchezza estrema sono minori di quelle del morbillo. Nonostante tutto, bisognerebbe evitare di somministrare paracetamolo ai bambini e lasciar loro svolgere le loro attività quotidiane; bisogna permettere loro di riposare. Alcuni bambini possono far fronte alla malattia ed andare a scuola, ma ogni tipo di sport andrebbe evitato.

Adulti affetti dalla quinta malattia possono soffrire di dolore alle articolazioni, che può essere abbastanza intenso e in alcuni rari casi può persistere a lungo prima che scompaia.

"QUANDO I BAMBINI VACCINATI CONTRAGGONO LA MALATTIA CHE IL VACCINO AVREBBE DOVUTO PREVENIRE, LA CONTRAGGONO IN FORMA MENO SEVERA"

Mito n° 3 sui vaccini: *"I bambini vaccinati a volte contraggono la malattia che il vaccino avrebbe dovuto prevenire, ma quando ciò avviene, la gravità della malattia è grandemente diminuita."*

Ogni volta che sento questo, sono tentata di chiedere se la morte per morbillo sia meno severa nei bambini vaccinati che in quelli non vaccinati. Un bambino vaccinato che contrae il morbillo non avrà i sintomi tipici del morbillo classico, ma avrà quello che viene chiamato "morbillo atipico". I bambini non vaccinati che contraggono il morbillo, hanno un decorso molto più confortevole di coloro che sperimentano il morbillo atipico.

L'eruzione cutanea in un bambino vaccinato è più chiara della normale eruzione da morbillo, il che non è certo una ragione per rallegrarsi. Un ricercatore danese ha scoperto che una mancanza di eruzione cutanea in persone con gli anticorpi del morbillo è associata con la comparsa, più in là nel tempo, di cancro e di malattie degenerative.[158] I soggetti del suo studio avevano un'età media di 38 anni e nessuno di loro era stato vaccinato. Coloro i quali non avevano avuto il morbillo, ma avevano gli anticorpi del morbillo, sia che l'avessero contratto con un'infezione naturale senza svilupparne i sintomi, sia avendo ricevuto un'iniezione di siero-immunoglobuline (un estratto del sangue che contiene alti livelli di anticorpi della malattia), hanno avuto un tasso molto più alto di un certo numero di malattie degenerative di coloro che hanno avuto il morbillo con un'appropriata eruzione cutanea.

I dati dallo Zambia mostrano che il tasso di morte per morbillo durante un'epidemia era più alto tra i vaccinati piuttosto che tra i non vaccinati.[236] Negli USA la vaccinazione ha fatto sì che il morbillo si concentrasse nelle fasce d'età di neonati e adulti, piuttosto che in quella dei bambini, ed il tasso di mortalità si è più che triplicato.[237]

Quando la difterite era ancora diffusa, i genitori i cui figli contraevano la malattia nonostante la vaccinazione, venivano tenuti a bada con l'asserzione che la malattia sarebbe stata meno severa grazie alla vaccinazione, a meno che, ovviamente, il bambino non fosse morto. Ne "Il mito numero sette sul vaccino" discuto uno studio fatto dal British Medical Research Council il quale cerca una spiegazione per il fallimento della vaccinazione nella prevenzione della difterite. I dottori dello studio si aspettavano di trovare che i pazienti vaccinati con un alto numero di anticorpi che contraevano la difterite avrebbero avuto un decorso della malattia meno severo di coloro che erano stati vaccinati ma avevano un basso tasso di anticorpi. Ma non fu così. "... non vi è associazione significativa, tuttavia, tra la severità ed il contenuto di antitossina".[238]

"LA DIFTERITE È DIMINUITA A CAUSA DELLA VACCINAZIONE DI MASSA"

Mito n° 4 sui vaccini: *"La difterite è scomparsa quando fu introdotta la vaccinazione di massa dei bambini. Prima di allora molti bambini morivano per la malattia. Al giorno d'oggi è ancora necessario vaccinare tutti i bambini contro la difterite,perché se il tasso di vaccinazione scende sotto il 95% 'l'immunità di gruppo' non proteggerà più coloro che non sono immunizzati."*

La difterite non è scomparsa, ma è diventata molto rara. Quando si elogia il vaccino della difterite, i difensori dei vaccini non riescono a dire che la difterite è diminuita molto di più prima che venisse introdotto il vaccino di quanto è avvenuto dopo la sua introduzione. La sua rarità oggi non ha nulla a che fare con il vaccino, perché il vaccino non funziona. Nei decenni in cui la difterite era ancora comune, circa la metà delle vittime erano adulti e metà erano bambini.[239] La vaccinazione di massa incominciò in Gran Bretagna nel 1940,[240] e sono state "riportate occasionalmente" reazion neurologiche.[241] Quando ci si rese conto che il vaccino era un fallimento perché tante persone vaccinate si ammalavano di difterite, il British Medical Research Council condusse uno studio sui livelli di anticorpi per vedere se la ragione per la quale le persone vaccinate si ammalavano di difterite fosse perché non avevano prodotto sufficienti anticorpi.[242] Questo studio è discusso nel "mito dei vaccini" numero 7.

Questo grafico mostra come le morti da difterite siano diminuite dopo l'introduzione del vaccino in Gran Bretagna.

Morti per difterite dall'introduzione del vaccino

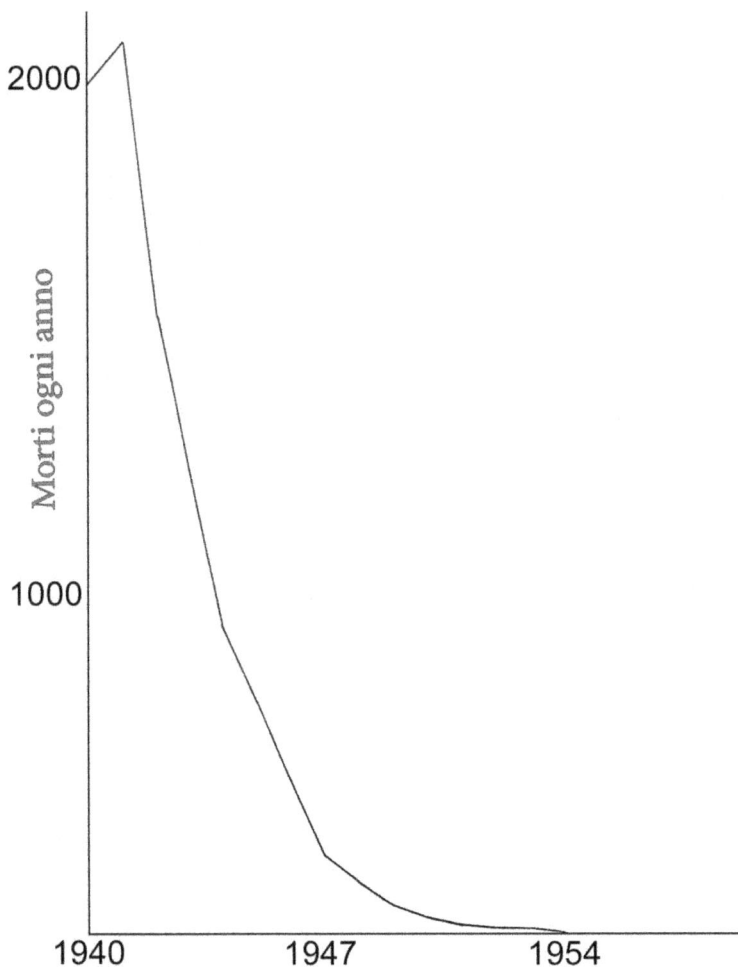

©Wendy Lydall

Il primo grafico è usato come propaganda per cercare di far credere alle persone che l'introduzione del vaccino ha provocato la diminuzione della difterite, ma esso diventa molto meno notevole quando voi vedete sotto che le morti stavano diminuendo già dal 1902.

Morti per difterite dal 1902

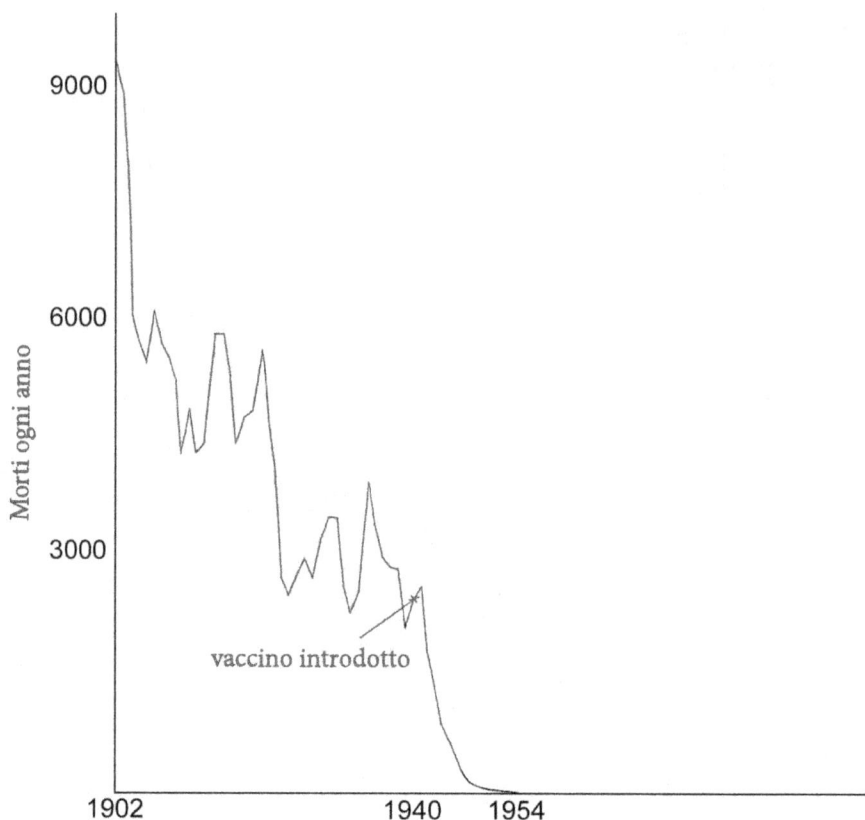

©Wendy Lydall

Ma anche questo non racconta l'intera storia. Dal 1866 al 1893 c'era stato un enorme aumento nel numero di morti da difterite in Gran Bretagna. Era salito ad un picco nell'ultimo decennio del diciannovesimo secolo, e poi aveva cominciato a diminuire. Il numero di morti per difterite nel 1899 era tre volte più alto che nel 1869, mentre la popolazione era solo due quinti più grande.

Morti per difterite dal 1866

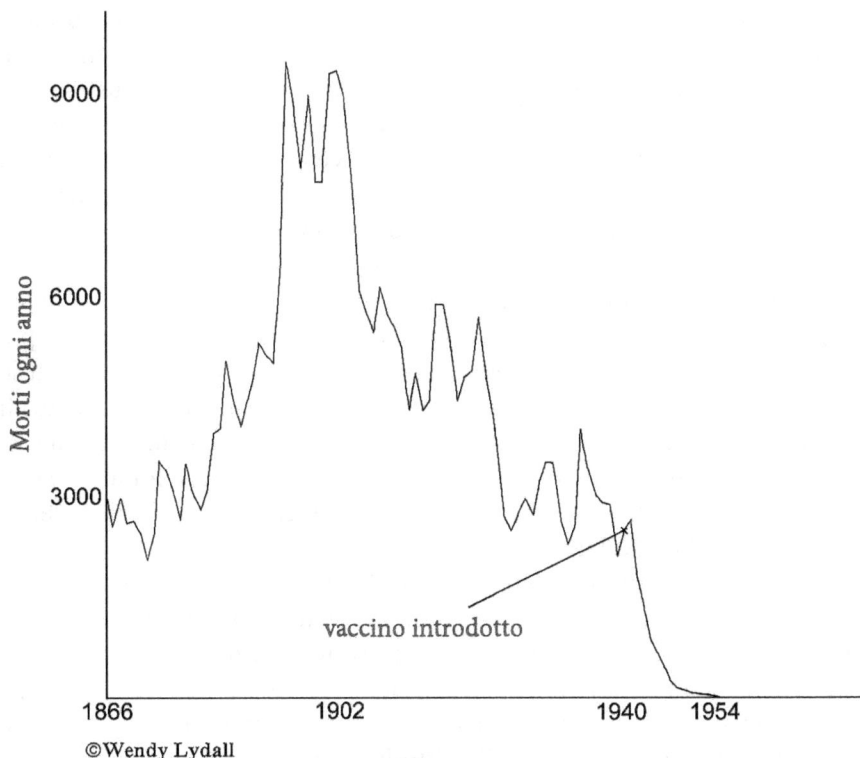

©Wendy Lydall

Dovremmo dare il beneficio del dubbio alle persone che hanno compilato il libro del Dipartimento della Salute britannico "Immunizzazione" e suggerire che forse non conoscevano la storia della difterite nel loro Paese? Ma se non sapevano qualcosa di così fondamentale, allora perché il contribuente britannico stava pagando loro uno stipendio? Credo che abbiano deliberatamente cercato di fuorviare il lettore.

Anche l'idea che l'alimentazione e l'igiene hanno fatto diminuire la difterite è pure senza fondamento. Uno sguardo alla storia delle malattie infettive mostra che la nutrizione e l'igiene sono irrilevanti nel venire ed andare dei germi. Uno stile di vita igienico protegge dalle malattie trasportate dall'acqua come il colera e la febbre tifoide, ma non offre protezione contro malattie trasportate dall'aria come la difterite. Essere

89

malnutriti rende una persona più suscettibile a un germe se il germe arriva, ma cosa e quanto una persona mangi non causa l'ingresso o l'uscita di germi nell'ambiente.

Se gli igienisti avessero ragione, l'aumento della difterite in Gran Bretagna durante il diciannovesimo secolo sarebbe stato causato dalla povertà e dalle condizioni di vita insalubri. Le condizioni di vita nelle città sono state pessime dal periodo della rivoluzione industriale, e l'importazione di grano proveniente dall'America del nord spinse molta gente verso l'indigenza e di conseguenza verso le città. Così ci fu un aumento del numero di persone severamente malnutrite e scarsamente alloggiate durante l'ultima parte del diciannovesimo secolo. Prima di dichiarare che questa era la ragione per la quale l'incidenza della difterite era aumentata in quel momento, dovremmo domandarci perché le morti da pertosse e da scarlattina si ridussero drasticamente allo stesso tempo. Alle volte c'è una pura coincidenza fra l'aumento e il calo delle malattie infettive trasportate dall'aria, e il peggioramento o il miglioramento di condizioni di vita, ma non c'è complessivamente nessuna correlazione.

Quando i germi che causano la difterite diventano virulenti in un'area, la maggior parte delle persone che vivono in quell'area respirano i germi della difterite. Alcune delle persone che hanno i germi della difterite presenti nelle loro gole rimangono sani e in salute, mentre altre si ammalano con i sintomi della difterite. Questo è perché il sistema immunitario del primo gruppo di persone riesce a tenere i germi sotto controllo. La capacità del loro sistema immunitario di fare questo non dipende dal fatto se sono o non sono stati vaccinati nè se hanno o non hanno molti anticorpi.[242] Le persone che hanno presenza di germi della difterite nelle loro gole ma non hanno i sintomi della malattia sono chiamati "portatori sani". Trovare i germi della difterite nella gola di una persona che presenta i sintomi della difterite conferma che i germi della difterite sono la causa della malattia, mentre trovare i germi della difterite nella gola di una persona senza sintomi di malattia conferma che i germi della difterite sono presenti nell'aria in quel momento.

Ci fu un tempo in cui i portatori sani furono considerati un pericolo per gli altri. The *Evening News* del 4 giugno 1920 riportò la notizia che le autorità mediche a Alperton, in Inghilterra, prelevarono campioni dalla gola di settecento bambini al fine di esaminare la presenza di germi della difterite. Essi trovarono che i germi erano presenti in duecento bambini, così questi bambini furono accusati di essere "portatori sani", e furono messi in quarantena.[243] Le autorità si resero conto che c'erano troppi "portatori sani" da rinchiudere, quindi smisero di farlo.

Nel giugno del 1992, una giovane ragazza che seguiva le lezioni di ginnastica di Hilary Butler, vicino Auckland, prese la difterite. All'inizio sembrava solo una brutta tosse. Non fece pause neanche se era sovraccarica di lavoro, sia scolastico che fisico. Quando le sue condizioni divennero più serie, fu ricoverata in ospedale, dove sua zia andò a farle visita. Sua zia aveva gia curato casi di difterite in Gran Bretagna nel 1950, e disse che sua nipote aveva i tipici sintomi da difterite. La ragazza fu subito trasferita con un elicottero in un ospedale più grande a Auckland, dove le fecero un tampone faringeo e confermarono che era difterite. Quando appresero che la ragazza era completamente immunizzata , uno dei dottori disse alla madre: "Allora non può essere difterite". Cambiarono quindi la diagnosi in tracheite batterica.

Molti altri bambini della stessa città avevano avuto quella stessa brutta tosse, ma solo un'altra ragazza prese una difterite conclamata. Quando venne ricoverata con gli stessi classici sintomi della difterite, le fecero un tampone che confermò la malattia. Ancora una volta si rifiutarono di chiamarla difterite solo perché era in regola con le vaccinazioni. Questo caso fu etichettato come infiammazione dell'epiglottide e asma da contagio.

Non sappiamo quanti altri casi ci siano stati in Nuova Zelanza in quel periodo. Sappiamo solo di questi due casi perché accaduti così vicino a Hilary. Il personale medico non voleva mettere per iscritto che due ragazze avevano avuto la difterite poiché sarebbe stata una dichiarazione ufficiale che le vaccinazioni avevano fallito. Hilary chiese alle autorità mediche di prelevare campioni dalla gola di tutti i bambini nella regione che mostrassero dei leggeri sintomi da difterite, ma rifiutarono. È probabile che molti dei bambini che soffrivano di una tosse forte stessero in realtà combattendo i germi della difterite. È anche probabile che molte delle persone che vivevano in quell'area e non avevano affatto sintomi, avessero comunque i batteri della difterite sopiti nelle loro gole.

Il comportamento disonesto del personale medico coinvolto in questi due casi in Nuova Zelanda è probabilmente replicato in tutto il mondo nel momento in cui i germi della difterite si attivano nell'ambiente. Hilary mi disse "immagina se mio figlio non vaccinato avesse avuto i sintomi. Ci sarebbe stata una notizia in prima pagina che avevo causato un'epidemia di difterite. Ma beninteso i miei figli non la presero mai poiché gli ho sempre dato sufficiente vitamina C". Mentre questa piccola epidemia avveniva in Nuova Zelanda, era in atto un focolaio abbastanza ampio in Russia. L'industria dei vaccini sfruttò questa epidemia in Russia come scusa per vendere milioni di dosi di vaccino in più per difterite. Persuasero i loro lacchè nei dipartimenti di salute in giro per il mondo a creare una politica per il vaccino della difterite affinchè venisse somministrato nei giovani e negli adulti ad intervalli regolari che variavano dai 5 ai 15 anni. Hanno combinato la tossina della difterite con la tossina del tetano, e molti dei riceventi credevano di aver fatto solo il vaccino per il tetano.

L'industria dei vaccini dichiarò che la retroguardia dell'epidemia da difterite in Russia negli anni '90 fu causata da un calo delle vaccinazioni. Comunque non ci fu nessun calo nel tasso delle vaccinazioni, e quando il livello crebbe come risposta all'epidemia, non ci fu differenza.[244,245] L'Organizzazione Mondiale della Sanità disse che la causa dell'epidemia fu dovuta al fatto che il vaccino non dava un'immunità che dura tutta la vita come invece fa la malattia.[245] Se fosse il caso ci sarebbero state anche epidemie ovunque, poiché in ogni altro paese del mondo in cui si usava il vaccino per la difterite, lo si somministrava solamente ai neonati e non a quelli che erano più grandi. In ogni caso, una dose naturale di difterite non da un'immunità che dura tutta la vita come farebbe una dose naturale di morbillo. Gli igienisti dicono che l'epidemia fu causata dalla povertà derivata dal crollo dell'Unione Sovietica. È vero che la malnutrizione maggiormente difusa avrebbe portato più vittime a causa del germe virulento, ma la malnutrizione non poteva renderlo più virulento.

Poiché la storia della malattia è stata registrata solo da 150 anni non possiamo predire cosa accadrà nel prossimo futuro. È possibile che la difterite torni in modo forte. Non possiamo ritenere che scomparirà interamente del tutto solo perché la "malattia inglese del sudore" è scomparsa.

Se il germe della difterite divenisse ancora virulento, alcune persone vaccinate lo prenderanno, e l'intero scenario di scuse e accuse ricomincerebbe. Se la difterite non scoppia nuovamente, continueranno a sostenere che è il loro vaccino la ragione della scomparsa della difterite.

La storia della scarlattina in Inghilterra e Galles ci da qualche spunto per capire meglio l'aumento e la diminuzione naturale delle malattie virulente. Nel 1870 la scarlattina uccise 12 volte più persone in Inghilterra e Galles di quanto fece la difterite. Il vaccino della scarlattina non era mai stato incluso nel programma di vaccinazione, tuttavia la scarlattina diminuì così drasticamente che cessò di essere elencata nelle statistiche inglesi dal 1950.

Morti per scarlattina dal 1866

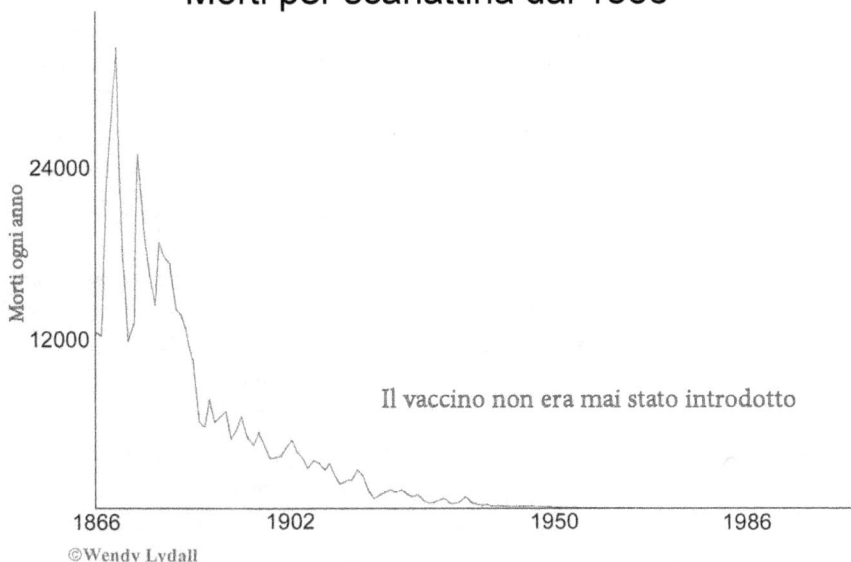

Il vaccino non era mai stato introdotto

©Wendy Lydall

Nel seguente grafico ho sovrapposto la storia delle due malattie una sull'altra. La scarlattina era così tanto più mortale rispetto alla difterite che ho dovuto abbassare la linea della difterite.

Scarlattina e difterite

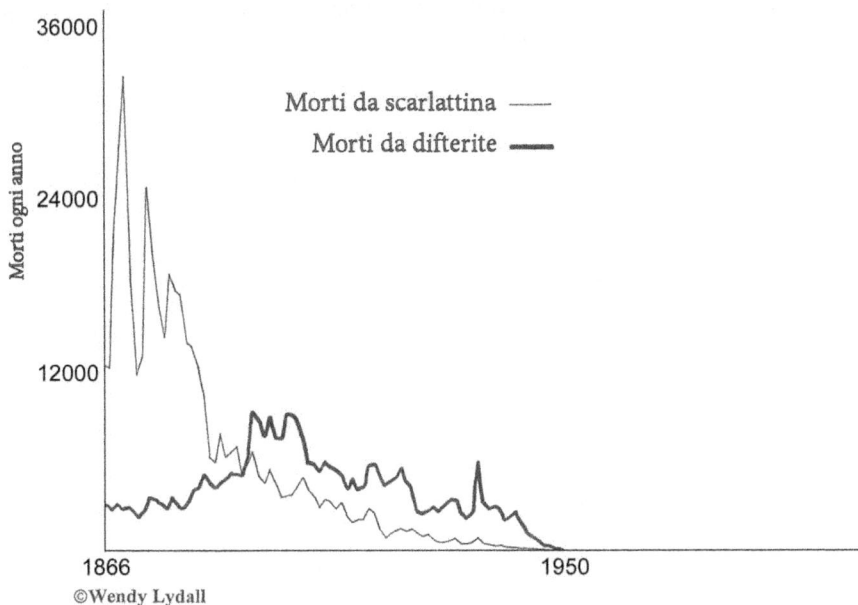

Morti da scarlattina ⸺
Morti da difterite ▬

©Wendy Lydall

93

Durante gli anni '30 e '40 alcuni articoli medici pubblicati promuovevano con entusiasmo vari vaccini per la scarlattina, ma nessuno di questi fu mai introdotto come parte di un programma del paese. Se fosse divenuta routine per i bimbi il relativo vaccino oggi sentiremmo dire che il mondo fu salvato dalla scarlattina per via della vaccinazione. Anche oggi alcune persone credono che un vaccino per la scarlattina sia nel programma dell'infanzia, e sia la ragione per la quale la scarlattina sia scomparsa.

Come la difterite anche la scarlattina non è mai completamente scomparsa. I focolai sono molto rari, ma essi tuttavia compaiono. Nel 1989 quando noi vivevamo in Nuova Zelanda, si verificarono alcuni casi di scarlattina nel nostro sobborgo. Nel notiziario IAS domandai se alcuni lettori fossero a conoscenza di altri casi, e la gente scrisse da tutta la Nuova Zelanda riferendomi che anche i loro bambini si erano ammalati di scarlattina. L'esplosione nel 1989 della scarlattina potrebbe essersi presentatasi anche in altre parti del mondo. Forse la scarlattina tornerà o forse stava avendo un'azione di retroguardia.

Se la vaccinazione contro la scarlattina fosse stata praticata in modo regolare, i casi verificati sarebbero stati spiegati più o meno con la scusa che "Il vaccino è efficace solo nel 99% dei casi" oppure la malattia sarebbe stata etichettata come qualcos'altro, proprio come i casi di difterite di cui Hilary è stata testimone. Ma poiché non c'è vaccino per la scarlattina, il dipartimento della salute ha tenuto il focolaio segreto. Se un vaccino fosse esistito, avrebbero detto ai genitori che i loro figli necessitavano di dosi supplementari di vaccino e avrebbero accusato i genitori dei bambini non vaccinati di essere la causa del focolaio.

"SENZA LE VACCINAZIONI CI SAREBBERO LE EPIDEMIE"

Mito n° 5 sui vaccini: *"Le epidemie di malattie fatali dilagavano sulla terra fino a quando i vaccini non hanno messo fine a questo. Se le vaccinazioni cessassero, queste epidemie ritornerebbero."*

Nessuno sa cosa fa iniziare e finire le epidemie, neppure perché alcune rimangono in una certa località mentre altre dilagano. La causa del flusso e riflusso naturale delle epidemie è un argomento che non attrae denaro per la ricerca perché le compagnie farmaceutiche non vincerebbero nulla dal conoscere le risposte. Alcune epidemie crescono velocemente ed altrettanto velocemente spariscono, mentre altre partono lentamente, mantengono un picco per lungo tempo, e poi si attenuano lentamente. Tra la crescita e la decrescita generale ci sono poi alti e bassi che fanno apparire la storia di una malattia con picchi e cadute in un grafico. Quando un'epidemia dilaga in una grande parte del mondo, viene chiamata pandemia. L'attività umana può fare la differenza sul numero di persone che si ammalano durante un'epidemia, ma gli uomini non hanno potere sul comparire e scomparire del germe. L'establishment dei vaccini vuole che la gente creda che se non fosse per il loro intervento, noi saremmo costantemente minacciati da terribili malattie. Quando non c'è un'epidemia, dicono che la ragione è perché alcune persone sono state vaccinate. Quando c'è un'epidemia, dicono che il loro vaccino può mandarla via. Qualche volta la macchina dei vaccini va a tutta birra quando una malattia viene fuori, rivaccinando i vaccinati e provando a mettere paura ai non vaccinati, e poi quando l'epidemia diminuisce, i vaccinatori acquistano credito per la fine dell'epidemia. Io ho una cagnetta che si crede in grado di sconfiggere i temporali. Se lei abbaia abbastanza a lungo il temporale se ne va via, e lei ha un'aria di soddisfazione per la sua vittoria perché crede di aver difeso con successo la casa e la famiglia dalla minaccia. Questo calza molto bene all'industria dei vaccini tanto che i burocrati medici scelgono di pensare nello stesso modo in cui pensa il mio cane.

Epidemie di malattie infettive vanno e vengono di proprio accordo, e le ragioni non sono note. Alcune malattie sono scomparse completamente, e la causa della loro scomparsa è un mistero. Una volta la "malattia inglese del sudore" (Sudor albans) era un killer più feroce del vaiolo, eppure è scomparsa senza traccia nel 1551, prima che i microscopi fossero inventati. 2.500 anni fa ci fu una malattia contagiosa che uccise una elevata proporzione di popolazione in Nord Africa e in Grecia. Due antichi storici greci registrarono i sintomi della malattia, e questi non somigliano ai sintomi di nessuna malattia esistente oggi. La peste bubbonica ha una storia di esplosioni improvvise che dilagano attraverso la terra, uccidendo milioni di persone in seguito. Perché faccia questo non è noto, e non è neppure noto perché abbia lunghe fasi dormienti in mezzo. Una pandemia di scarlattina iniziò durante gli anni venti dell'ottocento, raggiunse un picco durante gli anni settanta, e poi costantemente è declinata di sua iniziativa. Io ancora incontro persone che credono che la scarlattina è stata battuta dalle vaccinazioni.

È molto in voga tra alcune persone anti-vaccini dire che l'igiene moderna è la ragione per la quale alcune malattie non sono più prevalenti, ma ad un serio esame la teoria non sta in piedi. Le malattie portate dall'acqua come il colera o il tifoide sono state eliminate dove la riserva d'acqua viene "clorata", mentre le malattie trasportate dai pidocchi non possono prosperare in aree dove le persone hanno abbastanza risorse per praticare l'igiene. Comunque, malattie trasportate dall'aria come la difterite e la scarlattina non sono influenzate dal lavaggio delle mani e dal bere acqua pulita. Un altro mito di moda è che la nutrizione moderna è la ragione per la quale alcune malattie hanno smesso di essere un problema. Questo non è corretto. Primariamente la maggioranza degli esseri umani non è ben nutrita, ma più importante è che i fattori nutrizionali non influenzano la localizzazione e la durata di una epidemia. Durante epidemie di malattie che hanno bisogno di intervento, la buona nutrizione fa la differenza sulla probabilità di un individuo di contrarre la malattia, ma non ha impatto sul comportamento del germe nell'ambiente. La situazione è diversa riguardo alle malattie infantili autorisolutive; la buona nutrizione non fa una differenza sulla probabilità di un individuo di contrarre la malattia, ma aiuta a proteggerlo dallo sviluppo di complicazioni.

Le persone che pretendono che l'igiene e la miglior nutrizione abbiano causato il declino del vaiolo e della difterite basano il loro credo sul fatto che il declino di ciò ha coinciso con l'introduzione dell'igiene e di una migliore nutrizione nel Nord America e in Europa; stanno confondendo la correlazione con la causa. L'igiene e la nutrizione non possono essere state la ragione del declino perché queste malattie sono diminuite in ogni posto, non solo nel Nord America e in Europa, e molta parte del mondo è ancora priva di condizioni igieniche vivibili e di cibo nutriente, ma non soffre di queste malattie.

Gli esseri umani hanno alcune idee strane riguardo a ciò che causa l'inizio e la fine delle epidemie. La peste bubbonica esplose in Cina nel 12° secolo e in quel periodo accadde che ci furono moltissimi terremoti. Molta gente pensava che i terremoti erano la causa della peste bubbonica. Nel nuovo millennio ci sono ancora molte idee non scientifiche sulle malattie infettive. La convinzione che il Grande Incendio di Londra fece scomparire dall'Europa la peste bubbonica è ancora prevalente, anche se è completamente illogica. Nel 1665 Londra soffrì di una brutta esplosione di peste bubbonica, e l'anno successivo il Grande Fuoco bruciò un terzo della città. Da quel momento alcune persone credettero che la peste fu spazzata via Fuoco; la ragione effettiva fu che il fuoco bruciò i ratti portatori dalla Peste. Comunque il fuoco si diffuse lentamente e i testimoni oculari raccontano che i ratti correvano via dalle fiamme più velocemente degli uomini, i quali trasportavano quanti più beni e oggetti potevano. Le fiamme bruciarono solo la parte nord del Tamigi, per cui tutti i ratti del lato sud vissero fino a tarda età. Il solo fuoco non fece sparire la piaga bubbonica nè da Londra nè dal resto dell'Europa, ma ancora oggi libri e siti internet per bambini insegnano che il Grande Incendio di Londra mise fine alla peste.

La peste bubbonica è una terrificante malattia causata da un batterio che vive nello stomaco di un tipo di pulce che usualmente risiede nella pelliccia dei ratti ed altri roditori. Le pulci infette vengono trovate sui roditori anche quando non c'è una epidemia. Le pulci possono sopravvivere lontano dai roditori, per cui alle volte vengono trasportate sui cargo o sugli uomini. Il primo sintomo di peste bubbonica è la comparsa di puntini rossi all'inguine e alle ascelle. I puntini si gonfiano e crescono insieme formando grossi bubboni. I bubboni scoppiano quando diventano grandi come uova, e la vittima o muore nel giro di 5 giorni o recupera. Oggi si sa molto di questo batterio, ma non si sa perché improvvisamente si diffonde tra gli uomini.

La pandemia di peste bubbonica che ha il maggiore impatto sul modo di pensare moderno è la cosidetta "Morte Nera". Questa epidemia iniziò nell'Asia centrale e si spostò verso est in Cina, verso sud in India e ad ovest verso l'Europa. Fece un salto dal Mar Nero fino in Italia in nave, dove arrivò nel 1348. Nessuno sa esattamente quale percentuale della popolazione morì di Morte Nera. In posti nei quali furono fatti dei rapporti, il tasso di mortalità variò tra il 12% e il 66%, con le percentuali più alte vicino al mare. Gli storici hanno stimato che approssimativamente un terzo della popolazione europea morì. Questa catastrofe ebbe un impatto sociale significativo. Portò al Rinascimento e provocò insane persecuzioni di gruppi di minoranza come gli Ebrei, gli Arabi, le vedove, persone con deformità e persone con la lebbra. Un'altra pandemia di peste bubbonica che uccise milioni di persone ed ebbe un effetto politico e sociale fu quella che iniziò nel 541 DC. Fu chiamata la "Peste di Giustiniano" ed ebbe un effetto profondamente negativo sull'economia dell'Impero Bizantino.

Quando una pandemia di peste bubbonica scoppia si diffonde rapidamente e la maggior parte delle morti avviene nei primi mesi, ma non finisce bruscamente. Si sofferma e sporadicamente prospera. Il focolaio che devastò Londra nel 1665 era alla fine della manifestazione della Morte Nera. Durante questa rinascita di peste bubbonica un sarto in un villaggio rurale inglese ordinò una stoffa da Londra; sfortunatamente la stoffa era contaminata con il batterio della peste bubbonica. Subito dopo il ricevimento della stoffa il sarto morì e poi 267 delle 350 persone che abitavano nel villaggio morirono.

Anche se la medicina ortodossa non rivendica il merito diretto per l'assenza della peste bubbonica, usa l'orrore che essa suscita per fare intimidazioni sulle malattie infettive. Per esempio, un programma della TV "educativa" fatto in Inghilterra, che viene ripetutamente mostrato in Australia e in Nuova Zelanda, racconta la storia della comunità del villaggio che fu devastata dalla stoffa del sarto che portò la piaga della peste bubbonica da Londra, e poi racconta della mitica storia di come Edward Jenner inventò un vaccino che sconfisse il vaiolo, e poi mostra delle scolare che si allineano per essere vaccinate contro la rosolia per essere protette dai germi. Questo è un classico esempio di manipolazione attraverso l'associazione, che condiziona la popolazione ad accettare la vaccinazione.

Una persona, ragionando sul motivo per il quale io dovessi vaccinare la piccola Chandra con il vaccino DTP, mi disse che tanto tempo prima una persona ogni 7 moriva per la peste. Disse anche che senza la vaccinazione questo sarebbe accaduto di nuovo, "Immagini se uno ogni sette di noi morisse!" La sua mente era stata manipolata con successo attraverso l'associazione.

Il Colera è un'altra malattia che scoppia storicamente attraverso il mondo e uccide un enorme numero di persone. Ebbe la sua origine nel delta del fiume Gange, dove esisteva sin dal 7° secolo. Nel 1817 improvvisamente prese il via e si espanse viaggiando verso occidente attraverso l'Europa e verso oriente attraverso l'Asia. Le notizie dell'epidemia arrivarono in anticipo rispetto all'epidemia stessa in Europa, e la gente divenne improvvisamente paranoica prima del suo arrivo. Il Colera è una malattia severa, che agisce in fretta e causa crampi che fanno contorcere in agonia, fa perdere liquidi velocemente alla vittima attraverso vomito violento e diarrea. La morte arriva dalla disidratazione, a meno che la malattia non venga fermata con l'omeopatia, o che il paziente non venga continuamente reidratato per 5-7 giorni. Senza trattamenti la morte può arrivare entro 24 ore dall'infezione.

Durante il 19° secolo la medicina ortodossa ha usato tutti i rimedi usuali per trattare il colera; mercurio, salasso, oppio e laudano. Ci furono litigi infiammati tra coloro che credevano che il colera venisse dall'aria e coloro che pensavano che si contagiasse da persona a persona. Ora è stato evidenziato che il colera può essere prevenuto tenendo le provviste d'acqua pulite dai liquami, ma ci volle molto tempo per arrivare a questo. Quando le persone si accorsero della correlazione tra le epidemie di colera e l'acqua contaminata pubblicarono le loro scoperte e vennero ridicolizzati e condannati. Il dottore John Snow produsse le evidenze più schiaccianti ma fu malvagiamente messo in ridicolo dall'establishment. Fu dapprima considerato un eccentrico dall'establishment medico perché si era rifiutato di fare crudeli esperimenti sugli animali quando era uno studente di medicina. (Oggi in alcuni paesi alle persone che rifiutano di vivisezionare non viene permesso di diventare dottori.)

Dal 1817 al 1902 ci furono otto epidemie di Colera che si diffusero come onde attraverso grandi parti del mondo. La prima ondata ebbe inizio in India e fermò la sua avanzata verso occidente in Turchia. La seconda attraversò la Russia, l'Europa e il Nord America. In ogni posto colpì all'improvviso e con risultati devastanti. Nel 1840 una terza ondata ebbe inizio in India e anch'essa raggiunse il Nord America. La quarta pandemia seguì un corso differente; si diresse dal Mediterraneo verso la Russia, invece del contrario, e non raggiunse l'America. La quinta partì dalla Cina e viaggiò verso occidente attraversando l'Europa, e poi, traversando il mare, in America. L'America soffrì pesantemente di questa. La sesta iniziò nel 1870, e si diffuse più rapidamente delle altre. Poi ce ne fu una settima nel 1891. Gli europei pensarono che le epidemie di colera avrebbero attraversato le terre da est ad ovest ogni pochi anni in futuro. Comunque, l'ottava ondata, che iniziò nel 1902, esplose nell'Europa del sud e causò meno vittime nel suo percorso. In meno di 100 anni, il colera non fu più virulento, e si stabilì un senso di sicurezza. Ma nel 1961 il colera riapparve, e gli epidemiologi erano costernati che nessuno dei loro interventi, quale bloccare i viaggiatori in sporche prigioni, potesse fermare il colera dal diffondersi nell'Europa Occidentale.

Nessuno sa perché il colera è stato presente in un posto per più di mille anni per poi improvvisamente esplodere, né se svilupperà di nuovo quel tipo di virulenza. Il colera esplode ancora di tanto in tanto, e il motivo per cui fa questo, o per cui è assente da regioni non igieniche per il resto del tempo, non è stato compreso. Quello che è stato compreso chiaramente è che non può diffondersi quando la riserva d'acqua è pulita. La Croce Rossa e altre organizzazioni umanitarie tentano con successo di far avere acqua pulita alle persone che hanno perso la loro riserva d'acqua pulita per sconvolgimenti politici o disastri naturali, e questo salva le loro vite. Se usassero anche l'omeopatia, potrebbero salvare ancora più vite in queste circostanze. Quando i rifugiati fuggirono dal Ruanda nel 1994, non ebbero altra scelta che bere acqua contaminata con il colera, così quelli di noi che guardano la tv assistettero allo spettacolo di camion carichi di corpi scaricati nelle fosse. Quanto sarebbe stato diverso se l'omeopatia fosse stata usata per salvare le vite di queste persone! Se i dottori che appartengono a Medici senza Frontiere capissero i principi dell'Omeopatia, essi sarebbero in grado di curare il colera, la febbre tifoide, il tifo, l'escherichia coli e tutte le altre malattie infettive che devastano le comunità impoverite e sfollate. La medicina richiesta per la cura di ogni paziente sarebbe costata solo pochi centesimi - e questo è il motivo principale per il quale le compagnie farmaceutiche impiegano così tante energie nel sopprimere l'omeopatia.

"SE UN NUMERO SUFFICIENTE DI PERSONE È VACCINATO, LA MALATTIA SCOMPARE"

Mito n° 6 sui vaccini: *"Quando un numero sufficiente di persone è vaccinato, i soggetti non vaccinati sono protetti e la maggior parte di essi non contraggono la malattia. Se l'agente infettivo non ha un serbatoio animale, la malattia può essere eliminata dal Pianeta Terra attraverso la vaccinazione di una percentuale sufficientemente elevata della popolazione. Quando un numero sufficiente di persone è immune dalla malattia, il batterio non può essere trasmesso e muore. Questo stato di immunità di gruppo si raggiunge quando il 55% della popolazione è stata vaccinata. Beh, a dire il vero, dovrebbe essere il 75 %. Oggi sappiamo che per ottenere l'immunità di gruppo il 95% della popolazione deve essere vaccinata. Ad essere precisi, non basta nemmeno il 98%, quindi dovremmo vaccinare tutta la popolazione, e dovremmo fare il vaccino di richiamo ogni 10 anni. No, meglio se lo facciamo ogni 5 anni. Forse avrebbe più effetto ogni 3 anni."*

La teoria sull'immunità di gruppo non ha una base scientifica, ma è un eccellente strumento politico che viene usato da chi vuole convincere le masse che le famiglie non vaccinate rappresentano un pericolo per gli altri. Una ricerca effettuata a Baltimora, Stati Uniti, agli inizi del XX secolo è stata usata in modo sbagliato per promuovere la teoria dell'immunità di gruppo. Il Dipartimento della Sanità di Baltimore registrò ogni singolo caso di morbillo dal 1900 al 1931. Il Dott. A.W Hedrich che viveva a Baltimore volle capire la quota dei bambini che aveva già contratto il morbillo in qualsiasi momento. Meticolosamente, mese dopo mese, analizzò i casi di morbillo. Era a conoscenza di quanti bambini erano al di sotto dell'età di 15 anni a Baltimore, ogni mese tra il 1900 e il 1931 calcolò quanti di essi avevano avuto il morbillo. Le sue analisi dimostrarono che durante i 32 anni di osservazione la percentuale dei bambini sotto i 15 anni che avevano già contratto il morbillo non superava mai il 53 % e non scendeva sotto il 32%.[23,246] Questo significa che ogni qualvolta l'epidemia finiva, il 47% e oltre dei bambini di Baltimora non aveva ancora avuto il morbillo.

L'industria dei vaccini interpretò in modo errato la ricerca del Dottor Hedrich, applicandovi una assurda logica. Secondo questa interpretazione le epidemie non si possono sviluppare quando il 55% dei bambini è immune dal morbillo, sia per contagio naturale sia per essere stato vaccinato contro il morbillo.[247,248] Ciò è assurdo dal momento che esiste una differenza enorme tra un'epidemia di morbillo che si esaurisce naturalmente quando il 53% dei bimbi è stato già contagiato, e un'epidemia che si esaurisce *perché* il 53% dei bambini è stato infettato.

Da allora, il tasso di vaccinazione che dovrebbe creare l'immunità di gruppo è costantemente cresciuto dal 55% al 95%, ma il virus del morbillo diventa virulento quando lo decide la natura, e dei focolai si manifestano anche quando c'è il 98% o il 100% di copertura vaccinale.[249,250,251,252,253,254,255,237] Durante queste epidemie persone vaccinate e non, contrassero tutte il morbillo.

Sono state scritte molte assurdità sull'immunità di gruppo,[248,256] nessuna di esse basata su solide prove scientifiche. Secondo il mito dell'immunità di gruppo, quando la copertura vaccinale è abbastanza alta, le persone non vaccinate vengono protette dalla malattia per il fatto che si siano vaccinate così tante persone. I sostenitori dei vaccini producono formule matematiche elaborate che, secondo loro, provano che l'immunità di gruppo protegge i soggetti non vaccinati, e dimostrano anche che un'alta copertura vaccinale previene i focolai. Tuttavia, nella vita reale un'alta copertura vaccinale non protegge i non vaccinati, e non previene nessuno focolaio. Quando un germe contagioso diventa virulento nell'ambiente e tutti vedono che l'immunità di gruppo non funziona, gli stessi sostenitori si giustificano dicendo che per quella tipologia di popolazione bisognava applicare un'altra formula matematica. Il mito dell'immunità di gruppo non è un fatto scientifico, è un'arma politica.

Il fatto che la vaccinazione contro il morbillo crei un'immunità temporanea porta alla errata convinzione di poter eliminare il morbillo. Quando fu introdotto il vaccino contro il morbillo la promessa era che una dose avrebbe garantito l'immunità a vita. In meno di un anno risultò evidente che non era così. Allora scoprirono che una donna in gravidanza, che aveva già avuto il morbillo, aveva trasmesso attraverso la placenta i propri anticorpi al feto, e nella maggior parte dei neonati questi anticorpi restano nel sangue fino all'età di 9 mesi. Pensarono che questi anticorpi della madre dovessero interferire con la produzione propria del bambino. Quindi dichiararono che se un bambino veniva vaccinato contro il morbillo all'età di 10 mesi, avrebbe prodotto i propri anticorpi e quindi avrebbe avuto l'immunità a vita. Ma il vaccino ancora non faceva il suo dovere.

Così decisero che a 10 mesi il sistema immunitario di un bambino non era ancora abbastanza maturo per sviluppare anticorpi, e cambiarono il dogma: il vaccino dove essere iniettato all'età di 12 mesi.

Quando anche questa nuova procedura non funzionò cambiarono l'età per l'inoculazione del vaccino e la portarono a 15 mesi. Per la maggior parte della gente questa pratica fece ritardare la comparsa del morbillo nell'età adolescenziale e oltre. Quando le epidemie iniziarono a diffondersi fra adolescenti vaccinati decisero che era necessario far fare un richiamo ai bambini di 11 anni.

Alcuni paesi, tra cui l'Italia, hanno spostato la seconda dose all'età di 6 anni, altri inoculano due dosi durante i primi anni, dando una terza dose all'età di 4 anni. La Finlandia dà la prima dose a 15 mesi, la seconda a 18 mesi e la terza all'età di 4 anni. Questo non ha impedito ai bambini di ammalarsi di morbillo.[257] La Finlandia è uno dei molti paesi che registra un'epidemia di autismo.

Nel 1971 l'Organizzazione Mondiale della Sanità pensava che il morbillo fosse stato eliminato dallo stato africano del Gambia, dal momento che nel 1967 il 96% della popolazione era stata vaccinata.[258] Nel 1972 il morbillo tornò alla riscossa e ancora pensarono che la fede delle mamme nella medicina moderna li avrebbe aiutati nella "lotta per il controllo e l'eradicazione del morbillo entro l'anno 2000".[258]

Negli anni che precedono l'immunità indotta dal vaccino svanisce, la vaccinazione contro il morbillo riesce a ridurre il numero di casi che si verificano, ma non riesce a prevenire il morbillo in individui non vaccinati. Nel 1984 un focolaio di morbillo in un villaggio del Gambia dimostrò chiaramente che la copertura vaccinale del 90% non impediva il contagio dei bambini non vaccinati.[259] Nel villaggio il 30,1 % dei bambini non vaccinati ebbe il morbillo mentre solo il 3,6% dei bambini vaccinati lo contrasse.[259] Ciò dimostra che il vaccino previene o ritarda il contagio da morbillo nei soggetti vaccinati, e che l'immunità di gruppo non esiste. Se ci fosse uno stato totalitario che rendesse obbligatorio il vaccino contro il morbillo a 100% della popolazione, non sarebbe comunque in grado di spazzar via il virus. I dittatori possono regolamentare le popolazioni, ma non il virus del morbillo.

L'opinione ricorrente riguardo al morbillo è che "Il morbillo è una malattia che si può debellare ... gli esseri umani sono gli unici ospiti del virus, e la diffusione dell'epidemia ... può continuare in quanto catena di trasmissione seriale diretta del virus, coinvolgendo soggetti colpiti da malattia acuta."[260] Sono assurdità fuorvianti. Il virus del morbillo viene contratto da esseri umani in uno o due modi: tramite contagio da un soggetto che lo ha contratto, oppure attraverso l'aria. Non ha bisogno di vivere nel corpo di un essere umano per poter sopravvivere. Di tanto in tanto il virus diventa virulento e causa un focolaio. Negli intervalli fra un'epidemia e l'altra è dormiente, ma sempre vivo e vegeto. Alcuni focolai di morbillo si diffondono grazie ad un viaggiatore contagiato che arriva nel territorio, mentre altri vengono causati da virus che escono dallo stato dormiente.

Durante un'epidemia, il soggetto che contrae per primo il morbillo viene definito "Paziente Zero". Quando il Center for Disease Control (CDC, Centro per il controllo delle malattie degli Stati Uniti) esaminò i 93 focolai del morbillo che si verificarono negli Stati Uniti, scoprì che 20 dei focolai avevano un "Paziente Zero" che proveniva da oltreoceano, mentre 73 dei "Paziente Zero" erano persone locali e non fu identificata nessuna fonte di infezione. Questo dimostra come nella maggior parte dei focolai di morbillo si scateni a causa del virus che passa dallo stato dormiente a quello virulento. Durante queste epidemie il 47% dei "Paziente Zero" erano "completamente immunizzati".[261]

Posso capire come mai il concetto di ibernazione del virus sia così difficile da capire per la maggior parte di noi, perchè di questi tempi tanta gente vive una vita separata dalla natura. Da parte mia, sono cresciuta nelle grandi praterie e pianure sudafricane, ho avuto la fortuna di vivere in prima persona il fenomeno della vita che risorge dal nulla in tanti modi diversi. Ad esempio, un terreno che è una distesa di polvere d'inverno, si trasforma con le piogge d'estate, in un laghetto pullulante di insetti acquatici che si divorano l'un l'altro. D'inverno il bestiame cammina e calpesta il terreno, scalciando e sollevando la polvere, e io mi meraviglio di come le uova degli insetti riescano a sopravvivere.

Ci sono zone dell'Australia dove talvolta non piove per anni, e le creature che vivono lì devono sopravvivere per lunghi periodi senz'acqua. Ci sono rane che vivono in queste aree, a dispetto del loro bisogno costante di umidità per poter vivere. Quando poi piove, si formano pozze e 'billabong' e le rane abbondano in quantità. Dopo un po' l'acqua ritorna a prosciugarsi, le rane scavano trenta centimetri sottoterra, si rintanano, e rimuovono le cellule della pelle per creare un bozzolo impermeabile intorno al corpo. Sono capaci di vivere in questi bozzoli per diversi anni fino a quando non cade nuovamente la pioggia. Appena piove, ritornano in superficie e iniziano a gracchiare per trovare una compagna.[262]

Ho il sospetto che i germi che non sono in evidenza per un lungo periodo di tempo e compaiono improvvisamente sono capaci di sopravvivere in una sorta di ibernazione, un fenomeno che fatichiamo a immaginare. Nessuno sa cosa fa il virus del morbillo nei periodi tra un'epidemia e l'altra. Forse esiste già una tecnologia in grado di rintracciare il virus tra un'epidemia e l'altra. Un'altra cosa che non si sa è cosa stimola il virus a diventare virulento alla fine di una fase dormiente. Lo stato di salute dell'ospite umano non è la causa scatenante, né lo sono gli spostamenti della gente, tanto meno la grandezza o la concentrazione delle comunità. Non c'è posto per l'ipotesi di un virus del morbillo dormiente nel modo di pensare delle persone che vogliono vendere il vaccino del morbillo. Se i soldi per la ricerca andassero a finanziare studi in questo senso, si scoprirebbe che, forse, il virus del morbillo usa le epidemie per fortificare il proprio DNA. Forse il virus può riprodursi nella fase dormiente, ma acquisisce qualcosa in più quando induce casi di morbillo negli esseri umani.

Secondo la teoria dell'immunità di gruppo, i bambini non vaccinati vengono protetti da quelli vaccinati. Anche questa è una completa assurdità. Nel 1980 in Sudafrica ho sentito un medico dire che i neri erano protetti dalle malattie grazie ai bianchi che erano tutti vaccinati. In realtà quello che stava dicendo era che il 20% di vaccinati è sufficiente per creare l'immunità di gruppo. Ancora più ridicola è l'affermazione che il vaccino del vaiolo bovino di Edward Jenner provocò il declino del vaiolo in Gran Bretagna alla fine del XVIII secolo; il vaccino avrebbe ipoteticamente conseguito questo risultato con una copertura vaccinale inferiore all'1%.

Famiglie attente e consapevoli della salute sono spinte a vaccinare continuamente da persone che dicono le solite cose, ossia, che i non vaccinati sono protetti dai vaccinati che creano l'immunità di gruppo. Cercano di convincere l'opinione pubblica che i genitori che non vaccinano sono persone egoiste e che sfruttano i vaccinati. Nel marzo del 1992 i promotori dei vaccini della Nuova Zelanda iniziarono ad alimentare i media con l'idea che epidemie della poliomielite e della difterite sarebbero ritornate perché c'erano troppi genitori che non vaccinavano. Non riuscivano a decidere quale percentuale di copertura era necessaria per creare l'immunità di gruppo, chi diceva l'80%, chi il 90%. Erano naturalmente ben accorti a non dire pubblicamente che la percentuale di vaccinazioni effettuate per un lungo periodo era "troppo bassa" per prevenire le epidemie, che comunque non si verificarono. L'assenza generale della difterite non è dovuta all'esistenza dei vaccini.

L'Organizzazione Mondiale della Sanità si prefissò di eliminare il morbillo entro l'anno 2000, poi lo pospose al 2007.[263] La nuova data è prevista 2020, ma l'obiettivo è cambiato e riguarda solamente alcune aree della terra, e non più l'eliminazione globale.[264] L'obiettivo a lungo termine è quello di sradicare globalmente il morbillo vaccinando quasi tutti sulla terra per almeno due volte. Il mito dell'immunità di gruppo è l'arma preferita dei promotori dei vaccini, perciò le famiglie che non "cooperano" saranno presto considerate come malfattori che impediscono alla comunità di liberarsi delle malattie.

Le persone che pensano di controllare la natura intervenendo su larga scala, senza causare conseguenze impreviste finiscono sempre per fare più male che bene. Chi ha questa mentalità non impara da chi ha già commesso degli errori in passato. Un esempio tipico dei risultati ottenuti da questo tipo di mentalità ce lo fornisce la Cina ai tempi della dominazione dispotica di Mao Tse Tung. Egli adottò in Cina la politica dell'economia comunista che rese la vita del popolo estremamente dura. Di tanto in tanto proponeva campagne di "miglioramento" per distogliere la sua gente dai loro problemi reali e per aumentare il livello di patriottismo. Una di queste fu la campagna "anti passerotti" con cui persuase la popolazione a usare ogni mezzo a disposizione per uccidere i passerotti. La presunta ragione di questa necessità era che i passerotti mangiavano i raccolti e quindi erano una minaccia per le scorte alimentari del popolo. Tutta la popolazione si mobilitò: scuole e villaggi interi gareggiavano per uccidere più passerotti. Camion pieni di passerotti morti sfilavano per strada, e i passeri morti erano appesi in mostra, e il loro numero diminuì drasticamente in Cina. Lo squilibrio risultante nella natura provocò il saccheggio dei raccolti da parte degli insetti, acuendo maggiormente la carenza di cibo. Naturalmente le persone non riuscirono ad uccidere fino all'ultimo passero, e adesso i passeri sono ritornati ad un numero normale in Cina. Quelli che vaccinano non pensano alle conseguenze imprevedibili che possono scatenarsi quando si vuole eliminare il morbillo. Gli aumenti di cancro, malattie cardiologiche e autismo sono alcuni dei fattori su cui dovrebbero riflettere.

Nel giugno del 1992, il Dipartimento della Sanità della Nuova Zelanda lanciò una campagna di vaccinazione di massa nelle scuole diretta ai bambini di 11 anni con MPR (contro il morbillo, la parotite e la rosolia). La IAS, (associazione per la sensibilizzazione sull'immunizzazione) fece circolare in alcune scuole una scheda informativa sul vaccino MPR che irritò il Dipartimento della Sanità. I burocrati della Sanità di Wellington rilasciarono un comunicato stampa in cui si dichiarava che la Nuova Zelanda aveva finalmente l'occasione, come prima nazione al mondo, di sradicare il morbillo, ma gli sforzi delle autorità sanitarie venivano vanificati dalla IAS che faceva circolare informazioni "fuorvianti" ed "errate". Si lamentavano perché "la Nuova Zelanda primeggiava in molti campi e non c'era motivo per cui non dovesse primeggiare anche con la sconfitta del morbillo". Dicevano che dopo la poliomielite e il vaiolo, il morbillo sarebbe stata la prossima malattia a scomparire. Si illudevano che erano sul punto di eliminare la poliomielite perché in quel periodo era stato prefissato l'obiettivo di sradicarla nell'anno 2000.[265] L'Organizzazione Mondiale della Sanità ancora sostiene che eliminerà la polio dal Pianeta Terra, anche se la data prefissata è stata ampiamente sorpassata.[265] Nonostante la polio sia oggi in uno stato relativamente dormiente (essendo stata più o meno attiva dagli anni 1880 agli anni 1960), i resoconti che testimoniano della sua comparsa nell'antichità e nell'epoca Medievale, suggeriscono che essa ritornerà. Se la pandemia di polio, che si sta esaurendo, arriverà ad estinguersi definitivamente, i difensori dei vaccini diranno che sono state le vaccinazioni a rendere possibile tutto ciò. Se invece il virus della polio riprenderà ad essere virulento loro stessi diranno che le persone non avevano ricevuto abbastanza dosi di vaccino.

L'ultimo caso di poliomielite nelle Isole Figi è stato registrato nel 1959. Le vaccinazioni contro la polio furono introdotte nel 1963 e tuttora si sostiene che siano stati i vaccini a fare terminare l'epidemia.[266]

Nel 1991-1992 ci fu un'epidemia di polio a Vellore, India.[267] La copertura vaccinale a quel tempo era del 98% in tre dosi, e nel 1992 era del 90% in quattro dosi. Che ne è stato dell'immunità di gruppo? Tutti i bambini che hanno contratto la polio erano "completamente vaccinati".[267] Nessun bambino non vaccinato ha contratto la polio.

Nello stato dell'Oman, nella Penisola Arabica, si verificò un focolaio di polio nel 1988-89. Destò preoccupazione presso i funzionari dei CDC (Centro Statunitense per il Controllo delle Malattie), dell'UNICEF e dell'OMS, perché era chiaro che non sarebbe stato possibile eliminare la polio. Il titolo dell'articolo redatto dal CDC/UNICEF/OMS era: *"Focolaio di poliomielite paralitica in Oman: prove dell'estesa trasmissione tra bambini completamente vaccinati".*[268] Vogliono credere che i bambini vaccinati non possano trasmettere la malattia, e quindi le prove contrarie li mettono a disagio.

Il focolaio di polio in Oman iniziò 5 mesi dopo una campagna vaccinale intensiva che portò la copertura vaccinale di bambini di 12 mesi dal 67 % all'88 %. Erano convinti che il 67% fosse una copertura troppo bassa per creare un'immunità di gruppo, mentre con una copertura dell'88% la polio non avrebbe potuto manifestarsi, nemmeno nei bambini non vaccinati. Secondo la relazione "uno degli elementi di maggior disturbo è stato il fatto che il focolaio si sia verificato durante un programma di immunizzazione modello e che la grande diffusione della malattia sia avvenuta in un'area prevalentemente rurale e scarsamente popolata, … [e] che una parte consistente di bambini vaccinati possano essere stati coinvolti nella catena di trasmissione." Succede in continuazione che i bambini vaccinati per una malattia poi la passino ad altri. Nel 1996 nello stato australiano del New South Wales quattro bimbi morirono di pertosse; tre bimbi su quattro avevano contratto la pertosse da un bambino vaccinato ed un bambino l'aveva contratta da un altro bambino, di cui non si conosceva lo stato delle vaccinazioni.[269]

Credere nella immunità di gruppo porta a molte illusioni. Una di queste è che quando la percentuale delle persone immunizzate di una comunità scende sotto di una specifica percentuale la prossima epidemia arriverà più rapidamente. Nel 1976 furono pubblicate le gravi reazioni avverse al vaccino contro la pertosse in Gran Bretagna, in seguito alle quali la copertura vaccinale scese dal 76 % al 42%. I burocrati della Sanità si aspettarono che il calo della copertura vaccinale avrebbe portato la prossima epidemia a manifestarsi prima e ad essere più violenta. Tuttavia, la malattia seguì il suo corso virulento in modo ciclico e naturale. La pertosse ha un ciclo prevedibile, a differenza della parotite e del morbillo. La pertosse raggiunge un picco ogni 44 mesi[270] e il suo ciclo continuò come al solito dopo il calo del tasso di vaccinazione al 42%. I burocrati della Sanità si dichiararono sorpresi dal fatto che, proprio perché la copertura vaccinale era calata, l'epidemia non iniziasse anticipatamente.[271] Ci furono inoltre meno casi e meno morti durante l'epidemia stessa. La copertura vaccinale molto bassa, sotto il 42%, non fece alcuna differenza sulla tempistica del picco della virulenza, neanche sul processo di declino della pertosse che continuò a verificarsi per 100 anni.

La propaganda dei vaccini sostiene, a torto, che il calo della copertura vaccinale britannico nel 1976 portò a un'epidemia di pertosse che causò molte morti. L'epidemia non si scatenò a causa del calo delle vaccinazioni, e anche il numero delle morti fu minore rispetto all'epidemia precedente.[272] L'epidemia successiva avvenne nel 1981 e raggiunse l'apice nel settembre del 1982. Il corso naturale della pertosse non cambiò affatto a seguito dei cambiamenti nella copertura vaccinale.

Il Central Public Health Laboratory (Laboratorio Centrale della Sanità Pubblica di Londra), stilò una relazione sulle differenze tra le due epidemie, una che si scatenò prima del calo della copertura vaccinale (1974-1975), l'altra dopo il calo (1977-1979). Esso riporta che:

> Da quando si è verificato il calo dell'immunizzazione da pertosse si è presentata, in modo del tutto imprevedibile, una diminuzione dei casi d'ammissione all'ospedale e delle morti da pertosse - un calo che riguarda i bambini a prescindere dall'età e dallo stato vaccinale.[207]

Se avessero guardato al lungo periodo della storia della pertosse con un'ottica a lungo termine avrebbero visto che la diminuzione dei casi di pertosse non era imprevedibile. Quei funzionari che sostengono che il calo di copertura vaccinale in Gran Bretagna abbia causato un focolaio mortale di pertosse non dicono la verità. Il Dott. Gordon Stewart sostiene che:

> Le epidemie del 1977-79 e del 1981-82 erano in realtà il solito ricorrere ciclico della pertosse ogni 44 mesi.[270]

Il seguente grafico dimostra come la pertosse in Inghilterra sia in declino da oltre cento anni.

Morti causate dalla pertosse

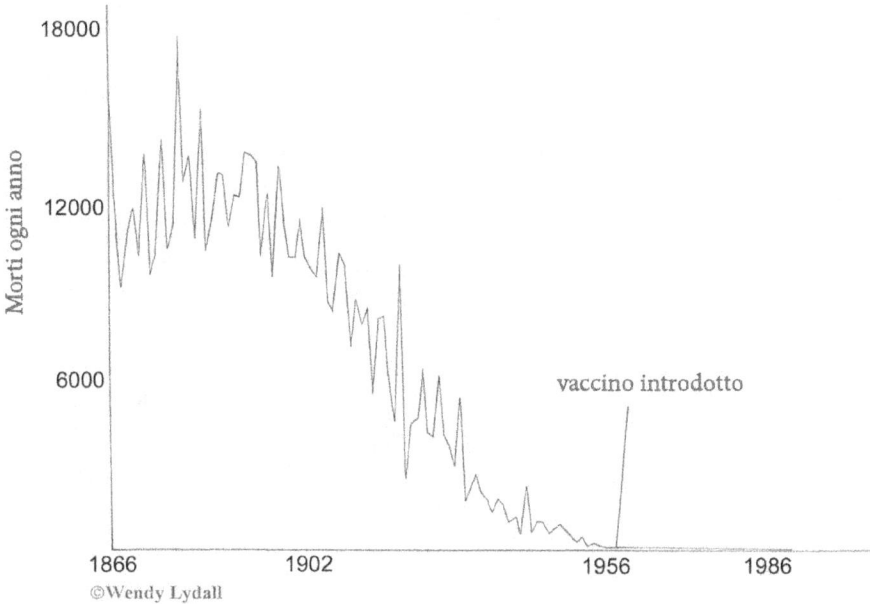

©Wendy Lydall

Lo stesso declino è stato registrato in altri paesi. Alla luce di questa riduzione si registrano, in termini di virulenza, alti e bassi di piccole entità. Sono i picchi di virulenza che vengono riconosciuti come epidemie. L'aumento e la diminuzione della virulenza si verificano con la stessa modalità su tutto il pianeta. Non è quindi sorprendente che le due epidemie di cui parla Gordon Stewart abbiano seguito lo stesso preciso decorso in Svezia così come in Gran Bretagna. Queste epidemie iniziarono, raggiunsero un picco, e svanirono contemporaneamente sia in Inghilterra che in Svezia perché il batterio naturalmente aumentò il grado di virulenza, raggiunse il picco e diminuì di virulenza, secondo il suo prevedibile ciclo. La prima epidemia raggiunse l'apice alla fine del 1978 mentre la seconda a settembre del 1982.[213]

Le coperture vaccinali in Svezia e in Gran Bretagna erano molto diverse durante le due epidemie in questione, ma ciò non influenzò il comportamento del batterio, neanche il fatto che c'erano differenze drammatiche fra i tassi di vaccinazione in Svezia tra la prima e la seconda epidemia. Durante la prima epidemia la copertura vaccinale in Svezia era dell'84%,[212] mentre durante la seconda epidemia era dello 0%. La prima epidemia dimostrò che il vaccino era inefficace al 100%, perché l'84% dei bambini che fu affetto dalla pertosse era vaccinato.[212] Di conseguenza, il governo svedese, contrariamente ad altri governi, interruppe il vaccino. La mancata vaccinazione in Svezia nel 1982 non portò nessun cambiamento nel comportamento del batterio della pertosse. Chi sostiene che la copertura vaccinale in una determinata zona può causare o impedire le epidemie dice un'assurdità.

Il declino naturale dell'incidenza della pertosse è diventata la bandiera che i promotori dei vaccini sventolano ai quattro venti. Sostengono che il fatto che la pertosse diminuisca sia nei non vaccinati che nei vaccinati è una dimostrazione che l'immunità di gruppo funziona.[273,274] Ci troviamo davanti ad un ragionamento sbagliato dal momento che non dimostra che l'immunità di gruppo funziona. La pertosse diminuisce nei soggetti non vaccinati perché è stata naturalmente in declino da oltre 100 anni e continua ancora.

I promotori dei vaccini usano il declino naturale della pertosse a vantaggio della loro propaganda, asserendo che stanno eliminando la malattia dalla terra. Però qualche volta in passato hanno ammesso la verità. Leggendo il brano seguente sul declino della pertosse negli Stati Uniti, teniamo presente che chi lo avevo scritto è un promotore attento dei vaccini:

> È assolutamente indubbio che la storia naturale di alcune malattie infettive sia cambiata negli anni in modo spontaneo e per ragioni non molto chiare. La pertosse ne è un esempio evidente: negli Stati Uniti nel 1900 il tasso di mortalità dovuto alla pertosse era di 12,2 su 100.000 abitanti. Alla fine degli anni '30, prima della vaccinazione di massa contro la pertosse, era diminuito a circa 2 su 100.000. Nel 1975 vi furono solo otto casi di morte da pertosse in tutti gli Stati Uniti d'America.

> È poco chiaro se il calo, prima della vaccinazione di massa (e anche il cambiamento in seguito alla vaccinazione), sia dovuto a variazione dell'organismo, cambiamenti nell'organismo ospitante o ad altri fattori non identificati.[275]

La pertosse è diventata piuttosto rara a causa del declino naturale avvenuto interamente durante 80 anni, prima che venisse introdotto il vaccino. Ha dei piccoli cicli all'interno del grande ciclo complessivo. Nel piccolo ciclo il picco viene raggiunto ogni 44 mesi, ed è per questo motivo che la linea del grafico si muove così tanto. La regolarità del piccolo ciclo non è così evidente all'interno del grafico, perché il piccolo ciclo è frammentato dal calendario gregoriano. Nessuno può predire se la pertosse scomparirà definitivamente, come accadde con la "malattia inglese del sudore", ossia se si ridurrà ad un livello molto basso e poi ricomparirà.

Alcune persone credono che la pertosse sia stata ormai eliminata. I bambini vaccinati che hanno la pertosse vengono spesso registrati come se si fossero ammalati di qualcos'altro, per nascondere il fatto che il vaccino sia inefficace, e paradossalmente, alcuni dottori e alcuni laboratori non attestano la pertosse in un bambino con i sintomi della pertosse, perché la ritengono una malattia ormai "inesistente".[276]

Nei paesi che hanno introdotto il PCR test per la pertosse c'è un aumento apparente dei casi di pertosse, quindi i promotori dei vaccini creano un falso allarme dicendo che l'aumento viene causato dall'atteggiamento di quei genitori che non vogliono vaccinare i propri figli. In realtà nei paesi dove è stato introdotto il test PCR di pertosse, l'aumento dei casi registrati è dovuto al fatto che questo test ha potuto identificare i casi di pertosse che non avveniva con i test precedenti, molto meno sensibili. L'incremento di casi causati dal PCR test non è grande, e non è un segno che la pertosse sta aumentando.

Nel 1991 un focolaio di pertosse si scatenò a Cape Town, Sudafrica, dimostrando chiaramente quanto l'immunità di gruppo non esiste. L'Apartheid stava collassando e le risorse vennero impiegate vaccinando i bambini neri. L'epidemia esplose nonostante la copertura vaccinale fosse molto alta, e i commenti pubblicati che circolavano furono alquanto onesti:

[La vaccinazione] non elimina gli agenti patogeni in circolazione. Fino a quando sarà così, i soggetti non vaccinati continueranno a rimanere suscettibili anche a fronte di coperture vaccinali elevate o perfino elevatissime.[277]

Il tempo ha mostrato che quella rara ammissione è esatta. Però, il tempo ha anche dimostrato che i soggetti vaccinati continuano ad essere suscettibili anche a fronte di coperture vaccinali elevate o elevatissime.

"L'IMMUNITÀ PUÒ ESSERE MISURATA TRAMITE LA DENSITÀ DEGLI ANTICORPI NEL SANGUE"

Mito n° 7 sui vaccini: *"Quando i germi che provocano una particolare malattia vengono indeboliti e poi iniettati nel corpo umano, il sistema immunitario crea degli anticorpi, che sono difese contro quel determinato disturbo. Se detti anticorpi sono presenti nel sangue in quantità sufficiente, la persona sarà immune alla malattia. Il numero di anticorpi presenti in ogni millilitro di sangue riflette il livello di immunità. Una persona che non ha anticorpi sarà colpita dalla malattia se esposta al germe che la provoca."*

L'idea che la densità di anticorpi nel sangue rappresenti il livello di immunità è trattata come un fatto scientifico, perché è alla base del marketing per vendere vaccini. Poiché i vaccini creano anticorpi la relativa industria promuove il mito che gli anticorpi siano la parte più importante del sistema immunitario. Da quando sono stati scoperti gli anticorpi la tecnologia utilizzata per contarli è diventata sempre più sofisticata, però la teoria alla base del conteggio dei livelli degli anticorpi non è mai stata provata scientificamente.

Quando si ha un'infezione naturale, la formazione di anticorpi è solo una parte della risposta immunitaria. Come mostrerò persone con molti anticorpi possono comunque contrarre la malattia, mentre persone a cui mancano completamente gli anticorpi possono rimanere in salute nonostante vengano esposte al germe che provoca tale malattia. Il livello di anticorpi nel sangue che dovrebbe impedire a una persona di contrarre una malattia non è determinato da un'indagine scientifica, ma è scelto arbitrariamente. La storia della scoperta degli anticorpi spiega perché la teoria della soglia anticorpale è arrivata ad essere accettata dall'establishment medico.

Lo zoologo russo Elie Metchnikoff[278] scoprì che all'interno dei corpi umani e animali ci sono cellule che combattono gli invasori e che queste cellule si spostano all'interno di tutto il corpo, anche in quegli animali

112

che non hanno sangue; chiamò queste cellule fagociti. Mechnikoff andò a lavorare presso l'Institut Pasteur di Parigi e postulò la teoria secondo la quale i fagociti sarebbero il mezzo con cui il corpo umano si difende dai germi. Fece esperimenti con una varietà di batteri e pubblicò molti saggi e un libro che promuovevano la sua teoria dei fagociti.

Questa teoria non fu ben accolta dagli scienziati tedeschi, convinti invece che l'immunità fosse determinata da qualcosa presente nel sangue. Nonostante Metchnikoff fosse nato in Russia, era diventato un francese patriottico e a quel tempo tedeschi e francesi erano ancora antagonisti, essendo passato poco tempo dalla Guerra Franco-Prussiana.

Gli scienziati tedeschi avevano prove che fosse qualcosa nel sangue a uccidere i germi e decisero che fosse un dovere patriottico dimostrare la non validità della teoria dei fagociti di Metchinkoff. Per molti anni si protrasse un acceso e poco amichevole dibattito. Su un fronte si asseriva che a combattere i germi fossero cellule mobili, sull'altro che fosse invece qualcosa presente nel sangue.

I tedeschi produssero prove che i fagociti non sempre distruggono i germi, che la presenza di sangue li rendeva più efficaci e che a volte i germi venivano uccisi dal sangue in cui non erano presenti fagociti. I francesi dal canto loro fornirono prove che per quanto efficacemente il sangue potesse uccidere i batteri in provetta, il proprietario di quel sangue non necessariamente sarebbe riuscito a resistere alla malattia.

Tedeschi e francesi avevano ovviamente entrambi ragione; ma la guerra di parole non si concluse col riconoscimento che le rispettive scoperte erano ugualmente importanti; finì invece con i tedeschi vincitori perché la loro teoria era sfruttabile commercialmente.

La grande svolta per la teoria del "qualcosa nel sangue" arrivò quando Emil von Behring e Shibasaburo Kitasato scoprirono che il sangue può produrre anticorpi contro le tossine di difterite e tetano. Dichiararono dunque che avere anticorpi contro la tossina della difterite nel sangue era tutto ciò che serviva a un essere umano per risultare immune alla difterite.

L'anno successivo alla scoperta degli anticorpi, Robert Koch annunciò pubblicamente che la teoria dei fagociti era morta. Paul Ehrlirch pubblicò i diagrammi che mostravano come egli pensava che funzionassero gli anticorpi, e queste immagini colpirono l'immaginazione del personale di molti laboratori in tutto il mondo. Oggi sappiamo che la sua teoria sul funzionamento degli anticorpi è errata, ma a quel tempo le immagini ebbero un impatto profondo.

Nonostante gli scienziati continuassero a parlare dei fagociti, la ricerca si focalizzò sugli anticorpi. Questi infatti erano molto più facili da studiare rispetto ai fagociti, ed erano anche più stimolanti perché il sangue può formare anticorpi in risposta a qualunque sostanza. Può produrre anticorpi contro qualunque sostanza naturale, dai germi alla carne di coniglio al lievito e anche verso sostanze create dall'uomo, come la plastica o la neomicina. Tutto ciò che è necessario è che la sostanza venga iniettata nel flusso sanguigno e il sangue produrrà anticorpi contro di essa. La sostanza iniettata viene chiamata "antigene". La ragione principale per cui gli anticorpi sono stati considerati il modo per misurare l'immunità è che l'essere umano può indurne la produzione: non c'è alcun vantaggio commerciale nell'affermare che i fagociti sono di importanza capitale per l'immunità, se poi non puoi produrli.

Nonostante la tecnologia per investigare i fagociti fosse disponibile già dal diciannovesimo secolo, la teoria dei fagociti è passata di moda nel 1891 e la ricerca è stata trascurata per sessant'anni. Essa venne però rilanciata sul serio negli anni Sessanta del ventesimo secolo.[278] Oggi esiste ampio consenso sul fatto che i fagociti e gli anticorpi siano ugualmente importanti per l'immunità. Ciò nonostante l'industria dei vaccini non è pronta ad abbandonare la teoria degli anticorpi.

La difterite è causata dalla tossina prodotta dai batteri difterici, non direttamente da tali batteri. Gli anticorpi verso questa tossina appaiono nel sangue quando una persona è infettata con la difterite. La giovane industria dei vaccini chiamò questi anticorpi "antitossine", affermando al contempo che avere tali antitossine nel sangue equivalesse a essere immuni dalla difterite.

Quando l'esperienza clinica dimostrò che avere anticorpi nel sangue non necessariamente rende una persona immune da una determinata malattia, Bela Schick tirò fuori un'idea per rendere plausibile la teoria degli anticorpi. Bela Schick era uno scienziato ungherese che divenne cittadino americano nel 1923. Egli affermò che per poter combattere efficacemente i germi, una persona avrebbe dovuto avere una certa densità di anticorpi nel sangue. Se gli anticorpi in un millilitro di sangue fossero stati inferiori a quella certa soglia critica, la persona avrebbe contratto la malattia; se al contrario gli anticorpi fossero stati sopra quella soglia, la persona non l'avrebbe contratta. Schick si spinse addirittura ad affermare che, nel caso della difterite, la soglia critica equivalesse a un trentesimo di unità di antitossina. Così adesso al posto della teoria degli anticorpi abbiamo la teoria della soglia anticorpale.

Nel 1924 fu introdotto in Gran Bretagna un vaccino contro la difterite, senza però essere ancora utilizzato per vaccinazioni di massa. Questo nuovo vaccino era stato creato a partire dalla tossina difterica e l'idea era che la persona cui fosse stato iniettato avrebbe sviluppato anticorpi contro tale tossina, divenendo così immune alla difterite. I sostenitori dei vaccini rivendicano erroneamente che l'esistenza di questo vaccino sia stata la ragione che ha reso la difterite così rara al giorno d'oggi.

Come mostrano chiaramente i grafici nel capitolo: "Mito sui vaccini numero quattro", le vaccinazioni sono state irrilevanti per il declino della difterite. Oggi, quando si manifestano focolai di difterite, si può constatare che le persone vaccinate non sono protette. L'inefficacia del vaccino era più evidente nei primi anni del suo uso perché la difterite era ancora virulenta nell'ambiente.

Nel 1940, il Medical Research Council in Gran Bretagna iniziò uno studio di dieci anni per vedere se fosse possibile trovare una spiegazione per cui le persone vaccinate si ammalavano di difterite. Lo studio, pubblicato nel 1950,[242] fu condotto da nove medici. Gli autori si erano aspettati di trovare bassi livelli di anticorpi nelle persone vaccinate che avevano contratto la difterite e che le persone che, pur essendo entrate in contatto con questi soggetti, non avevano contratto la difterite avessero invece alti livelli di anticorpi. Il gruppo di ricerca sperava di poter spiegare al pubblico che le persone vaccinate che avevano contratto la difterite fossero quelle che non avevano sviluppato sufficienti anticorpi a seguito del vaccino. L'idea che ci fosse una soglia anticorpale al di sopra della quale una persona divenisse immune alla difterite è stata accettata senza porre obiezioni ed è divenuta parte dei dogmi in ambito medico. Nella prefazione al rapporto del Medical Research Council, gli autori dichiarano:

> Contrariamente alle aspettative, tra le persone vaccinate che normalmente ci si sarebbe aspettato che fossero immuni in base al contenuto antitossinico del siero, è stato rilevato che esse hanno costituito una considerevole parte dei casi di difterite.

Si iniziò lo studio ponendo l'attenzione al livello di antitossine presenti in campioni di sangue prelevati da 62 persone vaccinate, che si ammalarono di difterite in Inghilterra e nel Galles. Lo studio rivelò che il fatto di avere alti livelli di anticorpi non preveniva il contagio della difterite e che gli stessi alti livelli, una volta contratta la malattia, non assicuravano di poter avere dei sintomi attenuati. La tabella che fornirono mostra che stando al dogma della teoria della soglia anticorpale, il 69,3% aveva abbastanza anticorpi da consentire l'immunità nei confronti della difterite e che l'8% aveva più di mille volte la densità anticorpale che si suppone conferisca l'immunità. Accadde quindi che anziché essere in grado di spiegare il motivo per cui i vaccini avevano fallito, gli autori della ricerca si trovarono ad essere in possesso dell'evidenza che la teoria della soglia anticorpale era falsa.

Ritennero dunque che dovevano esserci degli errori nel loro metodo di lavoro. Pensarono che forse le siringhe di vetro che erano state utilizzate durante i test potessero essere state contaminate dal sangue umano o equino presente nelle stesse durante l'uso precedente. Decisero allora che avrebbero condotto un secondo studio nel quale si sarebbero dovuti accertare che le siringhe fossero perfettamente pulite prima di effettuare i prelievi al paziente malato di difterite. La seconda parte dello studio venne effettuata presso due città, Newcastle e Gateshead, e ci si accertò che nessuno strumento utilizzato durante i prelievi entrasse in contatto con altro sangue.

> L'oggetto primario della seconda parte di questa indagine fu di determinare se fosse un dato di fatto che la vera difterite clinica si manifestasse in pazienti il cui siero contenesse una concentrazione di antitossina in eccesso rispetto al livello originariamente stabilito da Schick, concentrazione che avrebbe dovuto garantire una protezione adeguata nei confronti della malattia (i.e. un trentesimo di unità di antitossina per ml). Si considerò che una risposta a questa domanda potesse essere ottenuta se fosse stata osservata una rigida adesione a determinate condizioni riguardanti la selezione dei pazienti, la raccolta del materiale patologico e la sua analisi.[279]

Una risposta a questa domanda fu che la vera difterite clinica si manifesta in persone che hanno più antitossine nel loro sangue rispetto al livello di soglia "stabilito" da Schick. Decisero allora di tenere separati i risultati di Newcastle e Gateshead, in modo da appurare se ci fosse un errore di metodo qualora i risultati dalle due città fossero stati differenti. Essi invece risultarono identici. Ci furono dunque due studi ed entrambi provarono la stessa cosa: la vaccinazione e avere un alto numero di anticorpi nel sangue non proteggeva una persona dal contrarre la difterite. Alcuni dei pazienti affetti avevano una densità anticorpale centoventi volte maggiore rispetto a quella considerata sufficiente per proteggere dalla malattia.[280]

Un ulteriore motivo di perplessità per i ricercatori fu il fatto che molti, tra familiari e personale sanitario, che entrarono in stretto contatto con i malati di difterite e che avevano livelli di anticorpi molto bassi nel sangue ed erano inoltre caratterizzati dalla presenza di cellule vive di difterite nella gola, non contrassero la malattia.[281]

A pagina 154 del rapporto del Medical Research Council furono riportati i risultati di uno studio condotto a Copenhagen. Lo studio danese fu più approfondito rispetto a quello inglese perché usò dei controlli. Furono infatti misurati i livelli di anticorpi di quattro gruppi di persone:

vaccinati con difterite
vaccinati senza difterite
non vaccinati con difterite
non vaccinati senza difterite

Lo studio danese scoprì che le persone vaccinate che avevano contratto la difterite avevano la stessa gamma di livelli di anticorpi delle persone vaccinate che non si erano così ammalate e che entrambi questi gruppi avevano livelli di anticorpi di gran lunga superiori rispetto agli altri due gruppi. Quindi questo studio provò in via definitiva che la somministrazione del vaccino produce anticorpi, ma non produce l'immunità.

La ricerca fece inoltre riferimento a studi precedenti che mostravano che la teoria della soglia anticorpale era sbagliata.

> Nel lontano 1920, Solis–Cohen et al. mostrarono che il sangue di alcune persone distruggeva i bacilli della difterite mentre con quello di altre persone ciò non succedeva, e questo indipendentemente dal contenuto di antitossine presenti nel sangue; altri (Bloomfield, 1924; Arnold, Ostram e Singer, 1928) hanno sottolineato l'importanza delle membrane della mucosa del naso e della gola nella rimozione dei micro-organismi che erano stati deliberatamente applicati, e Digby (1923) attribuì un ruolo importante alle tonsille e al tessuto linfoide sub-epiteliale nel mettere in atto un simile comportamento di rimozione e distruzione dei micro organismi.[282]

Perciò, già nel 1950 esisteva un considerevole corpus di prove che mostrava che la vaccinazione contro la difterite è una procedura inutile e che la teoria della soglia anticorpale è falsa. Nonostante ciò, la vaccinazione contro la difterite è tuttora imposta ai bambini. Lo studio del Medical Research Council del 1950 fu condotto da nove medici, all'interno di una prestigiosa istituzione di medicina convenzionale, e ciò nonostante è stato tenacemente ignorato dall'establishment medico. Quello che l'establishment medico ha però imparato da questo studio è che non deve effettuare indagini sulla relazione tra anticorpi e immunità, perché mantenere il mito della soglia anticorpale è essenziale nella promozione dei vaccini. La prova successiva della falsità della teoria della soglia anticorpale è emersa nei commenti aneddotici presenti nei report riguardanti il fallimento dei vaccini durante le epidemie.

Nel 1980 un promotore dei vaccini, che stava analizzando la storia del vaccino del morbillo negli Stati Uniti e che faceva raccomandazioni circa le politiche future, disse questo:

> Dobbiamo anche ammettere che gli interrogativi sulla sierologia del morbillo rimangono - per esempio: quale titolo anticorpale potremmo concordare essere la soglia indicativa per l'immunità?[247]

Per "seriologia" si intende lo studio del sangue e, in questo contesto, "titolo" indica la densità di anticorpi. Se raggiungere una certa densità di anticorpi nel sangue significa realmente che i germi di quella malattia non possono replicarsi in questa persona, allora sarebbe possibile, facendo delle ricerche, verificare qual è la densità determinante.

Quando il sangue di una persona produce anticorpi, in gergo medico si usa il termine "sieroconversione" per descrivere l'evento. Un'altra espressione che emerge nei discorsi sui vaccini è "efficacia immunogenica": questo è un termine del gergo medico per indicare "l'efficacia che produce immunità". Prima che un nuovo vaccino venga commercializzato viene testato per individuare se produce "abbastanza" anticorpi. La densità degli anticorpi necessaria per essere approvata come "abbastanza" non è decisa dalle sperimentazioni cliniche. Essa viene decisa tramite una riunione intorno a un tavolo facendo una supposizione. Se il vaccino produce "abbastanza" anticorpi nell'80% delle persone testate, allora dicono: "L'efficacia immunogenica del vaccino è dell'80%".

Gli anticorpi possono fare molte cose differenti. Possono ricoprire un germe invasore per rendere più facile alle cellule saprofaghe del sistema immunitario di mangiarlo. Possono attirare le proteine complementari verso un punto situato sulla superficie di un batterio dove aprono un foro e causarne l'esplosione. Essi possono anche immobilizzare un virus aggrappandosi in certi punti e rendendogli impossibile la riproduzione.[283] Tutto questo è molto utile, ma il fatto che gli anticorpi eseguano queste e altre azioni non sta a significare automaticamente che avere un certo numero di anticorpi nel sangue andrà a prevenire lo sviluppo di sintomi clinici di una malattia in qualsiasi essere umano.

C'è una condizione geneticamente ereditaria che fa in modo che una persona non possa produrre anticorpi di nessuna natura. I bambini che presentano questa condizione possono avere il morbillo in modo normale e acquisire immunità, nonostante non venga prodotto nessun anticorpo.[284,285] Questo dimostra che qualcos'altro produce l'immunità.

Molti che hanno scritto sul sistema immunitario accettano il presupposto che gli anticorpi rispecchiano l'immunità ed essi non mettono in discussione la validità di questo assunto. Ai promotori dei vaccini piacciono i grafici che dimostrano l'innalzarsi e l'abbassarsi degli anticorpi nel sangue dopo che un vaccino è stato ingerito o iniettato. L'idea che gli anticorpi siano l'unico elemento da tenere in considerazione a proposito di immunità è così radicato nel modo di pensare di coloro che credono nei vaccini che essi considerano intercambiabili le parole "anticorpi" e "immunità". In molti articoli su riviste mediche viene usata la parola "immunità" quando in realtà si sta parlando dei livelli di anticorpi. Questo modo distorto di pensare porta confusione nelle menti dei burocrati che creano le politiche sui vaccini.

Un esempio di questo modo distorto di pensare si è verificato quando la Immunisation Awareness Society ha compilato una scheda informativa riguardo al vaccino MPR per una distribuzione presso le scuole della Nuova Zelanda. Il Capo Consulente Medico del Dipartimento di Salute scrisse una confutazione riguardo alla nostra scheda informativa in cui cercava di convincere i genitori a non credere a ciò che avevamo scritto. Uno dei punti che la nostra scheda informativa riportava era che il vaccino del morbillo non previene il morbillo ma semplicemente lo posticipa a un'età più avanzata rispetto alla normale età in cui ci si ammala di morbillo. Il modo in cui il consulente medico cercò di contestare questo punto fu dicendo che il vaccino "ha dimostrato di produrre anticorpi in oltre il 90-95 per cento di coloro che erano stati vaccinati". Questo indica che egli credeva che produrre anticorpi è la stessa cosa che acquisire immunità a vita. La cosa più sbalorditiva riguardo questa goffa confutazione è che fu scritta subito dopo un'epidemia di morbillo in Nuova Zelanda che aveva dimostrato come i bambini vaccinati prendono il morbillo in età adolescenziale, mentre i bambini non vaccinati lo prendono o prima dell'inizio o nei primi anni della scuola.

Poco prima che l'epidemia di morbillo iniziasse io stessa ho tenuto un intervento sui problemi che le vaccinazioni presentano, a un gruppo di infermieri: il mio fu seguito dall'intervento di una dottoressa sulle virtù dei vaccini. Invece di provare a contestare le informazioni che avevo appena presentato, la dottoressa impiegò la sua parte di discorso disegnando grafici su una lavagna dimostrando che cosa fanno i livelli di anticorpi nella maggior parte delle persone dopo l'iniezione. Lei spiegò che i vaccini a virus vivi come quello contro il morbillo vengono somministrati solo una volta perché essi creano "abbastanza" anticorpi con la prima iniezione, mentre gli altri vaccini vengono somministrati tre volte perché la prima dose crea solo alcuni anticorpi mentre le seguenti dosi ne creano un numero sufficiente.

In ognuno dei grafici la dottoressa disegnò una linea al livello in cui si suppone venga raggiunta l'immunità. Mentre discuteva il grafico della poliomielite, io le chiesi se conosceva qualche studio che confermava che quello specifico livello di anticorpi di polio creava veramente l'immunità clinica, lei rispose di non conoscerne, ed io replicai che ero alla ricerca di quel tipo di studio e non ero riuscita a trovarne uno. Lei non era affatto turbata dalla mancanza di prove che dovevano sostenere il dogma. Suppongo che lei pensasse che, poiché così tanta gente nella professione medica crede al dogma, ci deve essere qualche evidenza che la supporti da qualche parte.

Durante l'epidemia di morbillo che si diffuse alcune settimane dopo questa riunione, metà dei casi riportati riguardava i bambini vaccinati e questo creò dei cambiamenti di politica all'interno del Dipartimento della Salute: dissero che erano necessarie due dosi di vaccino. Così il dogma che asserisce che il vaccino a virus vivo è necessario una volta soltanto è stato rigettato, ma loro ancora amano i grafici.

Ci sono registrazioni pubblicate nelle riviste mediche di donne con alti livelli di anticorpi che presero la rosolia durante la gravidanza in seguito alla quale il bambino nacque con la sindrome della rosolia congenita.[181,182,183,184,185,186] Il mito che i livelli di anticorpi riflettano l'immunità continuerà ad essere accettato dagli agenti del governo che compreranno i vaccini dai produttori fino a quando la consapevolezza del consumatore provocherà un cambiamento.

Prima che l'antitossina e gli anticorpi fossero scoperti, la medicina generale usava una teoria differente ma ugualmente antiscientifica per determinare se il vaccino avesse prodotto l'immunità o no. Se grattare il pus del vaiolo sulla pelle causava un rossore attorno al graffio, allora voleva dire che il vaccino aveva "attecchito". Se non c'era reazione sulla pelle allora significava che il vaccino non aveva attecchito e si doveva ripetere. Non ebbero mai una base scientifica che supportasse questa teoria, la inventarono semplicemente.

Alcuni dati illuminanti sono stati raccolti durante un focolaio di vaiolo in Italia che avvenne dal 1887 al 1889. Prima che cominciasse l'epidemia, il 98,5% della popolazione generale era stata vaccinata almeno una volta e molte persone erano state vaccinate più di una volta. Tutti i soldati erano stati vaccinati ogni sei mesi. L'esercito italiano tenne un registro delle vaccinazioni che avevano "attecchito" e quelle che non avevano "attecchito". Durante l'epidemia, 47.772 persone morirono di vaiolo.[286] Tra i soldati, il tasso di vaiolo fu maggiore fra coloro sui quali il vaccino aveva attecchito – e tra quelli che si ammalarono, il tasso di mortalità fu doppio fra quelli sui quali il vaccino aveva attecchito.[286] Chiaramente si capisce che non era vero che una brutta reazione alla vaccinazione antivaiolosa significava che la vaccinazione aveva creato immunità.

"IL VACCINO HA FALLITO PERCHÉ........."

Mito n° 8 sui vaccini: *"Il vaccino ha fallito perché la persona non ha ricevuto abbastanza dosi. Sappiamo ora che bisogna ricevere due/quattro/ cinque dosi di quel vaccino per diventare immuni. Il vaccino potrebbe non essere stato conservato correttamente, se ha fallito dopo tante dosi. Oppure ancora non ha funzionato perché è stato dato all'età sbagliata. Il ceppo alla base della diffusione della malattia è diverso dal ceppo del vaccino."*

L'industria dei vaccini asserisce che la ragione per cui la maggior parte delle persone non contraggono malattie infettive è perché esiste la vaccinazione, quando in realtà per la maggior parte del tempo non c'è la presenza di germi virulenti nell'ambiente per testare se le persone siano effettivamente immuni oppure no. Il fallimento di un vaccino si vede solamente quando una malattia entra nell'ambiente. Pochissime persone sperimentano una malattia infettiva che non sia l'influenza o le malattie autorisolutive dell'infanzia. Quando scoppia un'epidemia di una malattia infettiva meno comune, solo una minuscola percentuale di persone in realtà contrae la malattia prevalente. L'eccezione a quanto detto è la peste bubbonica che al suo picco infettò un'alta percentuale di popolazione.

Quando un germe diventa virulento ed avviene il diffondersi della malattia, le persone vaccinate contraggono la malattia. In alcuni casi le autorità mediche si sentono in dovere di trovare delle giustificazioni per il fallimento del vaccino. Ho incontrato tredici giustificazioni alle quali i promotori del vaccino ricorrono quando sono posti dinanzi all'evidenza che esso ha fallito. Durante le epidemie spesso usano più giustificazioni contemporaneamente.

TREDICI SCUSE

Pretesto n° 1: "Deve essere stata interrotta la catena del freddo."

Questa è una giustificazione eccellente perché è difficile provare che la catena del freddo non sia stata interrotta. Ogni fiala di vaccino dovrebbe essere conservata ad una temperatura inferiore ai 4°C, dal momento in cui lascia il produttore fino al momento in cui viene utilizzata: quando non è fatto così si dice che la catena del freddo è stata interrotta ed il vaccino potrebbe aver perso la sua efficacia.

In assenza di una indagine, è facile dire che qualcuno durante il trasporto deve aver lasciato la fiala di vaccino fuori dal frigorifero per un po' e quindi la catena del freddo si è interrotta.

Durante l'epidemia di poliomielite del 1982 in Sud Africa, i burocrati della sanità dissero che la polio aveva contagiato gli immunizzati perché "la catena del freddo doveva essersi interrotta". Raccolsero 17 fiale di vaccino da aree remote e le portarono indietro a Johannesburg, assicurandosi che la catena del freddo non venisse interrotta durante il tragitto.[287] Le fiale furono testate per valutarne la virulenza attraverso il conteggio dei virus vivi in ogni fiala e successivamente iniettate in bambini che non avevano anticorpi della polio. Dissero che i risultati non erano stati conclusivi, sebbene tutti i bambini svilupparono livelli di anticorpi soddisfacenti. Dopodiché le autorità misero in atto forti misure per proteggere la catena del freddo e ciò fece sì che questo particolare pretesto non potesse essere usato per giustificare il fallimento della vaccinazione durante la successiva epidemia di polio del 1987.

Una delle scuse per il fallimento del vaccino contro il morbillo in Nuova Zelanda nel 1991, fu che i vaccini subiscono caldo durante il viaggio in nave dall'Europa. Quindi, secondo il loro dogma, se così fosse non ci sarebbe motivo di importare i vaccini. Inoltre dovrebbero smettere di esporre i bambini della Nuova Zelanda al rischio di reazioni avverse.

Pretesto n° 2: "Deve essere un ceppo diverso."

Questa giustificazione mi diverte molto perché la vaccinazione ha avuto origine con l'assioma che il vaiolo bovino produce immunità al vaiolo umano, ma quando poi fa loro comodo rigirano la frittata dicendo che per essere efficace, il germe del vaccino deve essere esattamente dello stesso ceppo del germe che causa la malattia. In altre parole il germe che può arrivare dopo alcuni anni e causare la malattia deve essere dello stesso ceppo di quello che era nel vaccino, altrimenti gli anticorpi non funzionano.

La giustificazione del "ceppo diverso" è spesso usata per la pertosse nei bambini vaccinati, e ora stanno persino iniziando ad usarla per il morbillo. Questa non è una scusa molto popolare tra i produttori di vaccini contro il morbillo, perché stanno guadagnando finanziariamente dall'introduzione di ripetute dosi di vaccino. Quindi essi tendono a supportare l'idea che le iniezioni di richiamo sono necessarie.

Il vaccino a cellula intera per la pertosse contiene un batterio chiamato bordetella pertussis. La pertosse può essere causata dal batterio bordetella pertussis, dal batterio bordetella parapertussis oppure da un adenovirus.[288] Il contagio naturale con la pertosse crea immunità a vita, indipendentemente dal ceppo che ha causato la malattia. I sostenitori dei vaccini scelgono di dimenticare ciò quando incolpano un "diverso ceppo" di causare la pertosse nei bambini vaccinati.

La malattia naturale del morbillo è causata da un solo ceppo, eppure conferisce un'immunità permanente anche a tutti gli altri ceppi del virus. Non è dato sapere la ragione per la quale i vaccini per le malattie dell'infanzia non conferiscano immunità permanente, mentre l'infezione naturale della malattia lo faccia. Una teoria è che, dal momento che il vaccino iniettato non attraversa la membrana mucosa, il sistema immunitario non elabora i germi presenti nel vaccino allo stesso modo in cui elabora i germi di un'infezione naturale. Il rivestimento dei passaggi nasali, della gola e del tratto digestivo contiene aspetti diversi del sistema immunitario rispetto a quelli contenuti nel sangue. Per esempio nella membrana mucosa è presente l'immunoglobulina A, mentre l'immunoglobulina G e l'immunoglobulina M sono contenute nel sangue. Tutte le malattie autorisolutive dell'infanzia sono causate da germi che fluttuano nell'aria. Entrano nel corpo umano attraverso il naso e la bocca e dunque incontrano il sistema immunitario nella membrana mucosa ed i germi trascorrono qualche giorno in quest'area prima di spostarsi per incontrare le caratteristiche diverse del sistema immunitario del sangue. È stato teorizzato che avvenga qualcosa in questi pochi giorni che permette al sistema immunitario di costruire un'immunità permanente dopo il contatto con il sangue. L'importanza dell'esistenza di tipi diversi di anticorpi e tipi diversi di immunoglobuline sta iniziando ad attrarre i ricercatori. Un'altra teoria per spiegare come un'infezione naturale possa causare immunità permanente è che il processo che causa i sintomi di ogni malattia dell'infanzia, causa anche un processo che non è ancora stato scoperto. L'industria dei vaccini non ha incentivi finanziari per scoprire come l'immunità permanente sia generata.

Il dogma medico dice che una persona che ingoia il vaccino orale antipolio, che contiene tre ceppi di polio virus, può sviluppare anticorpi verso un solo ceppo alla volta. Dicono inoltre che avere anticorpi per quello specifico ceppo, non rende la persona immune verso gli altri due ceppi. Dicono sia per questo che una persona deve ricevere tre dosi di vaccino e che non può essere considerata "immune alla polio" dopo aver ingoiato solo una o due dosi. Questa è una scusa molto utile quando i bambini che hanno ricevuto solo una o due dosi di vaccino, contraggono la polio; ma diventa obsoleta quando a contrarre la polio sono i bambini che hanno ricevuto tre, quattro o cinque dosi di vaccino.

Quando ho sentito per la prima volta l'affermazione che il sistema immunitario umano può generare anticorpi per un solo ceppo di polio alla volta, ingenuamente ci ho creduto, sebbene abbia pensato che fosse comunque strano perché il corpo umano può generare anticorpi per nove malattie alla volta. Quando ho poi letto il rapporto ufficiale dell'epidemia di polio del 1982 in Gazankulu, Sud Africa, nel quale gli autori descrivono i test effettuati per vedere se le fiale di vaccino avessero perso la loro virulenza, ho capito che l'affermazione sopra riportata non è vera. Il 30% dei bambini che non aveva alcun anticorpo prima della vaccinazione, ha sviluppato anticorpi a tutti e tre i ceppi dopo una sola dose. Il rapporto commenta che questo era coerente con quanto precedentemente osservato dal professore.[287]

Pretesto n° 3: "Sono state somministrate troppe poche dosi di vaccino."

Per ogni vaccino c'è un certo numero di dosi che è considerato "scientificamente corretto". Un motivo plausibile è dato dalla dichiarazione che quel particolare numero di dosi crea immunità a quella particolare malattia, ma il numero cambia quando il mondo reale interviene e dimostra che il presunto magico numero di dosi non crea immunità. Quando il numero di dosi cambia, cambia anche il motivo.

All'inizio del 1991 il dogma in Nuova Zelanda era che una dose di vaccino contro il morbillo era sufficiente a creare un'immunità permanente, perché è un vaccino a virus vivo. Questo dogma vecchio stile era già stato scartato negli USA. Quando migliaia di bambini vaccinati contrassero il morbillo nel 1991, il dogma fu cambiato per dire che andavano somministrate due dosi. L'Italia cambiò da una dose a due dosi nel 1999. Alcuni governi ora affermano categoricamente che due dosi di vaccino contro il morbillo creano un'immunità permanente, però è già stato visto che bambini che hanno ricevuto tre dosi di vaccino contro il morbillo, possono contrarlo.[257]

Il fondamento logico alla base del somministrare tre volte i vaccini per la pertosse e la difterite era che la prima iniezione crea solo un piccolo numero di anticorpi, mentre la seconda e terza iniezione aumenta molto la densità degli anticorpi nel sangue. Ma ora somministrano il vaccino quattro volte, cinque in alcuni paesi, perché con tre dosi non funziona. Quando fu introdotto per la prima volta il vaccino a cellula intera per la pertosse, venne somministrato a bambini di sei mesi. A questa età la prima dose genera molti anticorpi. Quando l'età per la prima iniezione è stata portata a sei settimane, si è visto che a quell'età i bambini non sviluppavano molti anticorpi, da qui l'introduzione di una seconda, poi terza e poi quarta dose. C'è stata una completa indifferenza riguardo al fatto che il vaccino provoca molti più casi di danni cerebrali nei bambini di sei settimane, di quanti ne provochi in bambini di sei mesi. La scusa del "non abbastanza dosi" è stata usata per il fallimento del nuovo vaccino acellulare per la pertosse, anche se è somministrato quattro volte e anche di più in alcuni paesi. In Italia il calendario vaccinale prevede quattro dosi durante l'infanzia dopodiché richiami ogni dieci anni. Alcuni professionisti di politiche di salute dicono che il nuovo vaccino fallisce perché è meno efficace del vecchio vaccino, ma costoro dimenticano che il vecchio vaccino non era poi così efficace.

Come detto sopra, la teoria che avvalora l'utilizzo di tre dosi di vaccino antipolio si basa sul fatto che il sangue umano può produrre anticorpi per un solo ceppo alla volta dei tre (ceppi di polio), il che suona abbastanza plausibile fintanto che non si scopre che non è vero. Il sangue può produrre anticorpi per tutti e tre i ceppi contemporaneamente. Quando scoppia un'epidemia di polio e le persone che hanno ricevuto tre dosi di vaccino iniziano ad ammalarsi, si aumentano a quattro le dosi di vaccino necessarie a sviluppare immunità. Quando non si può più incolpare i ceppi, ci si attacca al numero di "dosi" e si evita di parlare di ceppi.

Quando il virus della polio divenne naturalmente virulento nella parte orientale del Sud Africa nel 1987, non poterono usare la scusa della "mancanza dell'immunità di gruppo" e nemmeno quella dell'"interruzione della catena del freddo" per spiegare il fallimento del vaccino, perché il tasso di vaccinazione era molto elevato dopo una massiccia campagna, durante la quale si erano assicurati che la catena del freddo non subisse interruzioni.

I giornali fecero la loro parte diffondendo paura sulle dimensioni dell'epidemia e la necessità di vaccinarsi. Giravano le usuali dichiarazioni da parte di "esperti in campo medico" sull'efficacia del vaccino. Ad esempio, "Il Dr. D. ha detto che una volta che una persona viene vaccinata, è protetta dalla malattia per tutta la vita," e "se un bambino viene vaccinato e vive anche nelle peggiori condizioni, non prenderà il virus, anche se dove vive gira la polio" e così via.

Gli ufficiali del vaccino avevano realizzato durante un'epidemia di polio più piccola nel 1982 che tre dosi di vaccino non davano l'immunità, quindi dichiararono che ci volevano quattro dosi per essere immuni. Quando alcune persone che avevano preso quattro dosi di vaccino antipolio orale furono colpite da polio paralisi, la versione ufficiale fu che i genitori che affermavano che i loro bimbi avevano preso quattro dosi di vaccino dovevano essersi sbagliati, perché è impossibile prendere la polio dopo quattro dosi di vaccino. Salvo poi annunciare – due settimane dopo - che erano necessarie cinque dosi di antipolio per diventare immuni. Poi l'epidemia si esaurì com'è naturale, così non dovettero aumentare il vaccino a sei dosi.

Nel rapporto ufficiale, per il fallimento del vaccino diedero la colpa alle inondazioni occorse due mesi prima.[289] La costa sud-est dell'Africa è prone alle inondazioni. Fino agli anni '60 la zona più vicina al mare nel Natal KwaZulu era coperta di una folta giungla e circa ogni trent'anni inondazioni improvvise trascinavano via tutto nelle vallate che portavano al mare. Nonostante il numero di pitoni e scimmie che annegavano ogni volta, la vita andava avanti. Ora negli anni '80 l'esplosione demografica aveva eliminato la giungla e l'area era coperta di slum densamente popolati. Due mesi prima del focolaio dell'epidemia di polio c'era stata una terribile inondazione in cui erano annegate molte persone e che aveva spazzato via le precarie abitazioni e le povere cose di migliaia di persone diseredate. L'inondazione riguardò solo una piccola area colpita dalla polio, ma ciò non bastò a frenare gli apologeti della vaccinazione dall'incolpare l'inondazione per il fallimento del vaccino. Le inondazioni non vengono additate come causa di fallimento del vaccino in aree che non subiscono inondazioni. Ad esempio, il vaccino spesso fallisce in Namibia sull'arida costa occidentale, ma il suo fallimento non viene mai giustificato per le inondazioni, perché non si verificano mai in Namibia.

Una versione più raffinata della storia dell'inondazione apparve sul Lancet due anni dopo. "È possibile che l'epidemia in Natal fosse dovuta all'alta carica virale di tipo selvaggio in conseguenza dell'interruzione dei servizi d'igiene a causa delle inondazioni dei mesi precedenti."[290] Che scempiaggini! Milioni di persone hanno vissuto negli slum senza nessuna igiene per anni prima dell'inondazione. Non c'era stata nessuna interruzione dei servizi d'igiene perché i servizi d'igiene non c'erano mai stati. Inoltre, quando una persona vulnerabile ingerisce il virus della polio da acque di fogna, i sintomi appaiono in pochi giorni, non certo in due mesi. In ogni caso, il vaccino dovrebbe conferire l'immunità sia che una persona sia esposta ad "alte" che a "basse" cariche del virus selvaggio. La vera causa del fallimento del vaccino è che nell'emisfero sud nell'estate 1987-88 il virus selvaggio della polio vide un aumento della sua virulenza in quella regione. Anche al suo picco il virus non era molto virulento, perché il focolaio da 100 anni andava esaurendosi naturalmente. Le inondazioni non hanno determinato la virulenza del virus selvaggio e non sono la causa del fallimento vaccinale. Il vaccino ha fallito perché il vaccino ha fallito. Ha fallito in parti del KwaZulu-Natal che non sono state inondate e nel Kwa Kwa, a centinaia di miglia dall'area inondata. Dare la colpa alle inondazioni per il fallimento vaccinale in queste circostanze è assurdo.

Nel 1991-92 ci fu un focolaio di polio nella città di Vellore in India nonostante un tasso di vaccinazione del 98% per tre dosi e del 90% per quattro dosi.[267] Tutti i bambini colpiti dalla polio erano "completamente immunizzati."[267] Non ci furono casi di polio in quel 2% che non erano vaccinati. I tre dottori che scrissero al Lancet di questo focolaio suggerirono di dare sette dosi di vaccino.[267]

Pretesto n° 4: "Le vittime non hanno sviluppato abbastanza anticorpi quando sono state vaccinate."

La teoria della soglia degli anticorpi è la spina dorsale del commercio dell'industria dei vaccini, che è il motivo per cui gli ho dedicato un considerevole spazio nella sezione "Mito sui vaccini numero sette", per tracciarne le origini storiche ed esporne il mito. Questa giustificazione non è valida, perché il livello di anticorpi nel sangue non è un riflesso del livello di immunità.

Pretesto n° 5: "È stato fatto all'età sbagliata."

Questa scusa è valida fintanto che i bambini vaccinati all'ultima "età corretta" contraggono la malattia. In questi casi viene cambiata la "età corretta" ancora una volta, oppure si passa ad un'altra giustificazione. Ho già descritto come, dopo che il vaccino contro il morbillo è stato usato per un anno negli USA, la "età corretta" è stata fissata a 10 mesi. Poi è stata spostata a 12 mesi, poi a 15 mesi, ma i bambini ancora si ammalavano di morbillo. Poi si sono resi conto che sarebbe stato completamente ridicolo alzarla ancora a 18 mesi, così hanno optato per una dose di richiamo all'età di 11 anni, invece di alterare ulteriormente la "età corretta".

In Nuova Zelanda si è presentato più o meno lo stesso scenario. Quando il vaccino è stato introdotto per la prima volta, è stato dato a 10 mesi, ma poi hanno cambiato la "età corretta" a 12 mesi. Quindi è stata cambiata a 15 mesi e poi a 15 mesi più una dose di richiamo a 11 anni. Ogni procedura di cambio è avvenuta con un ritardo di 10 anni rispetto agli USA. Quando un bambino contrae il morbillo prima della prima dose, o tra la prima e la seconda dose, il dipartimento della salute della Nuova Zelanda vuole comunque che il bambino venga vaccinato con le due dosi.

Il trend mondiale è di considerare che la seconda chiamata per il vaccino a 11 anni sia "l'età sbagliata" e farla anticipare risolve il problema. Stanno mescolando la scusa "età sbagliata" con quella "troppe poche dosi". In Italia MPR è previsto a 13-15 mesi, e poi ancora a 6 anni, ma può essere dato ancora a 11 anni.

Non è ideale per i bimbi entro un anno d'età contrarre il morbillo[1] e se la madre non l'ha avuto prima di avere figli, questi ultimi sono vulnerabili nei confronti del morbillo nel corso del primo anno di vita.[291] Ora che il vaccino anti-morbillo esiste da oltre una generazione, si assiste a una cosa nuova: i bambini con le madri vaccinate che non hanno ancora avuto il morbillo, lo contraggono nel primo anno d'età e pertanto sono esposti ad un'alta percentuale di complicanze e morte.[237,292] L'industria del vaccino sta usando ciò come pretesto per somministrare una dose extra del vaccino MPR ai bambini nelle zone povere.[293,294]

Pretesto n° 6: "Il vaccino è stato gestito impropriamente."

Questa è una balla perché non significa nulla. L'usano sorprendentemente spesso. Gente che si fa impressionare da qualifiche mediche potrebbe pensare che questa affermazione sia di grande importanza perché uscita dalla bocca di un medico.

Pretesto n° 7: "Il vaccino deve essere stato diluito troppo."

Intendono dire che è stata utilizzata la quantità totale della sostanza originale ma diluita troppo, oppure che è stata usata una quantità minore della sostanza originale che a sua volta è stata diluita? Nel caso di un vaccino virale vivo, ciò non comporta alcuna conseguenza, visto che il virus, una volta nel corpo, comincia a riprodursi e si finisce con una "dose" imprevedibile. La diluizione è irrilevante anche nel caso del vaccino ucciso perché l'industria del vaccino non si è mai occupata della "dose esatta" a seconda del peso corporeo. La stessa dose viene iniettata sia a un bimbo di sei settimane che a un bambino di cinque anni. Ogni volta che hanno usato questa scusa, non è mai stato menzionato nessuna indagine su quanto veramente venga diluito il vaccino.

Pretesto n° 8: "La percentuale dei vaccinati nella comunità era troppo bassa per poter creare l'immunità di gruppo."

La sciocca logica di questa scusa è che i bambini non vaccinati hanno causato la malattia per quelli vaccinati, come se non potesse succedere la stessa cosa nel caso in cui ci fossero stati pochi non vaccinati.
Il mito dell'immunità di gruppo è usato come un'arma politica contro le famiglie che hanno una coscienza nei riguardi della salute, quindi l'ho dettagliato nel mito numero sei.

Pretesto n° 9: "Deve essere stato un lotto difettoso."

Questa scusa è spesso usata per seri effetti negativi, ma a volte viene utilizzata nel caso dell'inefficacia dei vaccini, non si è mai ricorso a questa scusa in concomitanza di un'indagine per appurare se era stato usato lo stesso lotto di vaccino in tutti i casi in cui era stata contratta la malattia quando il germe era virulento.

Pretesto n° 10: "Non aveva ancora avuto tempo sufficiente per sviluppare l'immunità."

Questa scusa è stata introdotta per giustificare l'inefficacia del vaccino contro la rabbia di Louis Pasteur[295] e da allora si ricorre a questa per minimizzare il numero degli insuccessi da vaccino. È stato scelto in maniera arbitraria un lasso di tempo durante il quale si dice che si sviluppi l'immunità e chiunque si ammali in questo periodo dopo la vaccinazione, la causa non è imputabile all'inefficacia del vaccino.

Questa è un'ottima scusa in una campagna di vaccinazione di massa iniziata durante un'epidemia. Molti insuccessi del vaccino sono giustificati perché la maggioranza dei vaccinati erano stati trattati "troppo recentemente". Le epidemie hanno sempre un fine: poi dicono che quelli vaccinati durante la campagna e non ammalati, erano protetti dal vaccino, mentre nello stesso tempo, sostengono che invece quelli che hanno contratto la malattia non hanno avuto abbastanza tempo per immunizzarsi.

Si ricorre a questa scusa anche nel caso di contrazione della malattia a causa del vaccino che invece avrebbe dovuto prevenirla. C'è un tempo di incubazione di un'infezione naturale quindi dicono che la persona deve essere stata esposta prima della vaccinazione. I germi del vaccino vanno direttamente nel sangue, quindi i sintomi appaiono immediatamente nel soggetto sensibile a contrarre la malattia dal vaccino e quando ciò avviene, dicono che la comparsa dei sintomi non è stata causata dai germi iniettati, ma che semplicemente la persona "non ha avuto tempo sufficiente per sviluppare l'immunità". I medici a volte dicono questo anche nel caso di assenza di un'epidemia.

Pretesto n° 11: "È stato usato un tipo sbagliato di vaccino."

Questa scusa torna utile nei casi di morbillo contratto da soggetti ormai grandi che erano stati vaccinati col virus inattivo prima dell'invenzione di quello attivo. Non vale il contrario. Quando una persona trattata col vaccino attivo contrae il morbillo, non dicono che avrebbero dovuto usare quello inattivo perché non incontra più i favori.

I produttori del vaccino di polio per via orale e quelli che producono quello iniettabile, si accusano a vicenda di fornire "il tipo sbagliato di vaccino". Nonostante il vaccino iniettabile per polio fosse scartato nella maggior parte dei paesi sessant'anni fa, una nuova versione contenente tessuto di neonato abortito viene utilizzata nei paesi ricchi, nonché nei paesi poveri dove è comune l'infezione del tratto intestinale. L'utilizzo nell'ultimo caso viene giustificato perché in presenza di diarrea, il vaccino transita troppo velocemente per permettere agli anticorpi di formarsi, quindi in ogni epidemia, i produttori del tipo di vaccino non utilizzato nell'area infetta, possono affermare che l'altro tipo di vaccinazione non è efficace.

Pretesto n° 12: "I genitori potrebbero aver falsificato i certificati delle vaccinazioni."

Ho notato questo solo una volta, in una lettera all'editore di una rivista medica[296] riferendosi ad un precedente articolo su un'epidemia in un liceo col tasso di vaccinazione al 100 %. Una volta si era imbattuto in un gruppo di genitori contrari alla vaccinazione per motivi non religiosi e aveva "motivi per credere" che alcuni avevano falsificato i certificati. Egli apparentemente realizzò che questa era una scusa piuttosto debole, perché alla fine della lettera afferma: "non sembra che le falsificazioni dei registri dell'immunizzazione siano state tanto numerose da modificare il risultato dello studio".

Pretesto n° 13: "Il vaccino è stato iniettato nella parte sbagliata del corpo."

La teoria della vaccinazione presuppone che tutti le parti del corpo resistono allo stesso modo all'infezione.

MORBILLO, VACCINO ANTI-MORBILLO
E VACCINO MPR

Prima che fosse introdotto il vaccino contro il morbillo, era risaputo che un'infezione naturale di morbillo creava immunità permanente alla malattia, e gli entusiasti dei vaccini si aspettavano che il vaccino anti-morbillo facesse lo stesso. Si sapeva inoltre che il tasso di complicanze del morbillo è più alto nelle persone che hanno contratto la malattia in età adulta rispetto a coloro che l'hanno contratta nell'infanzia, e che i bambini le cui madri hanno avuto il morbillo, difficilmente lo prendono prima del compimento del primo anno. Lo studio sul morbillo a Baltimore che fu pubblicato nel 1930 (e più tardi usato per mettere insieme menzogne sull'immunità di gruppo) riscontrò che il 95% delle persone aveva avuto il morbillo prima dei quindici anni.[23] L'ideale sarebbe stato di aver seguito il rimanente 5% durante la loro vita per vedere quanti di loro avevano contratto il morbillo nell'età adulta e come lo avevano affrontato.

Nel 1846 un medico danese fu mandato nelle remote isole Faro nell'Oceano Atlantico per indagare su un'epidemia di morbillo. C'era stato un intervallo di 65 anni dalla precedente epidemia su queste isole, e il medico scoprì che le persone di 65 anni o più non prendevano il morbillo se lo avevano contratto da bambini, e che tutti gli altri anziani che non avevano avuto il morbillo sessantacinque anni prima lo contrassero quando furono esposti al contagio.[297] Egli scoprì anche che il tasso di morte negli adulti era molto più alto di quello dei minori di vent'anni, e che il tasso di mortalità tra i bambini di età inferiore all'anno era elevato.[297]

Le cose non sono cambiate con il morbillo; un'infezione naturale di morbillo in una persona non vaccinata crea immunità permanente, e ci sono tassi di complicanze più elevati nei bambini sotto l'anno e negli adulti. Non si sa se persone vaccinate che prendono il morbillo acquistino immunità permanente da un'infezione naturale. Il vaccino anti-pertosse cambia il sistema immunitario in modo tale che una persona vaccinata che contrae la pertosse non acquisisce immunità per tutta la vita.[198,199] La stessa cosa potrebbe accadere con il morbillo. Non si sa neanche se contrarre il morbillo dopo il vaccino protegga dalle malattie croniche, come fa il morbillo naturale. Comunque è risaputo che le persone "completamente protette" dalla vaccinazione possono trasmettere il virus del morbillo in modo asintomatico.[298,299,300]

Nel 1972 fu introdotto in Italia il vaccino anti-rosolia per le bambine di 11 anni, e nel 1979 fu introdotto nel programma di vaccinazioni il vaccino contro il morbillo per bambini di 15 mesi. Quando fu inventato il vaccino per la parotite fu combinato con quelli per il morbillo e la rosolia per formare il vaccino MPR, che fu introdotto in Italia nel 1990 con l'età di somministrazione a 15 mesi per i due sessi. Nel 1999 fu abbassato all'età di 12 mesi e fu introdotta una seconda dose per bambini di età di 5 o di 11 anni. Questi cambiamenti nel numero delle dosi e dell'età si presume dovrebbero indicare che tutti coloro che sono stati vaccinati, secondo il programma in vigore, avranno un'immunità permanente. Tuttavia, durante un'epidemia di morbillo in Finlandia, bambini che avevano ricevuto due dosi di vaccino, e alcuni che ne avevano ricevute tre, contrassero il morbillo.[257] Nessuno dei bambini era stato vaccinato "all'età sbagliata".[257]

Tra ottanta anni sarebbe interessante rivedere i risultati delle politiche attuali di oggi. La maggior parte delle autorità mediche probabilmente rifiuteranno ancora di studiare gli effetti avversi dei vaccini, ma chi sceglierà di osservare potrà vedere i tassi delle malattie croniche e come sono cambiati col passare dei decenni. Essi sapranno anche quante dosi sono stati aggiunte al programma di vaccinazione e quali nuove "ragioni" saranno state date ogni volta che il dogma è cambiato. Malgrado il fatto che l'immunità artificiale ottenuta dal vaccino anti-morbillo svanisca nel tempo, ci possono essere persone per le quali due dosi potrebbero essere sufficienti per prevenire il morbillo per sempre. Un'altra possibilità potrebbe essere che alcuni adulti abbiano qualcosa che li predispone a non contrarre il morbillo, e che il venir meno dell'immunità artificiale possa per loro non avere conseguenze. O potremmo vedere persone che hanno ricevuto quattro o cinque dosi di vaccino contrarre il morbillo in un tempo successivo.

Una scusa addotta a volte quando le persone vaccinate contro il morbillo contraggono la malattia è che nel passato le persone che lo avevano avuto durante l'infanzia continuavano a ricevere richiami naturali alla loro immunità per tutta la vita entrando ripetutamente a contatto con bambini con il morbillo, ma adesso che il morbillo è diventato raro, la gente vaccinata non riceve più questi richiami naturali. Ciò non giustifica il fallimento del vaccino, perché il morbillo naturale crea immunità permanente che rende superflui i richiami. Ciò fu dimostrato dal fatto che nelle Isole Faro nell'Atlantico, chi aveva avuto il morbillo da bambino e non era stato esposto alla malattia per 65 anni era ancora immune quando esposto al contagio 65 anni dopo, mentre gli anziani che non lo avevano avuto da bambini lo contrassero.[297] Prevedo che il mito che l'immunità del morbillo naturale necessiti richiami sarà usato come giustificazione per far ripetere la vaccinazione per tutta la vita.

Il vaccino MPR non è l'unico vaccino che può causare autismo e il dottor Andrew Wakefield non è stato il primo medico a suggerire che potesse esserci un nesso tra vaccini e autismo.[301] I difensori dei vaccini spendono moltissime energie per raccontare bugie sul dottor Andrew Wakefield. Essi dichiarano, tra le altre cose, che egli fu il primo a suggerire che i vaccini possono causare autismo, che fu pagato da un avvocato per falsificare i dati riguardanti i bambini che erano suoi pazienti, e che dichiarato colpevole di frode in un caso giudiziario, è stato in prigione.

Wakefield non è mai stato accusato di frode perciò è impossibile che sia stato in prigione. Era uno degli autori di un articolo pubblicato sul Lancet che suggeriva che il vaccino MPR può causare autismo. Il British Medical Council accusò Wakefield e due degli autori dell'articolo di aver svolto ricerche non autorizzate sui bambini. Il British Medical Council stabilì una giuria di sei persone per considerare il caso, la quale trovò i tre medici colpevoli di comportamento deontologico gravemente scorretto. Un tribunale ufficiale in seguito dichiarò che il verdetto della giuria era difettoso, inadeguato, superficiale, e sbagliato, e lo annullò.

L'entità del danno causato dal vaccino MPR sta creando una situazione tragica e non finirà presto. Quanto sarebbe meglio se genitori, infermieri e medici imparassero come trattare morbillo, parotite e rosolia in modo non rischioso.

OCCULTAMENTO DEL FALLIMENTO
DEL VACCINO ANTIRABBICO

Louis Pasteur disse che il suo vaccino antirabbico avrebbe funzionato se dato alla vittima di un morso prima del manifestarsi dei sintomi.[295] Una volta diffuso l'uso del vaccino si constatò spesso che le persone vaccinate sviluppavano la rabbia. Questi fallimenti venivano mascherati con la scusa che se si prendeva la rabbia nel primo mese dalla vaccinazione non si era ancora coperti e che quindi non lo considerava un fallimento.[302]

Questa strategia ridusse drasticamente il numero dei fallimenti vaccinali che dovevano essere riconosciuti. Così ad esempio, il tasso ufficiale di fallimento del vaccino antirabbico di Pasteur al Kasauli Institute nel 1910, risultò essere solo dello 0,19%. Arrivarono a questa cifra escludendo tutte le morti avvenute nel corso delle quattordici iniezioni, così come tutti coloro che morirono entro quindici giorni dal completamento del trattamento. Su 2.073 persone vaccinate dopo essere state morsicate o leccate da animali con sospetto di rabbia, 26 morirono di rabbia: 14 morirono durante il trattamento e quindi non furono registrati, e 8 ancora morirono entro quindici giorni dal completamento del trattamento, e dunque anche essi non furono contati. Solo 4 morirono più di ventinove giorni dall'inizio del trattamento e quindi sono gli unici inclusi nella statistica.[303]

I sostenitori della vaccinazione amano ripetere che quelle 26 morti stanno a dimostrare che 2.047 persone furono salvate. Ciò che non tengono in conto è che chi non si è ammalato di rabbia non rappresenta necessariamente un successo vaccinale. Potremmo stabilire quante delle persone vaccinate sono state effettivamente salvate dal vaccino solo se avessimo le statistiche sulle persone che hanno contratto la rabbia senza essere state vaccinate dopo esser state morse o leccate da un animale con sospetto di rabbia. Non era nell'interesse della nascente industria dei vaccini raccogliere tali informazioni.

Quando una persona contrae la rabbia dal germe presente nel vaccino, i sintomi solitamente non sono esattamente gli stessi della rabbia contratta per via naturale. Il termine oramai in disuso per la rabbia era "idrofobia", quindi chiamarono la sindrome simile alla rabbia che compariva dopo la vaccinazione "idrofobia paralitica". Un termine più recente per la malattia che viene spesso causata dal vaccino antirabbico è quello di "neuroparalisi". Sir Graham Wilson ha detto sulla neuroparalisi:

Fu non molto tempo dopo l'introduzione del metodo di protezione dalla rabbia di Pasteur come routine che l'attenzione fu richiamata da casi di neuroparalisi durante o subito dopo la fine del trattamento. Si pubblicò poco o nulla in proposito, tra i dirigenti dell'Istituto Pasteur c'era la congiura del silenzio, dovuta in parte alla paura di rovinare la reputazione del metodo Pasteur, e in parte di essere additati come responsabili. La loro posizione non era facile. Benché ben poco venisse ammesso pubblicamente, giravano voci, e ogni nuovo caso forniva l'occasione per chiacchiere e pettegolezzi. L'atmosfera velenosa delle critiche velate in cui si muovevano pesava sul personale rendendolo misero.[304]

Egli dimentica che solo coloro che hanno una coscienza soffrono in queste circostanze. La maggior parte della gente ovvia al disagio negando e rimuovendo il problema come negazione patologica. Se fai parte della macchina delle vaccinazioni negare la realtà è un modo per conservare il buonumore, e anche conservarsi il lavoro.

Tuttavia, un certo gruppo di medici decise di non darsi patologicamente alla negazione e rimozione né di subire la miseria di avere la coscienza sporca, quindi raccolsero dati sulle reazioni avverse e testimoniarono contro i colleghi che nascondevano in modo disonesto dati sulle reazioni avverse.[304] Nell'aprile 1927, il direttore dell'Istituto Pasteur in Marocco, il Dr. Remlinger, riferì alla Conferenza Internazionale sulla Rabbia:

> Eravamo colpiti dalla discrepanza tra il numero di osservazioni pubblicato dai direttori degli istituti e il numero di casi da questi riconosciuti a voce … Abbiamo quindi concluso che alcuni istituti nascondono i loro casi. In varie occasioni abbiamo trovato nella letteratura medica osservazioni riguardo a paralisi da trattamento, senza trovare nei rapporti e statistiche degli istituti coinvolti alcuna menzione di questi sfortunati casi.[305]

Quando le persone che ricavano vantaggi finanziari da statistiche favorevoli hanno il completo controllo dei dati originali, è facile per loro omettere di menzionare fallimenti e reazioni avverse dei loro prodotti. Nonostante il fatto che il Dr. Remlinger avesse ammesso gli effetti avversi e il fallimento del vaccino antirabbico nel 1927, l'industria continuò a imporre il vaccino di Pasteur al pubblico, fino a sviluppare un nuovo vaccino da imporre alla gente al posto di quello vecchio.

COME FUNZIONA L'OMEOPATIA

L'omeopatia, come l'elettricità, è sempre esistita, doveva solo essere scoperta. La scoperta venne fatta nel 1790 quando il Dott. Samuel Hahnemann stava cercando di capire come il chinino avvelena il corpo. Aveva osservato che quando il chinino è omeopaticamente dinamizzato, cura sia l'avvelenamento da malaria che da chinino, senza causare effetti collaterali. Si rese poi conto che tutte le sostanze tossiche possono curare un ampio raggio di malattie, senza effetti collaterali, quando sono omeopaticamente dinamizzate. Le industrie chimico-farmaceutiche, che nel 1790 erano già molto potenti, tentarono di ridurre al silenzio il Dott. Hahnemann, perché compresero che la nuova scoperta rendeva obsoleti i loro trattamenti. Da allora esse hanno tentato di annientare l'omeopatia.

L'omeopatia è completamente diversa dalla fitoterapia e naturopatia. I rimedi omeopatici sono fatti diluendo una sostanza tossica e poi agitandola, diluendola ancora, e agitandola, più e più volte. Questa procedura, chiamata dinamizzazione, può essere applicata ad ogni sostanza tossica. Dopo che la sostanza tossica è stata dinamizzata non è più velenosa e diventa un rimedio che interagisce con il campo elettromagnetico del corpo.

Quando viene scelto un rimedio per un malato, i sintomi che il paziente mostra devono essere accuratamente osservati. Una volta che tutti i sintomi sono stati individuati, viene scelto un rimedio che causerebbe in forma grezza (non dinamizzata) quei sintomi. Non c'è nessuna conseguenza se i sintomi di cui il paziente soffre sono causati dal veleno da cui il rimedio è ottenuto, oppure da qualcosa di completamente diverso. La ragione per cui il chinino omeopaticamente dinamizzato cura la malaria è dovuta al fatto che i sintomi da avvelenamento da chinino e i sintomi della malaria sono gli stessi.

Quando una sostanza viene trasformata in rimedio omeopatico attraverso la dinamizzazione le viene dato un nome che è lo stesso in ogni lingua, così le persone in tutto il mondo potranno fare riferimento a esso senza confusione. Il numero che appare sull'etichetta, dopo il nome, è chiamato potenza, e vi informa su quante volte la sostanza è stata diluita e agitata. L'essere ripetutamente diluita e agitata converte la sostanza dallo stato materiale allo stato energetico, e quando il rimedio entra in contatto con la barriera della mucosa di una persona, viene rilasciata l'energia. Non agisce a livello chimico, come fa un farmaco o un rimedio fitoterapico. Uno dei modi a cui ricorre l'industria farmaceutica per denigrare l'omeopatia è quello di dire che i rimedi non contengono nulla del principio attivo e hanno solo un effetto placebo. L'omeopatia è efficace sui bimbi, sugli adulti in coma e sugli animali, e molti studi pubblicati hanno dimostrato che l'omeopatia non è un'effetto placebo.[306] Il modo in cui l'energia del rimedio stimola il cambiamento non è conosciuto, ma c'è differenza tra il non comprendere come qualcosa funzioni, e qualcosa che non funziona. Le persone che controllano l'industria farmaceutica sanno che, come per la vitamina C, l'omeopatia è la minaccia più grande per i loro profitti, di conseguenza sono fortemente determinati a convincere la gente a non provarla.

Le medicine omeopatiche non sono tossiche e non hanno effetti collaterali, ma potrebbero avere un effetto negativo qualora fossero assunte molte volte al giorno per alcune settimane da una persona che non ha i sintomi corrispondenti. Se un bambino troppo curioso riesce ad entrare nell'armadietto di pronto soccorso e deglutire tutta una bottiglia di *Arnica 30 CH*, non succederà nulla. Tuttavia, se una persona che non ha sintomi prende ripetutamente *Arnica 30 CH* per un periodo di tempo, inizierà a sviluppare i sintomi del veleno dell'arnica. La situazione risultante sarebbe la stessa dei sintomi che apparirebbero se qualcuno fosse abbastanza folle da bere una zuppa fatta con la pianta di arnica.

La medicina omeopatica è molto delicata. Perde la sua potenza se vi penetra l'umidità, o se particolari aromi pungenti entrano in contatto con essa. Olio di eucalipto, olio di citronella, olio di T-Tree, menta, canfora, mentolo, e menta peperita sono alcune delle sostanze che depotenziano i rimedi omeopatici. (Curry, aglio, caffè, peperoncino, e spezie come la cannella non hanno questo effetto.)

Se un rimedio omeopatico è conservato in un armadietto con una sostanza che ha un forte odore, alcune molecole della sostanza entrano furtivamente sotto il coperchio del flacone e depotenzieranno il rimedio. I raggi X depotenziano i rimedi, così come fanno anche i metal detectors usati per il controllo delle persone e per i bagagli a mano negli aereoporti. Quando una persona ha preso un rimedio omeopatico, questo continua a lavorare nel corpo per un po' di tempo; se la persona entra in contatto con un aroma che disattiva i rimedi omeopatici, il rimedio "si disattiva" e smette di operare.

Malattie che richiedono molto tempo per svilupparsi hanno bisogno di pochi mesi di trattamento omeopatico per essere completamente curate, mentre malattie che richiedono poco tempo per svilupparsi sono curate molto rapidamente dal rimedio giusto. L'omeopatia può trattare malattie croniche e acute, ed è molto efficace nel curare malattie da

137

infezioni che richiedono un intervento. Gli omeopati a volte commettono errori nel cercare di "curare" le malattie dell'infanzia che si risolvono spontaneamente, quando dovrebbero solo impiegare l'omeopatia per curare le complicazioni di queste malattie, se le complicazioni emergono.

Non esiste un solo rimedio per ogni malattia, quindi noi non siamo in grado di affermare che A è la cura per il colera, e B è la cura per l'artrite. Ogni paziente deve essere individualmente esaminato così che venga somministrato il giusto rimedio per quella particolare configurazione di sintomi. Ogni persona con il colera è differente, e ogni persona con l'artrite è differente, tuttavia i sintomi delle persone con il colera sono molto di più simili che quelli con l'artrite. Ci sono molti rimedi per curare la tubercolosi (TBC), ma *Tuberculinum 200 CH* è quello da considerare per primo. Milioni di persone muoiono ogni anno perchè questo rimedio economico non viene usato. Se il paziente con TBC ha l'insolito sintomo di sentirsi più debole al mattino, e di riprendere forze durante il giorno, allora *Acalipha indica 200 CH* è il rimedio appropriato.

Un dilettante può sperimentare il primo soccorso omeopatico in modo sicuro, ma ha bisogno di avere aiuto esterno se si tratta di condizioni potenzialmente letali. L'idea di un kit di primo soccorso acquista un nuovo significato quando i rimedi omeopatici vengono inclusi nel kit. *Arnica 30 CH* è uno dei rimedi fondamentali di primo soccorso. Elimina il dolore causato da traumi fisici, accelera la guarigione, e allevia gli shock emotivi che si presentano insieme ad alcune lesioni. Arnica dinamizzata funziona immediatamente, ma sconfigge solo il dolore causato da traumi fisici; non ha effetto sui dolori causati da malattie. Fa in modo che le distorsioni guariscano velocemente e se presa subito dopo il trauma previene la formazione del livido. *Ledum 30 CH* è un antidoto contro i morsi di insetti e ragni, *Pulsatilla 30 CH* cura la congiuntivite, *Aconitum 30 CH* somministrato presto impedisce ad un colpo di freddo di diventare influenza o raffreddore, e c'è una moltitudine di altri rimedi di primo soccorso che sono sicuri ed efficaci. Il Dott. Hahnemann incoraggiava i suoi pazienti a dotarsi di un primo soccorso omeopatico in casa.

I rimedi comunemente usati in situazioni di primo soccorso possono essere usati anche per condizioni croniche, ma è necessario un maggiore livello di conoscenza dei rimedi per il trattamento di tali condizioni. L'omeopatia può sembrare inizialmente di difficile interpretazione poiché ogni rimedio può essere utilizzato per una larga gamma di condizioni, ed ogni uno può essere trattato con un'ampia gamma di rimedi, eppure c'è un solo rimedio ottimale per i sintomi che si presentano.

La quantità presa ogni volta non è importante; una pillola ha lo stesso effetto di tre pillole e una goccia ha lo stesso effetto di tre. Comunque, il numero delle dosi e l'intervallo di tempo delle successive dosi, sono importanti. Un rimedio prescritto dall'omeopata verrà fornito con le istruzioni riguardo alla frequenza delle dosi, ma quando stai scegliendo un rimedio di primo soccorso per te stesso è necessario essere guidato da quanto dura l'effetto di ogni dose. Se è stato individuato il giusto rimedio si verificherà un immediato miglioramento nella condizione, e quando il miglioramento si arresta, è il momento della dose successiva. Questo potrebbe avvenire dopo pochi minuti o dopo poche ore, dipende dalla condizione. La durata del tempo prima che il rimedio smetta di funzionare aumenta dopo ogni dose. *Arnica 30 CH,* per esempio, farà diminuire abbastanza rapidamente il grave dolore che deriva dallo sbattimento di un dito in una porta, ma il dolore potrebbe tornare dopo solo mezzo minuto. Una seconda dose è necessaria non appena il dolore ritorna. Il dolore se ne andrà per più tempo dopo la seconda dose, e così via. Se una seconda dose viene somministrata troppo presto, può interrompere il lavoro della prima dose. La durata di tempo che un rimedio richiede per lavorare dipende dalla potenza usata, dalla gravità delle condizioni, e dalla vitalità del paziente.

La scelta della potenza non è cruciale, ma un criterio generale dice che le basse potenze come 6 CH, 10 CH, e 30 CH sono adatte per condizioni che sono soprattutto corporee, mentre le potenze più alte come 200 CH o 1.000 CH sono adatte quando è presente un aspetto emotivo più intenso nella situazione. 1.000 CH significa che il rimedio è stato dinamizzato un migliaio di volte. Molte ferite hanno una componente di shock, e *arnica* potenziata tratta il trauma fisico e lo shock emotivo insieme. Lasciarsi cadere un libro pesante sul piede causa poco colpo emotivo, perciò *Arnica 30 CH* è appropriato per togliere il dolore dal piede e per prevenire un livido, e agire contro il piccolo shock. Le alte potenze di 1.000 CH sono adatte quando la ferita corporea è combinata con un trauma profondo, come avviene in un incidente stradale. Se *Arnica 1.000 CH* non è reperibile, *Arnica 30 CH* aiuterà la vittima dell'incidente a recuperare dallo shock, ma serviranno più dosi per completare il recupero.

I rimedi che sono alla sesta potenza sono stati diluiti e agitati solo 6 volte. Quando il governo francese ha indagato sull'omeopatia ha scoperto che i rimedi alla quinta potenza contengono ancora alcuni atomi o molecole della sostanza originale, ma alla sesta potenza non più.[307]

L'arsenico è una sostanza molto velenosa, ma il rimedio omeopatico *arsenicum,* ottenuto dalla dinamizzazione dell'arsenico, non è tossico. Una persona così sfortunata da soffrire di un acuto attacco di avvelenamento da arsenico sperimenterà vomito, diarrea, crampi allo stomaco, e si piegherà in avanti per poi sdraiarsi a faccia in giù in posizione fetale alla fine, e morendo se non si interviene. *Arsenicum 30 CH* è un eccellente rimedio di primo soccorso per i mali di stomaco causato da germi. Uno dei vantaggi dell'omeopatia è che quando si sceglie un rimedio non si deve sapere quale germe ha causato il problema. Soltanto osservate i sintomi che si presentano, e scegliete un rimedio che corrisponde ad essi. Così quando una persona sta soffrendo di vomito, diarrea, e crampi allo stomaco, e comincia a piegarsi in avanti, *Arsenicum 30 CH* produce un rapido recupero. Non fa differenza se i sintomi sono causati da un germe fluttuante nell'aria,[308] o da cibo irrancidito o cibo contaminato da materia fecale. Ci sono numerosi rimedi di primo soccorso per il mal di stomaco; *ux vomica, Ipecac, Lycopodium, e Arsenicum* sono tra i rimedi da prendere in considerazione, ma voi sapete che *arsenicum* è il rimedio giusto se il paziente comincia a piegarsi in avanti.

I mali di stomaco sono una delle situazioni in cui l'omeopatia funziona in modo sorprendentemente veloce. Un giorno l'insegnante di Kenny mi telefonò e mi disse che Kenny e un suo amico erano nella stanza dei malati con il mal di stomaco. Presi con me il mio kit di primo soccorso e trovai i due ragazzi sul pavimento della stanza dei malati, arrotolati in posizione fetale, gemendo e lamentandosi come se stessero lì lì per morire. La posizione fetale era l'indizio per scegliere *arsenicum*. Feci in modo di metterne un po' nella loro bocca gemente, ed entro pochi minuti si miserò seduti e parlavano. Un'altra dose dopo dieci minuti li mise in condizioni di saltare su e tornare in classe. L'insegnante che era stato insieme a loro era sbalordito, ma il dirigente scolastico aveva ritenuto che avessero fatto finta, a causa del rapido recupero. L'omeopatia è facile da imparare man mano che si procede, e una volta che avete visto un rimedio fare una cura miracolosa, tenderete a ricordarlo per la prossima volta. *Arsenicum* non è limitato alle situazioni di primo soccorso, e omeopati qualificati qualche volta lo prescrivono per patologie croniche.

Ledum 30 CH è il rimedio di primo soccorso per le ferite da puntura, come una puntura d'ago, una spina o un dente tagliente di animale. *Ledum 30 CH* rimuove il dolore, e se viene somministrato subito dopo una lesione, stronca l'infezione, incluso quella da tetano. Se i batteri del tetano entrano nella ferita, e il trattamento è iniziato solo dopo che sono comparsi i primi sintomi del tetano, *Ledum* non è il rimedio corretto. Inoltre, se la ferita non è da puntura, e i batteri del tetano sono lì dentro, *Ledum* non previene lo sviluppo del tetano.

Morsi e punture da piccole creature che iniettano veleno sono da considerarsi ferite da puntura, e *Ledum 30 CH* è il rimedio adatto, se il trattamento inizia subito dopo il morso o la puntura. *Ledum* è l'antidoto contro il veleno di insetti e i morsi di ragno anche quando il veleno ha provocato una reazione allergica.

I ragni sono un rischio in Australia. Nel 1999 Chandra venne morsa sulla mano da un grosso ragno che era nascosto dietro un asciugamano. Mi ci vollero 10 minuti per trovare *Ledum 30 CH,* e nel frattempo la sua mano diventò rossa, gonfia, e paralizzata. Questo accadde tre ore prima che avesse un esame scritto. Il rimedio fermò il gonfiore su la mano, poi il gonfiore iniziò a ridursi, e il rossore sparì. La capacità di muoverla ritornò lentamente. Nel momento in cui uscì per il suo esame, la sua mano era tornata alla normalità, eccetto che per due segni di grosse zanne. Questo è ciò che l'industria farmaceutica non vuole farvi sapere come far fronte. Secondo il protocollo medico ortodosso ella avrebbe dovuto soffrire per giorni, e il suo esame sarebbe stato rimandato.

Quando Chandra aveva 8 anni ebbe una reazione allergica ad una puntura di vespa a scuola. La sua insegnante mi telefonò e disse "Chandra è stata punta da una vespa sulla mano e il gonfiore si sta estendendo al braccio, e lei dice che tu hai delle medicine per questo." Io mi precipitai a scuola con *Ledum 30 CH* e osservai che tutta la mano era rossa e gonfia, e il rosso gonfiore si era diffuso al polso e a buona parte dell'avambraccio, e da quel che vedevo stava per estendersi alla parte superiore. Non appena il rimedio entrò in contatto con la barriera della mucosa sotto la lingua il rossore e il gonfiore si fermarono dove erano, e non si estesero oltre. Dopo un'ora il gonfiore se ne era andato, ma ci vollero alcuni giorni perché il rossore scomparisse completamente. Questa non è una piacevole e accettabile notizia per i produttori di antistaminici.

Quando un bambino si alza di notte e urla per il mal d'orecchie, *Kalium bicromicum 30 CH* può eliminare il dolore e permettere al bambino di dormire di nuovo in pochi minuti. Trattare mal d'orecchi cronico è più complicato. Quando un problema cronico alle orecchie viene eliminato permanentemente dall'omeopatia, la medicina "ortodossa" perde clienti per i suoi antibiotici, antidolorifici, e cateteri nel timpano.

I rimedi vengono prodotti a forma di piccole pillole bianche, polvere bianca, o liquidi trasparenti. Il materiale bianco è lattosio o saccarosio, e il liquido è un distillato di acqua e alcool. Il componente attivo non è chimico, è una vibrazione. La polvere è la miglior forma per un bimbo, perché le pillole possono scivolare nei polmoni, e l'alcool del liquido ha un sapore orribile. Se non disponete del rimedio di cui ha bisogno il bimbo in polvere, provate a polverizzare le pillole tra due cucchiai, oppure con mortaio e pestello. Il tipo duro di piccole pillole bianche tende a volare per la stanza quando provate a schiacciarle tra due cucchiai, ma il tipo morbido si polverizza facilmente. La vibrazione verrà assimilata a condizione che in bocca non ci sia del cibo.

In alcuni casi è facile capire quando il rimedio ha smesso di funzionare, e quando è necessaria la dose successiva. Quando Kenny venne spinto giù da una parete da arrampicata da un altro bambino, pianse con dolore, e per un momento pensai che si fosse rotto un osso dell'avambraccio. *Arnica 30 CH* eliminò il dolore istantaneamente, ma svanì velocemente. Fu come se una luce fosse stata accesa, improvvisamente il dolore tornò. *Arnica 30 CH* ancora una volta lo fece svanire immediatamente. L'effetto della seconda dose durò più a lungo della prima, ma improvvisamente il dolore tornò. L'effetto della terza dose durò persino più a lungo e la quarta dose durò oltre due ore. Mi convinsi di aver commesso un errore pensando che si fosse rotto un osso, stava felicemente giocando con il suo trenino elettrico sul pavimento. Poi notai che quando si appoggiò per raggiungere un trenino, l'osso rotto sbucò fuori di lato e, così fu necessario ingessarlo. *Arnica* dinamizzata è un efficace antidolorifico, ma solo in caso di dolore causato da trauma fisico.

Se una persona è sotto trattamento farmacologico di qualunque tipo, i rimedi omeopatici posso essere utilizzati senza interferire con i farmaci. Comunque, i rimedi omeopatici interagiscono l'uno con l'altro. Alcuni rimedi si rinforzano a vicenda, mentre altri agiscono in opposizione fra di loro. Dovete informarvi sulle loro relazioni cliniche per conoscere le conseguenze delle loro combinazioni.

Una sera io e mio marito al ristorante ordinammo un piatto in offerta di frutti di mare come antipasto. Il mattino dopo Chandra subì un infortunio che richiese dei punti di sutura, e avevamo bisogno di *arnica* per lo shock perché la ferita stava diventando una cosa seria. Con il passare delle ore cominciammo ad avvertire un senso di nausea, e prendemmo più *arnica* pensando che la nausea fosse causata dallo shock. A mezzanotte stavamo vomitando e capimmo di aver un avvelenamento da cibo. Il piatto in offerta di frutti di mare era stata preparato con pesce stantio e con tanta maionese per coprirne il sapore. Prendemmo *arsenicum* e iniziammo subito a stare meglio. Avevamo trascorso la notte con Chandra che era abbastanza sveglia dopo buona parte della giornata sotto l'effetto dell'anestesia totale. Prendemmo più dosi di *arsenicum* ogni volta che ricominciavamo ad avere senso di nausea, e più tardi io iniziai a prendere di nuovo *arnica* per lo shock. All'alba mio marito si era completamente ripreso dall'intossicazione da cibo, ma io stavo ancora male, avendo interrotto i progressi ricominciando a prendere *arnica*. In seguito cercai le relazioni cliniche tra i due rimedi, e scoprii che *arnica* interrompe l'azione di *arsenicum*.

I rimedi omeopatici continuano per lungo tempo a lavorare nel corpo, sempre che non siano disattivati da un aroma antagonista. Alcuni omeopati sono un po' lassisti nell'avvertire i loro pazienti di evitare oli fortemente profumati e dentifricio alla menta. Un altro aneddoto omeopatico su Chandra è quella volta che si ruppe un metatarso durante un campo per adolescenti. Il suo piede si gonfiò come un pallone, ma subito dopo essersi ferita prese *Arnica 30 CH*, che contrastò così rapidamente il gonfiore che il direttore del campo pensò che non ci fosse alcun osso rotto. Il campo si concluse il giorno successivo e la sua gamba inferiore venne ingessata.

Nelle successive sei settimane prese *Arnica 30 CH* ogni volta che la frattura cominciava a dolere, il che accadde sempre meno e meno frequentemente. Comunque ci fu un contrattempo, quando il dolore ritornò intensamente. Pochi giorni dopo essersi fratturata aveva casualmente lavato i denti con un dentifricio alla menta, invece del solito dentifricio senza menta. Entro pochi secondi dal momento che il dentifricio venne a contatto con la bocca, la frattura divenne intensamente dolorosa. Il dentifricio aveva interrotto l'azione dell'*Arnica 30 CH,* che stava lavorando nel suo corpo in silenzio. Quando il sapore della menta scomparve dalla bocca, un'ulteriore dose di *Arnica 30 CH* fu in grado di fermare nuovamente il dolore. L'industria dei dentifrici è ossessionata dal mettere menta o altre pungenti piante nei dentifrici, così richiede impegno trovare una marca di dentifricio compatibile con rimedi omeopatici.

Il modo in cui il Dott. Hahnemann scoprì il fenomeno dell'omeopatia fu proprio fortuito. La successione degli eventi iniziò quando egli rinunciò ad esercitare la professione di medico perché era deluso dal fatto che i trattamenti da applicare che gli erano stati insegnati, nuocevano sempre, spesso uccidevano e mai guarivano i suoi pazienti.[309] Egli parlava fluentemente otto lingue, così si dedicò alla traduzione di scritti di medicina per guadagnarsi da vivere. In questo modo approfondì la conoscenza dei punti di vista di antichi medici come Ippocrate e Paracelso, così come le credenze diffuse nella sua epoca. Nel 1790 uno dei suoi incarichi fu la traduzione di un libro di 1170 pagine che era stato scritto dal Dott. William Cullen, farmaceutico di alto profilo a Edimburgo in quell'epoca. Una delle cose che il Dott. Cullen aveva scritto era che il chinino cura la malaria a causa della sua "azione tonica nello stomaco". Il che era completamente illogico. Il chinino non cura la malaria, e la sua azione sullo stomaco non ha niente a che fare con la sua capacità di sopprimere temporaneamente i sintomi della malattia. Comunque, leggere ciò che aveva scritto Cullen stimolò Hahnemann a riflettere su cosa, effettivamente, il chinino provoca. Sperimentò su se stesso prendendo una dose di chinino due volte al giorno per diversi giorni, e sviluppò i sintomi della malaria per poche ore dopo ciascuna dose. Ciò convinse Hahnemann che Ippocrate e Paracelso avevano rilevato qualcosa di importante quando avevano affermato che gli effetti di una medicina dovrebbero essere simili agli effetti della malattia. Quando una persona in salute prende del chinino, sviluppa temporaneamente i sintomi della malaria, ma quando una persona ammalata di malaria prende il chinino, i suoi sintomi svaniscono per un po'. Lo stesso principio si applica ad altre erbe usate per altre condizioni.

La parte più importante della scoperta stava per succedere. Hahnemann decise di diluire il chinino poiché era tossico, e poiché era un chimico esperto oltre che un dottore, verificò che ci fosse una distribuzione uniforme della sostanza nel liquido, sbattendo la fiala di liquido sulla sua scrivania, cento volte, fra una diluizione e l'altra. Con sua grande sorpresa scoprì che la sostanza diluita aveva un effetto curativo molto più potente di quello della sostanza originale. Agitando la fiala del liquido per distribuire il chinino egli aveva inconsapevolmente liberato una qualche forma di energia che non è ancora stata compresa. La diluizione e agitazione ripetuta rende il rimedio in grado di portare ad una cura definitiva, invece di sopprimere solo temporaneamente i sintomi. Per i successivi venti anni Hahnemann sperimentò su se stesso centinaia di piante medicinali per vedere l'effetto che producevano sul suo corpo in salute, e dopo li utilizzò nella loro forma dinamizzata sui pazienti che si presentavano con quei sintomi.

Hahnemann chiamò la sua nuova scoperta "omeopatia", dalla parola greca "homoios" (simile), e "pathos" (sofferenza). La sua definizione della parola "cura" è "restituire la salute rapidamente, delicatamente, permanentemente; rimuovere ed eliminare l'intera malattia nel modo più breve, più sicuro e meno dannoso, secondo principi chiaramente comprensibili."[310]

Hahnemann capì subito che avrebbe potuto produrre rimedi da sostanze tossiche che non sarebbero stati riconosciuti come medicine. Per esempio, persone che avevano lavorato nelle miniere di rame manifestavano sintomi di avvelenamento da rame. Lui usò il rame dinamizzato per curare questi sintomi, a prescindere se fossero derivati o meno dall'esposizione al rame. In primo luogo dovette trovare un modo per diluire metalli non solubili. Gli omeopati moderni usano tutti i vecchi rimedi così come quelli nuovi ottenuti da sostanze tossiche moderne come naftalina e petrolio.

Samuel Hahnemann scrisse molto riguardo ai principi e alla filosofia dell'omeopatia. Il libro in cui riassume tutto ciò si intitola *Organon of Medicine*. Ha anche documentato la storia dei casi dei suoi pazienti. Il libro che elenca i sintomi che possono essere provocati/curati da un certo numero di sostanze si intitola "materia medica". Il moderno libro "materia medica" descrive alcune sostanze che non sono indicate dai primi omeopati, ma i primi "materia medica" sono proprio utili ora come lo erano quando furono compilati. I libri di testo di medicina diventano obsoleti e vanno aggiornati, ma i libri omeopatici rimangono sempre validi. La conoscenza sull'omeopatia può aumentare, ma l'omeopatia non cambia.

Gli omeopati stanno curando la malaria in Africa e India, e stanno trattando pazienti per gli effetti tossici dei farmaci antimalaria, ma alcuni burocrati medici vogliono interromperli. Il grido di guerra è che non ci sono studi randomizzati a doppio cieco, controllati con placebo, dell'omeopatia per la malaria, e l'evidenza si basa solo su racconti di casi. I farmaci che uccidono il parassita della malaria sono costosi e tossici. Essi possono causare sintomi come comportamento psicotico, vista annebbiata, sudori freddi, febbre, stato confusionale, acufeni, sangue nelle urine, svenimento, convulsioni, coma, eruzione cutanea, spossatezza, aritmia cardiaco, crampi, nausea, diarrea, vomito, gonfiore, insufficienza renale, per citarne alcuni. Il parassita della malaria può nascondersi dal farmaco, inducendo l'impressione che il paziente sia stato curato, ma può manifestarsi di nuovo successivamente. Il parassita può diventare resistente ad una marca di farmaci, in modo tale che non funzioni neanche temporaneamente. Nessuno di questi problemi si verifica con l'omeopatia. Milioni di persone con la malaria non hanno accesso ai farmaci, così quando gli entusiasti del farmaco affermano che queste persone non vanno autorizzate a ricevere il trattamento omeopatico per la malaria, dimostrano che non sono interessati al benessere della popolazione. Hanno lo stesso atteggiamento senza cuore verso le vittime del colera in posti remoti dove potrebbero essere curati con poca spesa dall'omeopatia.

L'ultima serie di attacchi all'omeopatia si è focalizzata sul travisare la ricerca che è stata fatta su di essa finora. L'omeopatia sopravviverà a quest'ultimo assalto come è sopravvissuta a tutti gli altri. Gli appassionati del farmaco non canteranno vittoria uccidendo l'omeopatia, ma avranno successo nell'uccisione di milioni di persone le cui vite potrebbero essere salvate dall'omeopatia.

ALCUNE INDICAZIONI RIGUARDO ALLA PREVENZIONE E AL TRATTAMENTO DI MALATTIE INFETTIVE CHE NECESSITANO D'INTERVENTO

Mentre le malattie infantili autorisolutive non possono essere prevenute con una vita sana, possono e dovrebbero essere fatti dei passi per prevenire le malattie infettive che richiedono intervento, perché queste malattie sono dannose e non hanno nessun beneficio a lungo termine. I germi che causano queste malattie vengono da tre diversi fonti: alcuni vivono in acqua (p.e.colera), alcuni vivono nell'aria (p.e. difterite) e altri possono essere trasmessi soltanto dal sangue di un'altra persona (p.e.epatite B).

Dai tempi del medioevo ci sono stati tre grandi miglioramenti nella risposta umana alle malattie portate dall'acqua. Questi sono: separare dall'approvvigionamento idrico le acque nere (acque di scarico), la clorazione dell'approvvigionamento idrico, e l'attenzione all'igiene personale. Il cloro aggiunto all'acqua uccide i germi pericolosi. Miliardi di persone sono protette dalle malattie come colera e febbre tifoidea tramite la clorazione dell'acqua. Sarebbe ideale per ogni casa avere filtro che rimuova il cloro dall'acqua appena prima di essere consumata, ma è meglio bere cloro piuttosto che bere germi mortali. Sfortunatamente, ci sono ancora molte parti del mondo dove l'acqua potabile è contaminata da germi pericolosi e deve essere bollita per dieci minuti prima di consumarla.

I germi che si trasmettono attraverso l'aria non sono sempre presenti nell'ambiente, ma non possono essere evitati quando si presentano. Possiamo, tuttavia, proteggere noi stessi e i nostri bambini dalle malattie non autorisolutive portate nell'aria con una buona nutrizione ed uno stile di vita sano. I germi portati dall'aria entrano attraverso il naso e la bocca e vengono uccisi dal sistema immunitario, se questo è in buono stato. Le persone a cui sono state tolte le tonsille devono prendere ulteriori precauzioni per rafforzare le parti rimanenti del loro sistema immunitario.

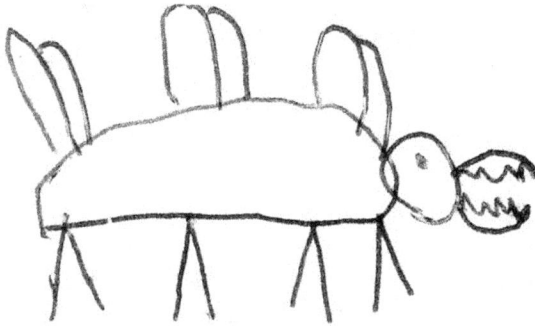

Un germe feroce che sta per attaccare un bambino innocente

Per prevenire alcune malattie è essenziale un riposo sufficiente, benché possa sembrare noioso. Sfortunatamente non è sempre possibile ottenere cibo sano, perché l'industria alimentare preferisce vendere prodotti di lunga durata. Inoltre, i nostri sistemi immunitari sono sottoposti a stress da tutti gli inquinanti nell'aria e nell'acqua, i pesticidi e gli additivi nel cibo, ed i metalli velenosi presenti nei denti. D'altra parte, abbiamo tanti vantaggi che i nostri antenati non avevano: pillole di vitamine e minerali fatti da estratti naturali possono compensare il cibo moderno e possono aiutare a sopravvivere se i germi riescono a causare sintomi di malattia.

La vitamina C è diventata un rimedio talmente comune che è facile sottovalutare l'importanza di prendere dosi extra di vitamina C quando siamo sotto attacco da germi. La quantità quotidiana necessaria di vitamina C varia da persona a persona ed è influenzata da fattori come l'eredità genetica, quali danni ha subito il sistema immunitario nel passato, e quali veleni aggiungono i burocrati all'acqua. Quando i germi entrano nell'ambiente il bisogno di vitamina C aumenta drasticamente. La vitamina C viene utilizzata rapidamente dal corpo nella guerra ai germi, perciò deve essere data diverse volte al giorno. Se è troppa, causa la diarrea, perciò è facile sapere quando è stato raggiunto il limite. Il Dr. Linus Pauling dice:

> La vitamina C non è una medicina miracolosa, una medicina che cura una malattia particolare. È invece una sostanza che partecipa a quasi tutte le reazioni chimiche che avvengono nel nostro corpo ed è necessaria per molte di esse. I nostri corpi possono combattere le malattie efficacemente solo quando abbiamo nei nostri organi e nei liquidi corporei abbastanza vitamina C, che consente ai nostri meccanismi naturali e protettivi di operare efficacemente.[311]

La parte più illuminante del libro da cui questa citazione è presa è il capitolo 12, intitolato *"The Medical Establishment and Vitamin C"*. Conoscendo gli estremi a cui l'istituzione medica arriva per sopprimere informazioni sulla vitamina C, questo è sufficiente per convincere il lettore attento alla salute che la integrazione di vitamina C è benefica. Il Dr. Linus Pauling vinse il premio Nobel per la chimica nel 1954, ma ora le compagnie farmaceutiche lo stanno attaccando su Wikipedia ed altri siti perché non vogliono che la gente sappia dei benefici della vitamina C. La vitamina C ha un effetto diretto su batteri e virus, spazza via le tossine prodotte dai germi, ed aiuta i fagociti del sistema immunitario a mangiare più velocemente i germi.[312] Aiuta anche a guarire le ferite, riduce i sintomi di reazioni allergiche, ed aiuta i tossicodipendenti che stanno combattendo la dipendenza.[313]

Ogni primavera ricevo telefonate da giovani che vogliono passare le lunghe vacanze studentesche viaggiando in paesi stranieri. Vogliono consigli perché hanno paura dei vaccini da viaggio ed anche delle malattie infettive che potrebbero essere in agguato nelle loro destinazioni. Hanno buona ragione ad avere paura di entrambi: soltanto una frazione dei morti di vaccini da viaggio viene riportata nelle riviste mediche.[314,315,316] La frazione è così minuscola che non è nemmeno la punta dell'iceberg, non è il pinguino sulla punta dell'iceberg, è la pulce sul pinguino sulla punta dell'iceberg.

Ai possibili viaggiatori viene spesso detto che certi vaccini sono "necessari" per entrare nel paese che intendono visitare, quando i vaccini non sono necessari. Il vaccino per la febbre gialla è l'unico vaccino necessario per entrare in qualsiasi paese, e solo pochi lo richiedono. Inoltre, è richiesto solo da quei paesi dove il viaggiatore arriva direttamente da una zona considerata essere da febbre gialla, ed anche allora non è richiesto se il viaggiatore ha una lettera rilasciata da un medico che dichiara che non deve essere vaccinato. La lettera deve essere indirizzata "a chi di competenza" e non deve dare una spiegazione del perché il viaggiatore non deve essere vaccinato, ma deve essere scritta da un medico registrato. Talvolta gli itinerari di viaggio possono essere organizzati per evitare il problema di cercare un medico che scriva tale lettera: per esempio, l'Egitto considera il Kenya una zona di febbre gialla, però se vai prima in Egitto, e poi in Kenya, non c'è bisogno di avere tale lettera.

Benché non ci siano soluzioni semplici per evitare malattie infettive mentre si viaggia, ci sono molte misure protettive che vale la pena prendere. È particolarmente difficile ottenere cibo nutriente mentre si viaggia, così è consigliabile una buona scorta di pillole non acide di vitamina C, anche per giovani sani. La polvere di vitamina C non è pratica per chi viaggia, perché può essere sciupata dall'umidità. È meglio usare pillole, ma devono essere di buona qualità, in una composizione che non ostacola l'assorbimento.

È difficile evitare germi trasportati dall'acqua quando si viaggia in certi paesi. Un buon regalo da fare a una persona cara che intende viaggiare in zone dubbie è un apparecchio che bolle una piccola quantità d'acqua alla volta, insieme agli adattatori apposti. In zone remote dove non c'è l'elettricità, la gente usa il fuoco per cuocere il cibo, perciò il viaggiatore può usare il fuoco per bollire l'acqua. Alcuni alberghi o ristoranti in luoghi non igienici non bollono l'acqua quando preparano tè o caffè. Tappeti sontuosi e una splendida sala di ricevimento non garantiscono che l'acqua non sia contaminata con febbre tifoide, colera o dissenteria amebica. Germi pericolosi possono sopravvivere in pochissima acqua. Possono essere presenti, per esempio, su foglie di insalata, se sei in un posto dove si permette l'uso dell'acqua non clorata; anche frutta non sbucciata e liquidi imbottigliati possono essere contaminati. Le storie che raccontano di frutta iniettata con acqua di fiume per farla più pesante non sono favole. Comprai un mandarino sulle sponde di un famoso fiume che doppia come collettore di scarico, e quando tolsi la buccia ne uscì dell'acqua marrone. Guardai la buccia con attenzione e potei vedere dove era stata iniettata l'acqua. In un altro paese che sottostima l'igiene, comprai una bevanda gasata in bottiglia in un negozio dall'apparenza rispettabile, e trovai dentro uno scarafaggio.

In teoria, l'omeopatia può curare ogni malattia, ma gli omeopati scarseggiano in molti paesi. Il cartello farmaceutico ha sistematicamente lavorato per eliminare l'omeopatia in ogni paese, cominciando negli USA con la *Flexner Report* del 1911. Finora i loro tentacoli hanno fallito nel guadagnare il controllo dell'India. L'omeopatia può salvare le vite solo se è prescritto il rimedio giusto, e poi ottenuto in tempo. Malattie come colera, febbre tifoide e tifo rispondono velocemente al rimedio corretto potenziato, anche quando il paziente è quasi morto, ma se non hai il giusto rimedio con te, e non lo puoi ottenere in tempo, sei in pericolo di morte. Perciò, la cosa migliore è cercare di evitare questi germi in tutti i modi.

È una buona idea portarsi dietro un kit di pronto soccorso omeopatico quando si viaggia, con rimedi di base come *Arnica 30 CH, Ledum 30 CH, Arsenicum 30 CH, Aconite 30 CH, e Nux vomica 30 CH*, ma se contrai una malattia infettiva grave, hai bisogno che il rimedio sia scelto da un professionista, oppure di andare all'ospedale e sperare per il meglio. *Arsenicum* qualche volta è il rimedio corretto per la febbre tifoide, ma solo quando il paziente mostra i sintomi che corrispondono ad *arsenicum*. Avere bisogno di una persona bene informata per scegliere il rimedio corretto è uno degli svantaggi dell'omeopatia. Un altro svantaggio è che l'energia potenziata nella medicina è molto fragile: i rimedi possono essere depotenziati se sono vicini ad un odore forte, o attraversando i metal detectors. Quando uno viaggia, è meglio mettere in valigia dentifricio che non contiene menta e deodorante che non contiene oli pungenti come eucalipto o tea tree. Il repellente per insetti che ha un odore pungente dovrebbe essere messo in un'altra borsa.

LA TUBERCOLOSI

La tubercolosi è causata da un batterio che può attaccare qualsiasi parte del corpo, anche se comunemente attacca per lo più i polmoni. Abitazioni umide, malnutrizione e stanchezza cronica sono fattori di rischio che predispongono una persona a contrarre la tubercolosi, ed essere infettati dal virus HIV rende le persone vulnerabili alla tubercolosi. La TBC viene associata al sovraffollamento perché i meno abbienti di solito vivono in tale condizione, ma il sovraffollamento in sé non causa la TBC. Anche i benestanti che vivono in ampie case sono a rischio di contrarre la tubercolosi se non consumano pasti sufficientemente nutrienti. Anche un re di Svezia e una star di Hollywood sono morti di tubercolosi.

Il batterio vive nella gola di un'alta percentuale della popolazione umana, ma i batteri sono incapaci di provocare malanni nelle persone con un sistema immunitario adeguatamente funzionante. Un terzo della popolazione mondiale ha un'infezione di TBC latente, ma gli infetti non sono distribuiti in modo uniforme nel mondo.[317,318] Un'infezione latente può diventare attiva in qualsiasi momento della vita di una persona infetta,[319] e le cause dell'attivazione possono essere alcolismo, diabete, patologie renali, cancro, farmaci immunosoppressori, fumo di tabacco, danni polmonari da sabbiatura (ad esempio nei lavoratori che sparano particelle di sabbia sui jeans in denim per dare loro un aspetto "sbiadito"), malnutrizione, o infezione da HIV.[320,321]

La malattia è esistita nell'uomo per migliaia di anni, e per la maggior parte di questo tempo le persone non hanno realizzato che fosse contagiosa e che la malnutrizione giocasse un ruolo cruciale nel permettere ai batteri di danneggiare il corpo dell'ospite. Robert Koch ha isolato il batterio che causa la TBC nel 1882,[322] dopodiché si è cominciato ad osservare che la malnutrizione è il principale fattore di rischio. Il ruolo della malnutrizione è stato recentemente confermato da diversi studi.[323,324,325,326] Una dieta perfetta con alimenti biologici non trasformati non è necessaria per prevenire la TBC. Se dipendesse da ciò la maggior parte della popolazione mondiale soffrirebbe di TBC.

Tra i sintomi della TBC possiamo annotare: tosse continua che persiste per più di quattro settimane, perdita dell'appetito, sudorazione notturna, dolori al petto, affanno, stanchezza, debolezza e perdita di peso. Tossire sangue è segno che la malattia è in stato avanzato. Non tutti questi sintomi si presentano contemporaneamente, così come ne esistono anche altri. Un mal di testa persistente potrebbe indicare che i batteri della TBC stiano attaccando le meningi (gli strati che proteggono il cervello), e ciò potrebbe portare danni cerebrali. Questo accade in circa l'uno per cento dei casi di TBC non trattati, e viene chiamato tubercolosi meningea.

Il primo vaccino per la TBC fu inventato da Robert Koch, ed è stato creato con batteri di TBC umani. Il suo utilizzo è stato interrotto perché uccideva troppi neonati. Il vuoto commerciale da questi lasciato venne colmato da due francesi che ebbero l'idea di creare un vaccino partendo dal ceppo del batterio che provoca la tubercolosi nei bovini. Questo vaccino, chiamato BCG (bacillo di Calmette e Guérin), è notevolmente meno letale di quanto fosse il vaccino prodotto da Robert Koch.

Girarono voci che il vaccino BCG non fosse in grado di prevenire la TBC, così l'Organizzazione Mondiale della Sanità decise di portare avanti un'ampia ricerca in un'area soggetta a malnutrizione, in modo da accertare una volta per tutte l'efficacia del vaccino. La ricerca ha coinvolto duecentosessantamila bambini, il che l'ha resa abbastanza estesa da assicurare senza alcun dubbio che fosse rappresentativa. La ricerca ha svelato che il vaccino BCG aumenta la possibilità di contrarre la tubercolosi,[327,328] ciononostante milioni di bambini lo ricevono ancora ogni anno. Ci sono molte ricerche minori che hanno prodotto risultati conflittuali, ma l'opinione generale è che il vaccino BCG non riduca i casi di TBC polmonare ma riduca quelli di TBC meningea. Il vaccino BCG è stato introdotto nel 1921, e i medici parlano della necessità di un nuovo, efficace, vaccino da quasi un secolo. C'è scarso interesse verso gli effetti collaterali del vaccino BCG, ma è risaputo che causa osteite (infiammazione delle ossa) in 1 ogni 3000 bambini ben nutriti,[329] oltre che numerose terribili reazioni avverse, inclusa la morte.[330,331]

Nel 2008 l'incidenza della TBC in Italia è stata di 38 casi ogni milione di persone nate in Italia, e 600 casi per milione tra coloro nati all'estero.[332] Nel 2006 in Italia ci sono state sette morti per la malattia per ogni milione di persone che effettivamente ne erano afflitte.[332]

I farmaci utilizzati nel tentativo di curare la TBC possono avere pesanti effetti collaterali, e devono essere assunti ogni giorno per sei, nove mesi. Quando il batterio della TBC muta le autorità sanitarie lo definiscono 'farmacoresistente', e sperimentano nuovi farmaci o mix di farmaci. La maggior parte dei casi di TBC possono essere curati da *Koch Tuberculinum 30 CH*, che è prodotto dinamizzando omeopaticamente il vaccino inventato da Robert Koch. Questo vaccino letale salva vite una volta che viene dinamizzato omeopaticamente. Esso ha il potenziale per salvare milioni di vite, perché la medicina sufficiente a curare una persona costa meno di un dollaro. Se i governi introducessero l'omeopatia per curare la TBC la parte più costosa sarebbe il mantenimento delle strutture ospedaliere nelle aree povere, e il costo dei salari per coloro che somministrerebbero il rimedio. Gli omeopati professionisti sarebbero capaci di curare tutti quei pochissimi casi per cui il *Koch Tuberculinum 30 CH* non è il rimedio corretto.

Nel 1938 un medico austriaco ha segnalato notevoli miglioramenti nei suoi pazienti affetti da TBC, dopo aver amministrato loro la vitamina C.[333] Durante gli anni cinquanta due scienziati francesi hanno dimostrato che quando la vitamina C veniva aggiunta ad una provetta contenente batteri di TBC, questi ultimi venivano uccisi.[334,335] Ovviamente questa notizia non venne accolta con entusiasmo dalle industrie farmaceutiche. Nel 2012 alcuni scienziati a New York che tentavano di creare un vaccino per la TBC, notarono che l'aggiunta di vitamina C nella provetta contenente la coltura germinale, uccideva i batteri della TBC, inclusi quelli farmacoresistenti.[336] Occorre effettuare un esperimento per vedere se alte dosi di vitamina C possano curare la TBC attiva.

La TBC può essere facilmente curata con l'omeopatia, e i batteri della TBC non risultano diventare resistenti ai rimedi omeopatici, al contrario che ai farmaci. Non c'è scusa che giustifichi l'utilizzo del vaccino BCG in nessuna parte del mondo.

LA POLIO

La polio non è una malattia infantile. È una malattia molto seria che richiede intervento medico per poter guarire. L'establishment medico considera la polio come una malattia infantile poiché questa si verifica più frequentemente nei bambini, piuttosto che negli adulti, e perché non comprendono la differenza tra una malattia infantile autorisolutiva e una malattia che richiede invece un intervento medico.

Esistono tre ceppi principali del virus della polio, con oltre 250 sottotipi. Il virus è più propenso a divenire virulento in tempo caldo piuttosto che tempo freddo. Fluttua nell'aria e può sopravvivere nell'acqua. Quando il virus è virulento, si può contrarre sia da liquami infetti che dall'aria. Le malattie idrotrasmesse, come la febbre tifoide e il colera, si possono prevenire mantenendo le acque pulite, ma il virus della polio non dipende dall'acqua per la sua sopravvivenza.

Il virus della polio ha colpito gli esseri umani per lungo tempo e le prime tracce sono state rinvenute nell'Antico Egitto. Due mummie mostrano danni da polio, ed un'incisione mostra un uomo adulto con una tipica gamba atrofizzata. È talvolta menzionata in documenti storici più recenti, ma non è noto se i focolai storicamente documentati fossero solamente epidemie localizzate o parte di una pandemia su scala mondiale. Per la maggior parte della storia umana, la polio è stata per lo più un evento raro. La pandemia della quale sentiamo spesso parlare è iniziata durante gli anni 80 del diciannovesimo secolo, ha raggiunto il suo picco durante gli anni 20 del secolo scorso, ed è diminuita negli anni Sessanta. Il ricordo della polio degli anni venti è offuscato da quello dell'epidemia di influenza su scala mondiale, che fu causata da un insolito virus influenzale "spagnola" che uccise cinquanta milioni di persone. Non c'è ragione di ritenere che il virus della polio non possa diventare nuovamente virulento in futuro. I sostenitori dei vaccini continuano a promettere che la eradicheranno, ma non tengono conto della sua natura intermittente. Alcuni sostengono che la vaccinazione anti-polio avrà termine una volta che il virus sarà stato eradicato, altri invece sostengono che la vaccinazione dovrà continuare per sempre perché un virus attivo della polio può essere creato per mezzo dell'ingegneria genetica.[337,338]

Ad alcune persone piace pensare che il virus della polio non esista e che la malattia sia causata da un pesticida. Eppure essa esiste, ed i sintomi sono differenti rispetto ai sintomi causati da qualunque tipo di pesticida.

Alcuni autori medici ritengono che la pandemia di polio che iniziò negli anni a partire dagli anni ottanta del diciannovesimo secolo fu causata dall'introduzione di corrette pratiche igieniche in Europa e Nord America. Ritengono che prima che venisse praticata una corretta igiene, i bambini fossero automaticamente esposti al virus della polio fin da piccolissimi e che pertanto avessero sviluppato immunità, e che quando furono adottate regole igieniche, i bambini non venissero più a contatto con il virus in età precoce e pertanto non fossero più immuni quando più tardi venivano a contatto col virus stesso. Perché tutto ciò fosse stato possibile, sarebbe stato necessario che il virus della polio fosse stato ininterrottamente virulento, così che ogni bambino vi fosse stato esposto in età precoce. Ma i germi di polio non sono sempre virulenti nell'ambiente. Il virus della polio muta in virulenza, ed il più delle volte è assente dall'ambiente. Questo significa che la maggior parte dei bambini che vive in ambienti antigienici non incontra il virus in età precoce, e che in tempi storici la maggior parte dei bambini non veniva resa immune dalla mancanza di igiene.

La pandemia di polio iniziata durante dagli anni '80 del diciannovesimo secolo ha colpito entrambe le comunità: quella che aveva recentemente introdotto pratiche igieniche e quelle che non avevano introdotto cambiamenti nella gestione delle reti fognarie. Gli scimpanzé allo stato brado vengono colpiti dalla polio quando il virus diventa virulento nell'aria, ed in due milioni di anni non hanno mutato il loro modus vivendi.

Quando il virus della polio infetta un corpo umano, o ogni tipo di primate, si moltiplica nella gola e nell'intestino. La maggior parte delle persone infettate dal virus non mostra sintomi di alcun tipo, mentre alcuni presentano sintomi che non sono più gravi di quelli di un'influenza. Questi due gruppi di persone non realizzano di essere state infettate dal virus della polio. È solo quando il virus si delocalizza dall'intestino al sistema nervoso che si manifestano i sintomi della paralisi. Durante lo stadio iniziale dell'infezione il virus viene espirato nell'aria. Dopo circa una settimana dalla contrazione dell'infezione, questo passa dall'intestino nelle feci. La saliva ed il muco contengono i virus della polio durante la prima parte dell'infezione, ma poiché la polio non provoca starnuti, questo non costituisce un mezzo principale di propagazione del contagio.

Nell'ambito globale delle pandemie ci sono focolai intermittenti. Quando il virus selvaggio diviene virulento, iniziano a manifestarsi casi di polio. All'aumentare della virulenza del virus aumentano anche i casi di polio, fino a quando non si raggiunge un picco. Poi la virulenza inizia a ridursi e così anche il numero di casi. Questi ultimi cessano di manifestarsi quando il virus selvaggio ha perso completamente la sua virulenza. Oggi le opinioni che "la polio è causata dall'igiene" e che "la polio è causata dalla mancanza di igiene" convivono l'una accanto all'altra nel contesto del dogmatismo medico. L'idea che il virus della polio muti in virulenza non è apprezzata dalla medicina ufficiale. Ancora meno apprezzata è l'idea che quando esso attraversa una fase di virulenza, la piccola percentuale di individui che contraggono la malattia debbano attribuirne la causa alla loro particolare predisposizione. Il virus della polio attraversò una fase virulenta in Australia negli anni cinquanta del secolo scorso, come fece in molti altri paesi. C'era una remota cittadina rurale nella quale solamente un bambino contrasse la polio. Quando il bambino chiese al dottore perché fosse stato il solo a contrarre la malattia, il dottore gli rispose che era accaduto perché aveva inspirato aria al momento sbagliato. Questo dimostra che il dottore riteneva, come molti dottori ritengono, che l'esposizione al virus della polio si risolva inevitabilmente nella contrazione della polio, e che tutti gli altri bambini presenti nell'area non l'avevano contratta perché non avevano inspirato il virus.

Quando il virus della polio diviene virulento fluttua nell'aria e viene inspirato da tutti. Alcune delle persone che lo inspirano non soffriranno di alcun sintomo, mentre altre soffriranno sintomi della polio leggeri oppure severi. Il virus della polio è veicolato anche dall'acqua e viene rilevato nelle acque di scarico in aree dove si verificano casi di polio. Tuttavia, diversamente dalla febbre tifoide e dal colera, il virus non dipende dall'acqua per la sua sopravvivenza. Osservare norme igieniche è sempre una buona cosa ma non costituisce la garanzia di non essere contagiati dal virus della polio.

Nei suoi primi stadi la polio può facilmente essere confusa con una banale influenza, perchè i sintomi iniziali sono mal di gola, febbre, stanchezza e mal di testa. Quando è risaputo che il virus della polio è attivo nell'ambiente, è più sicuro guardare ad ogni caso di influenza come ad una sospetta polio e fare in modo che venga trattata da un chiropratico od osteopata, come pure da un omeopata, e somministrare alte dosi di vitamina C, così che, se si tratta effettivamente di polio il sistema immunitario è in grado di debellare il virus prima che questo causi danni permanenti. Una caratteristica della polio è che i sintomi iniziali ogni tanto si alleviano, ed il paziente sembra stare meglio, ma dopo qualche giorno riappaiono e la patologia rapidamente evolve in poliomielite conclamata.

Se la polio evolve al di là di quelli che sembrano sintomi influenzali, compariranno allora nausea o vomito, il mal di testa sarà forte, si manifesteranno rigidità alla nuca e alla schiena. Una volta che appaiono questi sintomi, è grande il pericolo che alcune parti del corpo vadano incontro a paralisi. La paralisi può causare la morte, specialmente se colpisce i polmoni. I nervi vengono danneggiati dal virus della polio, ed alcuni ne sono distrutti. Quando questo accade, la vittima soffre un certo grado di disabilità per tutta la vita. Se la vittima non è completamente sviluppata quando i nervi vengono danneggiati, gli arti colpiti non cresceranno in seguito così che la persona vivrà con uno o più arti più piccoli ed atrofizzati.

Coloro che sono sopravvissuti alla polio vengono anche colpiti dall'instaurarsi di nuovi sintomi dai 30 ai 40 anni successivi alla contrazione della malattia. Questo perché i nervi che non ne erano stati danneggiati si esauriscono, nei decenni, per dover svolgere il lavoro dei nervi lesi oltre a quello loro proprio. Questo problema viene definito sindrome da post-polio.

La chiave per evitare la polio quando il virus è virulento è di evitare quelle cose e quelle situazioni che possano incrementare la suscettibilità individuale. Non si può evitare di inspirare il virus quando questo è presente nell'aria, ma si possono adottare delle misure che rendano più capaci di combattere e debellare l'infezione. La polio è una malattia molto seria che può portare a disabilità fisica permanente o alla morte, ed è perciò importante per i genitori essere prudenti nei confronti del virus. Se un'epidemia di polio irrompe nella regione nella quale vivete, ci sono cinque fattori relativi allo stile di vita che meritano accurata attenzione:

* Evitare prodotti alimentari raffinati
* Riposare a sufficienza
* Evitare colpi di freddo
* Evitare vaccini
* Non togliere le tonsille

CIBI RAFFINATI

Quando il virus della polio diviene virulento, alimentarsi con una dieta nutriente è un fattore fondamentale per la propria protezione. Fornire alla famiglia cibo sano e genuino durante un'epidemia di polio richiede tempo ed impegno. Prestate particolare attenzione a ciò che mangerete nelle prossime 48 ore. Se il virus selvaggio della polio divenisse improvvisamente virulento, la dieta da seguire dalla vostra famiglia sarebbe quella di nutrirsi correttamente per inspirare il virus della polio senza soffrirne gli effetti patologici? Quando il virus è presente nell'ambiente, dovete assicuravi che i vostri bambini siano ben nutriti e il primo passo consiste nell'eliminare tutti i cibi raffinati. Quando cibi come il frumento o il riso vengono raffinati, la parte più esterna dei cereali viene eliminata. La parte più esterna contiene vitamine, minerali, aminoacidi e fibre, mentre l'interno contiene solo amido. Ingerire solo amido rende il sistema immunitario incapace di funzionare adeguatamente. L'industria alimentare elimina la parte più esterna dei grani perché l'amido puro ha una durata di conservazione molto più lunga rispetto a quella del cibo integrale. I batteri e le muffe che guastano gli alimenti conservati non sono attratti da cibi che mancano di nutrienti essenziali. Oltre a colpire le difese immunitarie, la perdita di vitamina B negli strati più esterni dei grani costituisce uno dei fattori principali delle moderne epidemie di malattie cardiache. Molte persone non dovrebbero affatto mangiare il frumento. L'allergia al frumento è più comune dell'intolleranza al glutine e, per le persone affette, le farine di frumento integrali sono ancora più dannose delle farine raffinate.

Lo zucchero è il peggiore dei cibi raffinati. L'industria dello zucchero ha fatto in modo di convincere le persone che consumare zucchero sia necessario alla sopravvivenza, ma esso è entrato a far parte dell'alimentazione umana da un tempo relativamente breve. Nei tempi antichi poche persone avevano accesso allo canna da zucchero, ma la maggior parte della popolazione mondiale è felicemente sopravvissuta senza. Lo zucchero è stato introdotto nella dieta occidentale come risultato del commercio di schiavi sull'Oceano Atlantico,[339,340] ed ha fin da allora portato grande scompiglio alla salute della popolazione. Lo zucchero inibisce il sistema immunitario,[157] indebolisce le ossa e i denti,[341,342] lisciva vitamine e minerali dal corpo,[343] provoca malattie cardiovascolari[344,345] e fa ingrassare.[346] Dopo aver ingerito zucchero, il sistema immunitario rimane indebolito per almeno cinque ore.[157]

Mangiare zucchero eleva rapidamente la glicemia nel sangue, che poi scende altrettanto rapidamente, provocando comportamenti indisciplinati nei bambini. Queste fluttuazioni alla fine esauriscono la capacità del corpo di produrre l'insulina, e il risultato è il diabete di tipo 2 (mellito), che in tempi meno recenti era conosciuto come "diabete da zucchero". Lo zucchero scuro e lo zucchero grezzo non sono migliori dello zucchero raffinato. Lo zucchero dà dipendenza, e alcuni adulti trovano difficile impedire ai propri bambini di consumarne perché essi stessi ne sono dipendenti.

Forse non aggiungerete zucchero al vostro cibo, ma mangiate cibi confezionati ai quali è stato aggiunto zucchero durante il processo industriale? La farina viene aggiunta a molti prodotti, farina che naturalmente è raffinata, perché ha una conservazione più lunga rispetto a quella integrale. Pasta, pizza, pane, biscotti, dolci e cornetti sono solitamente preparati con farina raffinata. È difficile predisporre il consumo di cibo sano e genuino per la famiglia in maniera costante. In circostanze normali ce la possiamo cavare anche se imbrogliamo, ma durante un'epidemia di polio, il rischio è troppo alto per essere negligenti circa l'alimentazione dei bambini. Assicurarsi che venga consumato esclusivamente cibo salutare può costituire una seccatura all'inizio, ma la polio è un'opzione senz'altro peggiore.

Il secondo passo in ambito nutrizionale, per assicurarsi che i bambini non siano vulnerabili nei confronti della polio, è quello di assicurarsi che mangino abbastanza proteine. Le proteine rafforzano il sistema immunitario,[347] ed una carenza di proteine può provocare un forte desiderio di zucchero. Quando i bambini implorano zucchero, solitamente possono essere placati dando loro uno snack proteico. Diffidate delle "barrette salutari" che dicono di contenere proteine e che invece sono preparate effettivamente con zuccheri e amidi. Una proteina è composta di aminoacidi che sono uniti insieme formando una lunga catena. L'ordine degli aminoacidi nella catena determina quale tipo di proteina verrà a formarsi. Per esempio, le cellule nel muscolo del vostro braccio e quelle che formano i vostri reni contengono gli stessi aminoacidi, ma il tessuto presenta una struttura differente perché gli aminoacidi sono uniti uno all'altro in un ordine differente. Ogni cellula del corpo umano è formata da proteine, incluse le cellule del sistema immunitario. Il nostro corpo è in grado di produrre alcuni degli aminoacidi di cui abbiamo bisogno per formare le cellule, ma ci sono aminoacidi che non siamo in grado di produrre e pertanto dobbiamo assumerli attraverso l'alimentazione. Sono chiamati aminoacidi essenziali. Quando questi aminoacidi si trovano tutti insieme, formano quella che si chiama una proteina completa. È necessario assumerle con l'alimentazione - tutte e contestualmente - per essere in salute. Le proteine animali, come quelle che si trovano nella carne, nel pesce, nelle uova e nei formaggi, contengono tutti gli aminoacidi essenziali e pertanto vengono chiamate proteine complete. Anche le mandorle ed i fagioli di soia sono proteine complete. I cereali integrali contengono alcuni degli aminoacidi essenziali, e così anche i legumi. Se mangiate cereali integrali e legumi nello stesso momento, ottenete tutti gli aminoacidi essenziali, e quindi una proteina completa. È interessante il fatto che molti piatti tradizionali nel mondo consistano di una combinazione di cereali locali e legumi locali. Mescolare riso integrale con lenticchie, spezie, verdure appetitose nello stesso piatto è oggi una maniera preferita per mangiare proteine complete.

Se un prodotto contiene alcuni aminoacidi, non è fraudolenta un'etichetta che indichi che contiene proteine, perché gli aminoacidi sono proteine. Tuttavia, il prodotto avrà l'effetto di produrre cellule solo se contiene tutti gli aminoacidi essenziali. I vegetariani e i vegani sono in grado di assumere sufficienti proteine a condizione di mangiare fagioli di soia o loro derivati, mandorle, o cibi in combinazione fra loro così che gli aminoacidi si completano gli uni con gli altri andando poi a formare una proteina completa. Molti mangiatori di carne non consumano sufficienti proteine, e si riempiono di pane, pasta e riso raffinati. Una dieta non – vegetariana non provvede automaticamente proteine sufficienti. Potreste aver sentito dire che un consumo eccessivo di proteine danneggia i reni. Questa è una menzogna fatta circolare per la prima volta nel 1972 ad una conferenza stampa che era stata indetta per gettare discredito su un medico americano che aiutava le persone a stare in salute raccomandando loro una dieta nutriente.[348] Mangiare parecchie proteine non danneggia i reni.

Se adottate uno stile di vita privo di zucchero, vi troverete a dover affrontare persone che cercheranno di indurre i vostri bambini a consumarne. Alcuni bambini sono in grado di resistere a questa pressione, altri no. Potete aiutarli a resistere alla tentazione di accettare l'offerta di cibo-spazzatura assicurandovi che non soffrano di carenze proteiche. Per sentirci bene, necessitiamo di mantenere un livello costante di glucosio nel sangue. Il fegato ed il pancreas sono progettati per lavorare in sinergia fra loro per mantenere questo livello costante. Ingerire zucchero sabota il meccanismo di autoregolamentazione dell'equilibrio del corpo. Fa aumentare rapidamente il livello di glucosio nel sangue per poi farlo precipitare a livelli eccessivamente bassi. Questo rende la persona infelice, e fa desiderare più zucchero.

La manifestazione di questo processo nei bambini è che questi iniziano a piagnucolare o a comportarsi male circa venti minuti dopo aver ingerito zucchero. Alcuni adulti ritengono che la soluzione sia dare loro più zucchero. Questo non solo avvia il bambino sulla strada dello sviluppo del diabete di tipo 2, ma sopprime il suo sistema immunitario.[157]

Assumere proteine complete fa sì che il livello di zucchero nel sangue rimanga salutare per un lungo periodo di tempo. Se il livello di zucchero nel sangue di una persona è gravemente squilibrato, assumere piccole quantità di proteine complete tre o più volte al giorno è più utile a stabilizzarlo più che mangiarne una grande quantità solo una volta al giorno. Alcune persone hanno bisogno di assumere piccole quantità di proteine nobili fino a sette volte al giorno per più di un anno, prima di essere in grado di assumerle una sola volta al giorno. Un bambino il cui livello di zucchero del sangue è stabile ed equilibrato non sarà attratto da cibo zuccherato. Le pubblicità spesso raccomandano di dare ai bambini una prima colazione ricca di amidi e zuccheri. Un bambino che ha assunto proteine complete al posto di amidi per colazione sarà più in grado di affrontare gli impegni scolastici e le sfide emotive.

Gli adulti che hanno sviluppato una dipendenza da zucchero possono sentirsi minacciati emotivamente quando incontrano qualcuno che non condivide quest'abitudine, e la loro ritorsione nei confronti di questi può rivelarsi molto sgradevole. Non si limitano ad attaccare altri adulti, così che i genitori attenti alla salute si troveranno a volte non solo a dover insegnare ai propri bambini i principi di una corretta alimentazione, ma anche a come affrontare il comportamento inappropriato di una persona dipendente dallo zucchero. Il solo vedere un bambino declinare l'invito a mangiare qualcosa di dolce può predisporre chi soffre di dipendenza da zucchero ad abuso verbale. Non è inoltre inconsueto vedere un adulto rimproverare il genitore di un bambino che segue una dieta priva di zucchero, accusandolo di privarlo di un piacere legittimo. In realtà, i bambini sono molto più capaci di divertirsi e svagarsi quando il loro livello di zucchero nel sangue rimane stabile.

Vi è poi una teoria secondo la quale una carenza di calcio rende una persona più vulnerabile alla polio, ma non ci sono studi in proposito. Il bisogno di calcio aumenta in gravidanza, ed il rischio di polio aumenta durante la gravidanza.[349,350,351] Potrebbe esistere una correlazione fra i due fattori.

RIPOSO

La stanchezza rende le persone vulnerabili alla polio. Evitare la stanchezza durante le epidemie di polio è importante tanto quanto evitare di assumere zucchero. I bambini si stancano più facilmente degli adulti e necessitano di buone abitudini circa il sonno perché il loro sistema immunitario funzioni correttamente. Il solo fatto di andare a scuola può provocare stanchezza in alcuni bambini, specialmente sotto i dieci anni. I bambini che si stancano facilmente dopo una normale giornata di scuola dovrebbero essere tenuti a casa quando il virus della polio è virulento nell'ambiente. Perdere delle lezioni scolastiche non è certo così grave come contrarre la polio. Negli anni Cinquanta, quando il virus della polio era virulento nell'ambiente, le autorità a volte chiudevano le scuole. La ragione di ciò risiedeva nel fatto di impedire ai bambini che avevano contratto il virus di propagarlo – attraverso l'espirazione – fra i loro compagni di classe. Era questa già da sé una buona ragione, ma portava con sé anche un benefico effetto secondario, dal momento che i bambini erano in grado di riposare e giocare in casa, invece di doversi misurare quotidianamente con le diverse incombenze e le attività scolastiche.

I bambini possono diventare stanchi in maniera cronica se hanno difficoltà a dormire, o se hanno acquisito cattive abitudini circa l'ora di andare a letto. In molti casi l'insonnia può essere curata attraverso integratori di calcio biologico, o attraverso un trattamento omeopatico che curi l'incapacità ad assorbire il calcio. Le cattive abitudini relative al sonno sono molto più difficili da trattare, specialmente quando i genitori sono oberati di lavoro e stanchi.

Nel 1991 ho avuto occasione di parlare con una signora anziana che aveva contratto la polio nel 1956. All'epoca, era madre di un bambino piccolo e di un neonato, per cui era generalmente affaticata e stanca. Una mattina si era svegliata con sintomi "influenzali" e si sentiva davvero spossata. Sua madre si offrì di andare da lei ad aiutarla con le faccende domestiche ma la signora rifiutò l'offerta, perché non voleva essere di peso per lei. Decise che doveva stendere i pannolini all'aperto, prima di concedersi un po' di riposo. Sua madre sentiva che qualcosa non andava e si presentò a casa della figlia senza ritelefonare. La trovò collassata a terra sotto il filo per stendere, i panni e chiamò subito un'ambulanza. La donna, che oggi è nonna a sua volta, trascorse un lungo periodo di tempo in ospedale a causa della polio, e quando fu dimessa dall'ospedale era in grado di camminare solo molto piano. Ancora oggi non è in grado di sostenere un passo regolare. Mi ha raccontato che tutte le vittime di polio che si trovavano in ospedale con lei all'epoca avevano lamentato stanchezza al momento della contrazione della malattia. Oggi rimpiange di aver cercato di fare troppo quella mattina, perché proprio oberandosi di lavoro aveva fatto in modo che "l'influenza" raggiungesse lo stadio paralitico della polio.

Quando imperversava la polio, chiunque nella comunità era esposto al virus, ed era un fatto osservabile che l'attività fisica incrementava il rischio di un'infezione sfociante in paralisi. Tutto questo è confermato da studi.[352,353,354,355]

COLPI DI FREDDO

Nelle malattie infantili, prendere delle infreddature può portare con sé complicazioni, ma con la polio un raffreddore può rappresentare il fattore determinante che predispone la persona a contrarre la malattia. Un esempio classico di come si può venire colpiti dalla polio è rappresentato dalla modalità con la quale la contrasse Franklin D. Roosevelt nel 1921. Era un adulto con 5 bambini. Il suo biografo, Allen Churchill, scrive:

> Sebbene Franklin sembrasse apparentemente in salute, da adulto aveva sofferto di un insolito numero di patologie piuttosto serie. Successivamente ad un attacco di febbre tifoide durato cinque settimane, nel 1912 soffrì di appendicite acuta, lombalgia, tonsillite, polmonite, polmonite bilaterale e influenza, insieme a frequenti attacchi di sinusite e raffreddori che potrebbero essere stati causati da un sovradosaggio di cloroformio somministratogli al momento della nascita. Nel dicembre del 1919 le sue tonsille furono asportate e, dopo l'intervento, sembrò meno soggetto ai malanni.[356]

Quanto descritto costituisce il prodromo dello scenario successivo. Levare le tonsille lo fece sentire apparentemente meglio perché aveva spinto la malattia a progredire più all'interno del suo organismo.

> Nel pomeriggio del 9 agosto, scalmanandosi con i suoi figli sul ponte della sua barca a vela, finì nelle acque gelide della Baia di Fundy. Ne rise, liquidandolo come se fosse un grande scherzo, ma le acque gelide avevano causato al suo corpo un forte shock.

> Il pomeriggio seguente portò fuori Anna, James ed Elliot nella sua piccola barca a vela "Vireo". Su un'isola vicino a Campobello intravidero una foresta in fiamme. I quattro sbarcarono, tagliarono rami sempreverdi e trascorsero molte ore combattendo vigorosamente l'incendio. Tornati a Campobello, uno stanco e accaldato Franklin suggerì una nuotata rinfrescante nel lago Glen Severn che si trovava a circa due chilometri. Con i bambini dietro di lui, corse quindi verso il lago. La nuotata non lo rinvigorì – l'unica volta in tutta la sua vita in cui questo accadde - confessò ad Eleanor di ritorno al cottage. Perciò suggerì un'altra nuotata nelle acque più fredde della baia. Con i costumi ancora bagnati, i quattro tornarono finalmente a casa correndo.

Qui Franklin trovò la sua posta quotidiana insieme ai giornali. Fuori dalla porta, indossando il costume da bagno ancora umido e rimanendo esposto all'aria che nel frattempo si faceva più fredda, si sedette e lesse per circa mezz'ora. All'improvviso fu colto da brividi intensi e forti dolori. Andò a letto. La mattina dopo era febbricitante ed ancora dolorante. Si lamentava inoltre della sua gamba destra che sentiva indebolita. Quando cercò di alzarsi, il ginocchio destro cedette. Poi, ambedue le gambe furono colpite. Dal terzo giorno, la paralisi si era estesa all'incirca ad ogni muscolo, dal petto in giù.[356]

Ricordate che questo accadde in un'epoca nella quale il virus della polio era virulento nell'ambiente. Rimanere seduti con un vento freddo, dopo una nuotata, non vi farà contrarre la polio, se il virus non è presente nell'aria. Questa tragedia, e molte altre come questa, resero evidente alle autorità sanitarie che le infreddature rappresentano un forte rischio nella contrazione della malattia. Nel 1948, il Ministero della Sanità neozelandese avvertì i genitori del pericolo utilizzando questo poster:

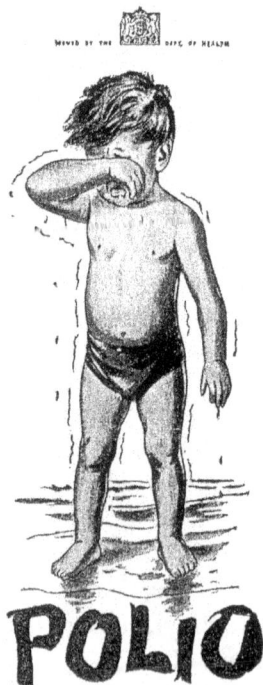

ISSUED BY THE [...] DEPT. OF HEALTH

POLIO

This summer, keep your children out of very cold water. See that they do not stay too long in swimming, and that they get dried and reclothed quickly. Chills and fatigue are allies of the poliomyelitis virus.

Questa estate, tenete i vostri bambini lontano dall'acqua troppo fredda. Controllate che non nuotino troppo a lungo, e che si asciughino e vestano velocemente. Colpi di freddo e fatica sono alleati del virus della poliomielite.

Come mai sapevano allora ciò che ignorano oggi? Mi ricorda di come gli antichi Greci conoscessero così bene la matematica e l'astronomia, eppure il loro sapere venne dimenticato e si dovette riscoprirlo da capo all'epoca del Rinascimento.

Durante gli anni '40 furono condotti alcuni esperimenti crudeli che mostravano come scimmie sottoposte a colpi di freddo fossero più soggette ad incorrere a paralisi, dopo che nei loro cervelli erano stati iniettati i germi della polio, ma non ci sono studi sull'effetto di colpi di freddo sull'essere umano.

VACCINAZIONI RECENTI

Quando il virus della polio è naturalmente virulento nell'ambiente, iniettare un vaccino in un individuo aumenta il rischio per quest'ultimo di contrarre la polio. Dopo la somministrazione di un vaccino, c'è un periodo nel quale la persona possiede una minore resistenza alle infezioni. Solitamente questo non costituisce un problema, perché raramente in un ambiente proliferano i germi responsabili di una malattia infettiva, ma quando i germi sono invece presenti, la probabilità di soccombere viene fortemente aumentata dall'essere stati vaccinati contro un'altra malattia. Fin dal 1901 il periodo di immunità soppressa che segue la vaccinazione veniva descritto come "la fase negativa del ridotto potere battericida".[357] Nel 1967 Sir Graham Wilson etichettò questa patologia che insorge a causa di questa immunità soppressa, come "malattia provocata".[358]

Quando il virus della polio si manifestava ancora con episodi di virulenza globale, era un fatto empiricamente osservabile che a contrarre la polio più frequentemente erano quei soggetti che erano stati recentemente vaccinati contro la difterite, la pertosse o con il vaccino combinato contro questi due. Un'indagine ufficiale sull'epidemia del 1949 in Gran Bretagna dimostrò che il rischio di contrarre la polio era notevolmente aumentato nei 28 giorni dopo le vaccinazioni, e che il periodo di maggior rischio si concentrava tra l'ottavo e il diciassettesimo giorno dopo.[359] Il Direttore Sanitario Generale del Regno Unito comunicò ai responsabili sanitari regionali di ritenersi liberi di agire secondo la propria discrezionalità, e le vaccinazioni furono sospese in molte aree fino a quando la naturale aggressività del virus della polio andò attenuandosi.[360,361] Nel 1951 il Ministero della sanità di New York City sospese le vaccinazioni contro la pertosse e la difterite dal 15 giugno al 1 ottobre, al fine di evitare casi di "polio provocata".[362] Sir Graham Wilson dichiara:

Lavorando sulle cifre del Consiglio della Contea di Londra, Benjamin e Gore (1952) hanno stimato che durante il 1949 il rischio di contrarre la polio era quasi quattro volte più elevato nei bambini fra i 9 ed i 24 mesi che avevano ricevuto l'inoculazione del vaccino combinato contro la difterite e la pertosse nelle sei settimane precedenti che rispetto ad un gruppo di controllo non vaccinato.[363]

L'iniezione di vaccino antipolio aumenta inoltre il rischio di contrarre la polio poco dopo. Un'aspetto interessante, che emerge dalla raccolta di dati di Graham Wilson, è che il vaccino antipolio iniettato causa la "polio provocata", quando viene iniettato nel corso di un'epidemia, mentre la somministrazione del vaccino antipolio per via orale non lo fa. Parimenti interessante è il fatto che le marche di vaccini contenenti alluminio avevano un "effetto provocazione" peggiore rispetto alle marche che ne erano prive.

Nell'ultima parte del ventesimo secolo il virus della polio non è stato aggressivo a livello mondiale, ma è diventato di quando in quando virulento in alcune zone limitate. Quando questo accade, una vaccinazione fatta di recente aumenta il rischio di contrarre la polio. Per esempio, il virus della polio era comparso nell'Oman nel 1988. Uno studio ha scoperto che il 35% dei casi di polio nei bambini dai 5 agli 11 mesi era stato provocato dall'iniezione di vaccino DTP.[364] Ovviamente, un vaccino può provocare la contrazione della polio solo quando il virus della polio è presente nell'ambiente, ma risulta a questo punto evidente che un modo per proteggervi, se il virus della polio diviene virulento nella vostra zona, consiste nell'evitare qualunque tipo di vaccino.

TONSILLECTOMIA

Rimuovere le tonsille chirurgicamente aumenta il rischio di contrarre la polio.[350,365,366,367,368] Studi condotti dal 1910 al 1953 hanno riscontrato che quando le tonsille sono state da poco rimosse chirurgicamente, il rischio era molto alto, ma dopo dieci anni dall'intervento permane ancora un rischio maggiore.[367] Alcuni dipartimenti sanitari davano pertanto istruzioni ai medici orientandoli a non rimuovere le tonsille, quando il virus della polio era virulento.

Le tonsille rappresentano la prima linea di difesa contro le infezioni trasmesse dall'aria. Sono costituite di tessuto linfoide che pullula di cellule che sono parte del sistema immunitario. Se le tonsille dolgono e sono infiammate, questo è perché sono state sovraccaricate di tossine e sono carenti di nutrienti adeguati. Dosi massicce di vitamina C sono in grado di curarle, come ho appreso nel 1977. Vivevo in Sud Africa in una città dove viveva un gran numero di persone colpite da una forte povertà, persone emarginate. Fui avvicinato da una donna che mi chiese cinque rand perché potesse rimuovere le tonsille presso l'ospedale. Cinque rand costituivano due settimane di paga per una persona di colore con un impiego regolare, e questa donna, come la maggior parte delle persone di colore in città, era disoccupata. Non mi sentivo incline a concederle i cinque rand, così diedi un'occhiata alle sue tonsille. La vista era rivoltante. La carne si era lacerata formando delle fessure piene di pus giallo e verde, una condizione chiamata ascesso peritonsillare. Consultai un libro della nutrizionista Adelle Davis dove si raccomandava la somministrazione di vitamina C. Avevo a disposizione sul mio scaffale una confezione intatta di vitamina C che costava due rand. Si trovava lì sopra sin da quando l'avevo acquistata, con l'intenzione di fare la cosa giusta ed assumere una compressa al giorno. Le diedi la confezione informandola sul corretto dosaggio. Stavo in effetti cercando di risparmiare tre rand. Qualche giorno dopo la donna ritornò e diedi nuovamente un'occhiata alla sua gola. Le sue tonsille apparivano adesso morbide ed in salute e rimasero tali anche in seguito. Non solo avevo risparmiato qualche soldo, ma avevo anche inconsapevolmente salvato quella donna dal perdere una parte importante del suo sistema immunitario.

Zinnober D6 della Weleda preso ogni ora alternativamente a *Erysirodon 1*, trasforma rapidamente delle tonsille sofferenti e sovraccariche in tonsille sane e perfettamente funzionanti. Esistono molti rimedi omeopatici differenti che vengono scelti in base alla modalità di manifestazione della tonsillite. La pratica barbarica dell'asportazione chirurgica delle tonsille abbassa le difese immunitarie di un individuo per il resto della sua vita.

CURARE LA POLIO

La polio paralitica è stata trattata in modi diversi. Se un membro della mia famiglia dovesse contrarre la polio, lo farei curare immediatamente da un omeopata e da un chiropratico o da un osteopata il prima possibile. Gli somministrerei inoltre dosi elevate di Vitamina C per aiutare il suo sistema immunitario a combattere il virus. La polio è una malattia ad azione rapida e non c'è tempo da perdere. Il rimedio appropriato omeopatico dinamizzato, scelto da un omeopata adeguatamente formato, sarà in grado di provocare un miglioramento nel paziente nel giro di minuti.

Non siate tentati di scegliere da voi il rimedio. Un bravo omeopata conosce la materia medica molto bene ed è in grado di selezionare quel rimedio particolare che corrisponda a tutti i sintomi presenti nel paziente e non soltanto ad alcuni di essi. Potete permettervi di provare a curare da soli un'influenza perché, se per caso doveste scegliere un rimedio che si riveli incapace di debellare il virus nel paziente, quest'ultimo rimarrà semplicemente influenzato e potrà al massimo incorrere in una sindrome da stanchezza post-influenzale. La polio è però una malattia molto più seria. All'insuccesso nel debellare il virus può conseguire la paralisi permanente o la morte.

La medicina moderna definisce la polio una malattia incurabile, perché non riesce a curarla, tuttavia la terapia intensiva in ospedale riesce a prevenire la morte del paziente nella fase acuta. Il polmone d'acciaio impedisce la morte dovuta a collasso del polmone, ed i fluidi per via endovenosa contribuiscono al supporto vitale, ma le moderne terapie mediche non sono in grado di prevenire il danno neurologico.

Ero un bambino negli anni cinquanta, quando il virus della polio si manifestò in maniera aggressiva, e ricordo quei poveri sfortunati che a scuola si muovevano zoppicando, muniti di supporti ortopedici. Per loro gli effetti della polio sarebbero durati tutta la vita. Un compagno di classe era costretto su una sedia a rotelle, quando avevamo solamente sei anni. Durante la ricreazione rimaneva seduto mentre noi correvamo nell'area giochi. Una sofferenza inutile, perché a Johannesburg c'erano molti omeopati altamente qualificati. Uno di loro, il Dott. Archie Taylor Smith, è citato dalla dottoressa Dorothy Shepherd nel suo libro sul trattamento omeopatico delle malattie infettive.[369] La dottoressa menziona i rimedi che il Dott. Taylor Smith raccomanda a seconda dei differenti tipi di esordio "per disgregare il virus nei suoi stadi iniziali". Il trattamento nello stadio successivo previene la paralisi, mentre il trattamento durante la paralisi previene i danni neurologici ed il decesso.

Ricordo ancora mia madre che diceva ai suoi amici che l'omeopatia era il modo giusto con cui trattare la polio, e la ricordo chiaramente fare il nome del Dott. Archie Taylor Smith, fra gli altri. Mia madre raccontava anche del successo di Archie nel curare una bambina di Bulawayo, nello Zimbabwe, da danno cerebrale manifestatosi in seguito alla somministrazione di vaccino DTP. I suoi genitori guidavano una volta al mese per 900 chilometri da Bulawayo a Johannesburg, su strade non asfaltate, per vedere Archie. La bambina non si riprese completamente, ma la scelta terapeutica di Archie portò ad ottenere dei risultati notevoli. Quello che riesce a fare l'omeopatia sembra straordinario, a coloro che non ne hanno esperienza diretta.

Il virus della polio provoca dei danni quando si sposta dal tratto gastro-intestinale alle cellule e attacca il sistema nervoso, perciò è una buona idea tenere lo scheletro al riparo da sublussazioni. Sublussazioni sono piccoli spostamenti delle ossa. (Medici della medicina farmaceutica riconoscono solamente quelle sublussazioni che sono abbastanza gravi da essere rilevate ai raggi X). Quando le vertebre della spina dorsale sono fuori posizione, impediscono il flusso di informazioni lungo i nervi. Una manovra correttiva, per riposizionare le ossa nella regione del collo, è particolarmente utile per togliere vantaggio ai germi dell'influenza o della polio.

Mi ha sorpreso apprendere che cure chiropratiche ed osteopatiche possono aiutare ad alleviare la paralisi residuale che segue quando la fase acuta della polio è superata. La prima volta che ne sono venuto a conoscenza fu nel 1972, quando mi recai con mia madre in campeggio sulle montagne di Magaliesburg. Una donna dall'andatura singolare iniziò a montare la sua tenda accanto alla nostra. Aveva il corpo curvato ed i suoi movimenti erano piuttosto impacciati. Mia madre, con la sua solita delicatezza, le disse: "Lasci che la aiuti! Sembra che abbia un bel torcicollo." La signora non sembrò affatto disturbata dalla cosa e raccontò a mia madre di aver contratto la polio all'età di diciassette anni, e che lo specialista che l'aveva in cura le aveva detto che non avrebbe mai più camminato. A ventun'anni aveva iniziato un trattamento chiropratico, ed era di nuovo in piedi nel giro di qualche settimana. Qualche anno più tardi, mentre passeggiava su una strada a Città del Capo, vide quello stesso specialista di molti anni prima che percorreva la stessa strada in senso opposto. Quest'ultimo rimase sbalordito nel vederla deambulare, e quando la ragazza gli disse che era stato merito di un chiropratico, il medico si infuriò rimproverandola aspramente per essersi rivolta ad un ciarlatano.

All'epoca in cui negli Stati Uniti si lavorava alla produzione di un vaccino antipolio, si organizzò una raccolta di fondi chiamata *March of Dimes*. Uno dei posters raffigurava una bambina chiamata Winifred Gardella in posizione eretta, sostenuta dalle sue grucce e munita di supporti ortopedici alle gambe perché a causa della polio aveva perduto la capacità deambulatoria. Le cure mediche non erano state in grado di migliorare la sua condizione, ma più tardi un chiropratico di nome Lewis Robertson la rese capace di camminare di nuovo.[370]

La cara vecchia vitamina C viene in soccorso quando il virus della polio sta devastando l'organismo, ma deve necessariamente essere iniettata. Un individuo che ha contratto la polio è troppo debilitato per assumere dosi massicce di vitamina C per via orale. Un esperimento in vitro, pubblicato nel 1935 ha dimostrato che la vitamina C rende inattivo il virus della polio,[371] e fu seguito da studi clinici controllati condotti su scimmie, studi che però non riproducevano le condizioni naturali; tuttavia, il suddetto esperimento ha dimostrato che la Vitamina C previene la paralisi. Il vincitore del Premio Nobel dr. Linus Pauling afferma:

167

Il Dott. Fred Klenner, medico a Reidsville nel North Carolina, è stato il primo a riportare l'efficacia del trattamento della polio su pazienti ai quali erano state iniettate considerevoli quantità di vitamina C.[372]

La rinomata nutrizionista Adelle Davis dice:

Alcuni anni fa ebbi il privilegio di far visita al Dott. Klenner ed ascoltarne le lezioni. Raccontava di una bambina di diciotto mesi che aveva contratto la polio. La madre raccontava che la figlia soffriva di paralisi in seguito ad un attacco di convulsioni, dopo le quali aveva presto perso conoscenza. Quando il Dott. Klenner vide per la prima volta la bambina, il suo piccolo corpo era diventato blu, rigido e freddo al tatto e non si riusciva a percepirne il battito cardiaco, né tantomeno il polso; la sua temperatura rettale era di 37,7°C. L'unico segno vitale, che il dottore riuscì a rilevare, era una parvenza di umidità condensata su uno specchio avvicinato alla sua bocca. La madre era convinta che la sua bambina fosse già morta. Il Dott. Klenner le iniettò 6 grammi di vitamina C; quattro ore più tardi la bambina era vigile ed allegra, teneva in mano il biberon con la mano destra, sebbene il lato sinistro del suo corpo fosse ancora paralizzato. Le fu iniettata una seconda dose, presto la bambina rideva e teneva il biberon con entrambe le mani, tutti i segni della paralisi erano scomparsi. Il Dott. Klenner parla abbastanza comprensibilmente della vitamina C come "dell'antibiotico per eccellenza". Un medico che più tardi ottenne dei risultati notevoli presso il Los Angeles County Hospital, trattando delle gravi infezioni attraverso la somministrazione di vitamina C, replicò all'entusiasmo del Dott. Klenner con il seguente commento: "se c'è una medicina che può essere chiamata miracolosa, questa è la vitamina C".

Con i suoi pazienti molto gravi, il Dott. Klenner riscontrò che non si riusciva a rintracciare alcuna quantità di vitamina C nei loro organismi anche solo pochi minuti dopo aver loro iniettato una dose massiccia; e non se ne trovava traccia nemmeno nelle urine. È pertanto sua convinzione che la vitamina C si leghi immediatamente alle tossine e/o al virus, causando pertanto la cessazione della febbre.[373]

Potete a questo punto comprendere perché i produttori di paracetamolo (che tra l'altro controllano i curricula presso le facoltà di medicina) non desiderano che i medici sappiano della vitamina C. I farmaci che riducono la temperatura lo fanno sopprimendo il sistema immunitario, non aiutandolo a combattere l'invasore. Mi chiedo come siano potuti morire milioni di bambini quando, a salvarli, sarebbe stata sufficiente un'iniezione di vitamina C. Lo stesso Dott. Klenner dice:

> Molti medici rifiutano di utilizzare la vitamina C secondo le dosi suggerite, semplicemente perché va contro le loro idee preconcette di ciò che può ritenersi ragionevole, ma non va contro la loro "ragionevolezza" sperimentare nuovi farmaci che vengono pubblicizzati dalle case farmaceutiche È difficile per me conciliare questi due atteggiamenti. Da un altro canto, molti medici che hanno accettato di sperimentare la vitamina C contro il virus della poliomielite hanno ottenuto gli stessi sorprendenti risultati che abbiamo riportato.[374] Numerose lettere di medici, qui negli Stati Uniti e in Canada, a supporto di quanto detto potrebbero essere utilizzate come prova. In alcuni casi, i medici hanno curato i loro stessi figli, affetti da poliomielite, somministrando loro vitamina C ed in altri casi gli stessi dottori sono stati curati.[375]

Nel 1955 un dottore in Illinois ha pubblicato una relazione riguardante i suoi successi nell'utilizzare piccole dosi di vitamina C,[376] ma non ci sono sperimentazioni al momento su esseri umani ed è improbabile che verranno condotte a breve.

IL TETANO

I germi del tetano possono trovarsi su qualsiasi superficie nell'ambiente, ma sono più prolifici nel terreno contaminato da letame animale. Possono causare malattia all'uomo solo se entrano nel flusso sanguigno attraverso una ferita. Non creano malattie se vengono inalati o ingeriti, così come non possono essere trasmessi da persona a persona. Anche una minuscola ferita, come una puntura di spillo, permette alle spore di entrare in circolo. Le spore del tetano prosperano se entrano in sangue scarsamente ossigenato, ciò spiega perché raramente viene riscontrato in adulti in perfetta forma ed in buona salute. In Italia, la maggioranza delle morti da tetano riguarda persone anziane, mentre, nel resto del mondo, la maggior parte si verifica fra i bimbi nati in comunità che vivono a stretto contatto con gli animali, perché il cordone ombelicale viene spesso reciso con strumenti contaminati da sterco bovino.

Nonostante il sangue della maggior parte degli individui in buona salute non rappresenti un ambiente favorevole per le spore del tetano, tutti dovrebbero prendere delle precauzioni per evitare di contrarlo a seguito di una ferita. Il tetano è una malattia a decorso rapido, e potenzialmente fatale, e i trattamenti medici convenzionali, che puntano a tenere in vita il paziente mentre la malattia fa il suo corso, non hanno sempre successo. Al contrario le cure non convenzionali sono particolarmente efficaci e permettono di salvare la vita anche quando la malattia è giunta ad uno stadio avanzato. Le due più valide terapie contro il tetano sono la vitamina C e l'omeopatia. Curare il tetano con la vitamina C potrebbe sembrare semplicistico ma in realtà funziona, come mostrerò in seguito. Prima di tutto però parliamo della prevenzione.

Tagli e ferite aperte dovrebbero essere disinfettate con un liquido antisettico e ogni granello di sporcizia o particella di legno nella ferita dovrebbe essere rimosso. L'*acqua ossigenata* e la *tintura di iperico* sono esempi di efficienti antisettici. Lavare solo con l'acqua non uccide i germi, e se l'acqua non fosse sterile potrebbe causare infezione. Rimango sbalordito nel sentire che alcuni centri medici dicono ai genitori che l'acqua è sufficiente per pulire una ferita aperta.

Le ferite da puntura, causate da qualcosa come uno spillo, una spina o un dente di animale, sono ferite pericolose perché le spore del tetano possono entrare in profondità nelle carni, fuori dalla portata dei disinfettanti. In seguito ad ogni ferita da puntura bisognerebbe assumere il rimedio omeopatico *Ledum 30*. Se una piccola scheggia, all'apparenza innocua, arriva sotto la pelle, vale la pena di prendere una dose di *Ledum 30*, perché spesso i germi del tetano si celano nel legno. Dopo un morso d'animale, il paziente deve ingerire una dose di *Ledum 30*, anche se sembra che la carne sia stata strappata in modo da permettere un efficace lavaggio. *Ledum 30* deve far parte del kit di primo soccorso domestico.

I batteri e le tossine del tetano possono essere resi inattivi dalla vitamina C,[377] quindi è buona prassi assumere grandi quantità di vitamina C in seguito ad ogni tipo di ferita. Anche se non ci fossero spore di tetano nella ferita, i soldi spesi per la vitamina C non sarebbero sprecati perché essa aiuta il sistema immunitario ad uccidere ogni altro tipo di germe in agguato nella ferita.

La vitamina C non solo è utile per il tetano in via preventiva ma cura anche il tetano ad uno stadio conclamato. Una sperimentazione medica è stata condotta presso un ospedale di Dacca, in Bangladesh, per verificare se la vitamina C aiutasse nella cura del tetano.[378] Il campione esaminato consisteva in centodiciassette persone ricoverate a causa del tetano, divise in due gruppi in base all'età: fino a 12 anni e oltre i 12 anni. Ciascun gruppo fu diviso tra coloro i quali ricevettero le cure convenzionali più la vitamina C e quelli a cui fu somministrata solo la terapia convenzionale. Purtroppo non venne creato un gruppo a cui fornire Vitamina C senza cure convenzionali.

La quantità di vitamina C somministrata fu di soli 1000 mg di acido ascorbico, che non è una dose elevata. Però venne iniettata e non ingerita, il che la rende molto più efficace. Il dottor Archie Kalokerinos scoprì che la vitamina C è cinque volte più potente quando viene iniettata piuttosto che assunta per via orale.[159] L'iniezione di vitamina C salvò le vite di tutti i bambini, ma solo il 40% degli adulti. Non si verificò nessuna morte nei fanciulli a cui fu data questa piccola quantità di vitamina C, mentre il 74,2% dei fanciulli a cui non venne somministrata la vitamina C morì. Il 37% degli adulti a cui vennero iniettati i 1000 mg di vitamina C morì a fronte di un 67% di morti tra quelli a cui non venne somministrata.

Questi risultati dimostrano che la quantità di vitamina C data agli adulti era esigua, rispetto al loro peso corporeo, in quanto ne salvò solo il 40%. Gli adulti avrebbero dovuto ricevere più di una iniezione perché la vitamina C si consuma rapidamente nel corpo di una persona che sta combattendo un'infezione grave.[159] Tuttavia, l'iniezione di vitamina C incrementò in maniera significativa il tasso di sopravvivenza degli adulti. Questo esperimento, pubblicato su una rivista medica nel 1984, prova chiaramente come l'iniezione di vitamina C salvi la vita dei pazienti affetti da tetano, ciononostante ancora nessun ospedale pubblico al mondo ha iniziato ad inoculare vitamina C come cura per il tetano.

I devoti della medicina farmaceutica si arrabbiano quando menziono la vitamina C contro il tetano, ribattendo che c'è un solo studio sul tema e una terapia non può basarsi su un unico studio. Sono proprio ipocriti. Non esistono studi che provino che i farmaci convenzionali curino il tetano, e ciò che non sorprende, visto che i farmaci convenzionali non curano il tetano. Tuttavia, la terapia ideale sarebbe una combinazione di vitamina C, omeopatia, e sostegno alle funzioni vitali in ospedale. In un futuro lontano potrebbe essere affrontato così.

Come affermato l'omeopatia è efficace nel prevenire lo sviluppo del tetano e può curarlo. Ma, se le iniezioni di vitamina C sono disponibili, non c'è bisogno di curare il tetano con l'omeopatia perché la vitamina C da sola è sufficiente. Quando si debba usare l'omeopatia, c'è bisogno che sia accessibile rapidamente, perché il tetano è una malattia che agisce velocemente. Bisogna provvedere alla corretta cura nel giusto dosaggio e con la frequenza appropriata. L'*iperico* dinamizzato viene spesso citato come cura del tetano, ma il tetano non è qualcosa con cui i dilettanti possono giocare a dadi. I sintomi del tetano variano a paziente a paziente, e la terapia da scegliere varia per accordarsi a tutti i sintomi che un paziente presenta. Ci sono oltre quaranta rimedi omeopatici possibili per il tetano, quindi il trattamento più adatto deve essere valutato da chi conosce bene la materia medica.

La medicina farmaceutica sostiene che "non esista cura" per il tetano, e che bisogna "gestire" il paziente in modo da tenerlo in vita. Vengono usati farmaci miorilassanti per controllare gli spasmi, antibiotici per cercare di uccidere il bacillo, farmaci per far continuare a battere il cuore e a muovere i polmoni, un respiratore per aiutare la persona a respirare, e siero di immunoglobulina per affrontare ogni tossina che non si sia ancora attaccata a un nervo. Non si dovrebbero dare medicine per ridurre la febbre, anche se a volte viene fatto e ciò riduce le possibilità di sopravvivenza del paziente. I farmaci moderni che vengono usati per trattare i sintomi delle contrazioni muscolari sono di gran lunga più sicuri del 'curaro', il precedente metodo utilizzato, estratto dalla pianta di origine sudamericana *strychnos toxifera*. Le vecchie statistiche sul tetano perdono di significato perché molti pazienti morirono in realtà a causa delle iniezioni con la tintura di questa pianta velenosa e non per il tetano.

Dopo lo tsunami del 26 dicembre 2004, migliaia di medici e infermieri da tutto il mondo accorsero per aiutare i sopravvissuti. Ad Aceh, in Indonesia, 127.000 persone furono uccise dal maremoto, e 100.000 sono sopravvissute, travolte dall'onda e colpite dai detriti. Fra queste, un centinaio morirono in ospedale perché le loro ferite erano state infettate dal tetano. Dottori e infermieri on poterono fare altro che osservare i pazienti colpiti da tetano senza poterli aiutare. Se il personale sanitario avesse conosciuto le basi dell'omeopatia, o avesse potuto fornire iniezioni di vitamina C, sarebbe stato in grado di salvare i propri pazienti. Il motivo per il quale non è stato loro insegnato come curare il tetano è che vitamina C e rimedi omeopatici non portano profitti all'industria farmaceutica.

LA DIFTERITE

Quando la difterite era ancora diffusa, gli omeopati curavano i pazienti con successo scegliendo il rimedio dinamizzato corretto in ogni singolo caso. Il quadro dei sintomi della difterite varia da paziente a paziente, ma include sempre debolezza, aumento del battito cardiaco, e accrescimento di una membrana nel retro della gola. Quando la difterite ha un esito fatale, di solito è dovuto ad un arresto cardiaco, o perché la membrana è cresciuta così tanto da occludere l'apertura della gola, causando un soffocamento. Questa membrana cambia aspetto con il progredire della malattia e quando l'omeopata accetta il paziente, il colore e lo spessore della membrana sono due dei fattori più importanti per la scelta del rimedio corretto. Quando la malattia si manifesta improvvisamente e progredisce rapidamente, il rimedio appropriato è *mercurius cyanatus*. Questo rimedio è particolarmente efficace per salvare la vita di bimbi affetti da difterite.

La medicina farmacologia ha tre trattamenti per la difterite. Gli antibiotici vengono dati per uccidere il batterio e per prevenire il contagio di altre persone. Il siero di cavallo, che contiene l'antitossina della difterite, viene iniettato per neutralizzare qualsiasi tossina che ancora non abbia causato danni. Terzo, un taglio chirurgico chiamato tracheotomia può essere eseguito attraverso la membrana che sta bloccando la gola per permettere al paziente di respirare. Il sito web CDC dichiara che gli antibiotici e le antitossine sono i trattamenti per la difterite e poi aggiunge "Circa 1 paziente su 10 che contrae la difterite muore", invalidando del tutto l'efficacia del loro trattamenti. I tassi di morte con trattamenti convenzionali erano più elevati quando si utilizzava il mercurio per curare la difterite.

La difterite non è scomparsa, anche se ebbe un considerevole declino naturale durante il ventesimo secolo (vedi i grafici della leggenda no.4). Nessuno può prevedere cosa farà in futuro. Se dovesse tornare in grande scala, gli omeopati sarebbero nuovamente in grado di trattarla con successo.

LA MENINGITE

La meningite è l'infiammazione delle membrane che circondano il cervello e può essere causata da batteri, virus, tossine, medicine, vaccini e alcune malattie croniche. La meningite da meningococco è il tipo di meningite più pericoloso ed è causata da un batterio, quindi risponde molto bene agli antibiotici. Ci sono tredici ceppi di batteri che possono causare meningite da meningococco, ed i vaccini sono stati inventati per alcuni di loro.

La meningite infettiva è rara, ma quando c'è, è un'emergenza, ed il trattamento deve iniziare immediatamente o il paziente può morire nel giro di poche ore. Una delle caratteristiche della meningite da meningococco è che inizia improvvisamente e progredisce rapidamente. La meningite da meningococco può essere difficile da diagnosticare perché i sintomi possono variare molto a seconda dei casi. I sintomi possono includere un'improvvisa febbre alta, rigidità del collo, collasso, nausea, avversione alla luce, fortissimo mal di testa, e una eruzione cutanea di piccoli puntini rossi che crescono di misura ed iniziano a sembrare dei lividi. L'eruzione cutanea non compare se i germi concentrano il loro attacco sul cervello e non entrano nel sangue. Se l'eruzione cutanea compare, aspettare per verificare se si muta in chiazze violacee può essere un errore fatale. Se si sospetta meningite da meningococco, un antibiotico andrebbe somministrato immediatamente, altrimenti si rischia che il paziente muoia prima ancora di avere l'esito dei test di laboratorio. I medici di solito sabotano l'efficacia dell'antibiotico dando anche un farmaco per abbassare la febbre allo stesso tempo; quindi, se un nostro caro ha la meningite da meningococco, o si sospetta che la possa avere, cerchiamo di evitare che il medico gli dia un antipiretico. I medici dovrebbero anche fare iniezioni di vitamina C assieme all'antibiotico, perché i benefici del calore, della febbre, dell'antibiotico e della vitamina C aumentano quando sono combinati insieme,[48,49] ma ci sono poche probabilità di trovare un medico che segua questa procedura. Una persona con la meningite di solito sta troppo male per ingerire pillole di vitamina C, per questo motivo si dovrebbe tenere in casa della vitamina C in polvere, conservata sottovuoto, nel caso che si manifesti questo tipo di emergenza. Il pericolo più grande è che i medici non diagnosticano per niente la meningite. Talvolta rimandano a casa il paziente dicendo che non ha niente, e poi il paziente muore, o la malattia progredisce talmente tanto che provoca danni permanenti.

Un omeopata qualificato può stroncare l'insorgere della malattia, anche dopo un collasso, ma questa non è una opportunità di sperimentazione per un dilettante. La meningite virale non può essere curata dagli antibiotici, quindi l'ideale è un corretto rimedio omeopatico combinato con iniezioni di vitamina C.

Il piano vaccinale italiano prevede vaccini per prevenire cinque dei tredici ceppi di meningite da meningococco. Oltre a questi, ci sono anche vaccini per l'Haemophilus influenzae di tipo B e lo Pneumococco. A volte entrambe queste malattie implicano la meningite. Come per tutti i vaccini, anche per questi due non furono studiate adeguatamente le reazioni avverse prima d'aver avuto la licenza per l'uso pubblico, e denunce di reazioni avverse gravi sono semplicemente ignorate. Segnalazioni di gravi reazioni avverse ad altri vaccini per la meningite anche sono state ignorate. Si inventano facili giustificazioni quando qualcuno che è stato vaccinato contro un preciso ceppo di meningite contrae lo stesso ceppo di meningite. È impossibile sapere se i vaccini siano veramente efficaci nel prevenire la meningite, dal momento che tutti gli "studi" sono stati finanziati dalle ditte produttrici.

L'EPATITE B

Epatite vuol dire infiammazione del fegato, e l'infiammazione può essere causata da tossine o da germi. La confusione su come si prendono i vari tipi di l'epatite infettiva, aiuta l'industria dei vaccini a vendere vaccini contro l'epatite B. Tutti i tipi di epatite A, epatite B e epatite C sono causati da virus che attaccano il fegato, ma non entrano tutti nel corpo nella stessa maniera. L'Epatite A può essere contratta dalla saliva di un'altra persona, da posate e piatti che non sono stati lavati bene, da cibo che è stato preparato da qualcuno che non si è lavato le mani, o da crostacei raccolti in acque contaminate da liquame. L'epatite B e l'epatite C sono differenti perché i virus debbono entrare nel sangue di una persona per causare infezione, e possono essere trasmessi da aghi contaminati, prodotti di sangue contaminato, o da rapporti sessuali con una persona portatrice.

I sintomi dell'epatite B includono nausea, ittero (pelle che diventa gialla), stanchezza, perdita di appetito, dolore al fegato, giunture e muscoli dolenti, eruzione cutanea e urina di colore scuro. Non tutti i sintomi sono presenti in tutti i casi, e alcune persone s'infettano senza alcun sintomo. Una volta che una persona è stata infettata, il virus può vivere nel corpo per lungo tempo. Questo può succedere sia che il virus causi sintomi, oppure no, quando la persona all'inizio viene infettata. Perciò una persona esposta ad uno dei fattori di rischio dell'epatite B potrebbe portare il virus nel suo corpo, anche senza aver mai accusato i sintomi acuti dell'epatite B. In alcuni portatori il virus causa danni al fegato e, in rari casi, cancro del fegato. Le medicine usate per trattare le persone portatrici di virus dell'epatite B presentano il problema di non funzionare bene e provocano effetti avversi spiacevoli.[379]

Riguardo agli effetti avversi del vaccino, nel 1999 the Association of American Physicians and Surgeons inviò una dichiarazione al U.S. House of Representatives basandosi sui rapporti inviati al VAERS: dicevano che nella maggior parte dei bambini il rischio di una grave reazione al vaccino per l'epatite B era cento volte più grande del rischio della malattia stessa, che gli effetti avversi del vaccino non erano stati determinati correttamente e che il sistema dietro all'uso del vaccino era finanziariamente corrotto.[380] VAERS (Vaccine Adverse Events Reporting System) è il database americano a cui i medici dovrebbero riferire le reazioni avverse a vaccini di cui sono testimoni. Soltanto una piccolissima parte di reazioni gravi sono segnalati al VAERS, così in realtà il rischio di una grave reazione al vaccino è circa mille volte più grande del rischio della malattia stessa.

Nel 1994 la Francia lanciò una campagna di vaccinazione di massa per l'epatite B, che fu seguita da un grande incremento di casi di sclerosi multipla. Ci furono discussioni e confutazioni, e tantissimi studi furono subito pubblicati per dimostrare che il vaccino non provocava la sclerosi multipla. Uno studio che aveva provato che il vaccino dell'epatite B effettivamente causava la sclerosi multipla, dopo tante difficoltà, fu finalmente pubblicato.[381] Vent'anni dopo la campagna di vaccinazione di massa, uno studio epidemiologico confermò che il vaccino aveva causato l'aumento di sclerosi multipla.[382] Subito dopo un studio trovò che il vaccino dell'epatite B non causava la sclerosi multipla ma l'accelerava nelle persone già affette.[383] L'industria dei vaccini se ne compiacque,[384] ma il Dott. Marc Girard scrisse una brillante critica su "Pubmed Commons" dimostrando che la metodologia usata era completamente non scientifica e che lo studio non dimostrava che tale vaccino non provocasse la sclerosi multipla. Il Dott. Girard presentò prove che i rischi conosciuti di questo vaccino sono maggiori di quelli della malattia stessa e che gli studi sfavorevoli non erano stati pubblicati,[385] come per esempio quelli dai quali risulta che il vaccino causa lupus e il morbo di Graves.[385]

Se una madre è portatrice di epatite B, il virus può essere trasferito al bambino durante la gravidanza o alla nascita ma, iniettando il neonato subito dopo la nascita con il vaccino contro l'epatite B, si riduce il rischio che il bambino diventi portatore.[386] Una recensione di Cochrane su questa prassi trovò che, nella maggioranza degli studi, l'efficacia era giudicata dalla creazione di anticorpi, anziché dai risultati clinici a lungo termine,[386] e in nessuno degli studi era stato fatto un sincero tentativo di valutare la frequenza degli effetti avversi.[386] Naturalmente l'industria dei vaccini voleva che tutti i neonati venissero vaccinati alla nascita, anche se la madre non era portatrice di epatite B. Conosco madri che sono risultate negative come portatrici di epatite B e, nonostante ciò, i medici tentarono lo stesso di convincerle a far vaccinare i loro bambini subito dopo la nascita.

La figlia di cinque settimane di Michael Belkin fu uccisa dal vaccino dell'epatite B nel 1998, quando il vaccino era somministrato da solo. L'autopsia trovò il suo cervello gonfio, una reazione comune a tutti i vaccini. Il medico legale della città di New York provò a segnalare la morte al VAERS, ma fu bloccato. Due mesi più tardi, Michael frequentò un seminario sulle reazioni a tale vaccino, presentato dall'Accademia Nazionale delle Scienze. Medici da tutto il mondo espressero la loro preoccupazione sul vaccino, ma la FDA e la CDC fecero delle osservazioni denigranti le prove presentate.

Fino al 1998 il VAERS aveva ricevuto 17.497 segnalazioni di gravi reazioni al vaccino dell'epatite B, che includevano morti, danni al sistema nervoso centrale e al fegato. La FDA e la CDC, pur consapevoli che solo una minima parte delle reazioni era stata mai segnalata, dichiararono che il numero delle segnalazioni era accettabile. Michael Belkin, ricorrendo alle sue competenze in statistica ed econometria, testimoniò, nel congresso del 1999 che il vaccino per bambini piccoli era stato approvato in modo fraudolento dal Comitato Consultivo sulle Pratiche di Immunizzazione, e la FDA non ha reagito in alcun'modo ai rapporti che riceva in merito ai vaccini. Ma la forza inarrestabile dei vaccini va avanti.

L'industria del vaccino crea la paura dell'epatite B al fine di promuovere il suo prodotto e travisa i fatti di fondo su come si contrae l'epatite B. In Australia c'era una campagna per persuadere tutti gli insegnanti ad accettare il vaccino. Fu loro detto che avrebbero potuto contrarre l'epatite B dai bambini a cui insegnavano. La verità è che l'unico modo con cui gli insegnanti potrebbero prenderla dai bambini è facendo sesso con loro o condividendo l'ago per uso ricreativo di droghe. Questo tipo di disonestà è apparso in tutto il mondo al fine di promuovere il vaccino. L'insegnante di mia figlia ebbe una grave reazione alla prima dose del vaccino dell'epatite B, ma si voleva ancora che lui accettasse altre dosi. Divenne furioso quando seppe che non poteva prendere l'epatite B dai bambini.

Questo vaccino fu introdotto sia in Australia che in Nuova Zelanda seguito dall'affermazione che un bambino poteva contrarre l'epatite B nel cortile della scuola, attraverso le croste o le ferite aperte di bambini portatori. Dopo l'introduzione del vaccino, la teoria che il virus è trasmissibile da bambino a bambino fu messa alla prova da uno studio condotto a Sidney che appurò che la malattia non poteva passare da bambino a bambino.[24,25]

Quando viene presentata una grave reazione al vaccino ad un dottore o ad un'infermiera, di solito questi ultimi negano che la causa sia il vaccino. Un bimbo nato all'ospedale di Box Hill a Melbourne nel settembre 2002 stava benissimo. Era contento da sveglio, mangiava e dormiva bene. Quando aveva due giorni, gli fu iniettato il vaccino dell'epatite B alle quattro del pomeriggio, immediatamente smise di mangiare, piangendo continuamente. La mamma era molto in pensiero, al contrario degli infermieri. Continuò a piangere finché morì alle sette del mattino dopo. Il giornale pubblicò la notizia della sua morte ma non la causa.

Gli "spacciatori" di vaccini non informano i genitori che il vaccino contiene lievito geneticamente modificato. I foglietti illustrativi dei vaccini dell'epatite B dicono che la vaccinazione è controindicata nelle persone con una storia di ipersensibilità al lievito. Anche se venisse detto ai genitori che il vaccino contiene lievito, come farebbero a sapere che il loro bambino è allergico il giorno della nascita?

In alcuni istituti che impiegano infermieri, è obbligatorio che il personale si vaccini contro l'epatite B, e conosco degli infermieri che hanno scelto di cambiare carriera piuttosto che avere quella roba iniettata nei loro corpi.

L'epatite B si può guarire curare con l'omeopatia.[387]

IL COLERA

Non possono verificarsi casi di colera in zone nelle quali la fornitura d'acqua viene tenuta incontaminata, anche se qualcuno, un portatore sano della malattia, si trasferisce in tale zona. La terapia ideale per il colera consiste in una combinazione di omeopatia, antibiotici, reidratazione attraverso una soluzione elettrolitica e integratori di zinco. Come già descritto nel mito n. 5, il batterio del colera cambia la sua virulenza, talvolta si diffonde rapidamente nel mondo mietendo migliaia di vittime al suo passaggio, altre volte resta solo nascosto in agguato nell'acqua contaminata. Quando si viene colpiti dalla forma meno virulenta, di solito antibiotici e reidratazione sono sufficienti ad evitare la morte del paziente. Uno studio effettuato in Bangladesh nel 2008 ha scoperto che la somministrazione di integratori di zinco ai bambini malati di colera aveva ridotto durata e gravità della diarrea.[388]

Forse un giorno l'industria farmaceutica smetterà di bloccare l'omeopatia e i malati di colera nei Paesi poveri potranno essere curati da omeopati qualificati. Nel 1826 il batterio di colera diventò virulento e un'ondata, partita in India, si diffuse con una velocità costante verso l'Europa occidentale. I medici omeopati furono gli unici a curare la malattia con successo mentre attraversava l'Europa. Il medico inglese Frederick Hervey Foster Quin nel 1825 si ammalò gravemente mentre si trovava in Italia e fu rapidamente curato con l'omeopatia. Questa esperienza lo portò a interessarsi all'omeopatia, così nel 1826 andò in Germania a studiare presso il dottor Samuel Hahnemann.[389] Nel 1831 il colera stava ormai affliggendo gran parte d'Europa, ma era particolarmente forte in quella parte dell'Europa orientale allora chiamata Moravia. Il dottor Quin vi si recò per studiare l'epidemia, ma subito dopo il suo arrivo, mentre cenava, fu improvvisamente colpito dalla forma violenta. (Il colera spesso colpisce all'improvviso; nel corso di una delle ondate che attraversarono l'Europa, a un gran ballo in Francia all'improvviso decine di persone presenti si accasciarono, ammalati.) Il dottor Quin fu portato su un letto e quando si riprese dal coma, si autoprescrisse un rimedio omeopatico. Cominciò a riprendersi e così, ancora debole e malato, prese a curare gli altri. Riferì: "Lavoravo tantissimo da mattina a sera per curare casi di colera, mentre tutti gli altri dottori erano inchiodati a letto".[390]

Quando il colera è virulento, colpisce molto velocemente e può uccidere nel giro di un giorno. In risposta a malattie dal decorso particolarmente rapido, la terapia omeopatica effettua una cura altrettanto rapida. Gli osservatori sono sbalorditi dalla velocità con cui un paziente è in grado di passare dalla condizione di moribondo allo stare bene. Le malattie che invece hanno decorso lungo, come l'artrite ad esempio, impiegano molto più tempo a guarire con l'omeopatia.

Quando il dottor Quin lasciò la Moravia, il sindaco della città dove aveva lavorato gli inviò una lettera di ringraziamento per aver cominciato a lavorare prima di essersi completamente ristabilito. In questa lettera il sindaco accenna al fatto che dal momento in cui il dottor Quin aveva cominciato a curare i malati di colera, nessun paziente era morto.[391] Il dottor Quin fondò la British Homeopathic Society nel 1844.[392,393] Per un periodo fu anche medico personale dell'uomo che in seguito divenne re del Belgio. L'omeopatia è ancora disponibile a pochi privilegiati, mentre gli abitanti delle ex colonie del Belgio muoiono a frotte di colera.

Nel 1849 Il dottor Quin fondò il London Homeopathic Hospital, perché intendeva rendere l'omeopatia disponibile al popolo. Nel 1854 un'epidemia di colera scoppiò a Londra, nel corso della quale morì il 16% dei pazienti curati nell'ospedale omeopatico, mentre nel vicino Middlesex hospital, che utilizzava cure convenzionali, ne morì il 53%. Il medico che redasse il rapporto parlamentare sul colera escluse deliberatamente il successo all'ospedale omeopatico. Tuttavia, alla fine furono pubblicati i dati reali, in seguito al polverone sollevato dal presidente del consiglio dell'ospedale.[394]

L'Organizzazione Mondiale della Sanità (OMS), nel corso di epidemie di colera, dovrebbe consentire ai medici omeopati di entrare nei campi profughi e trattare ogni singolo paziente con uno dei tre rimedi previsti per la cura del colera: *Camphor 30 CH, Veratrum 30 CH* o *Cuprum 30 CH*. Un omeopata esperto impiegherebbe solo pochi minuti a valutare ogni paziente e prescrivergli il rimedio adatto. Il medicinale sufficiente a salvare la vita di un paziente costerebbe solo pochi centesimi e questo è il motivo per cui l'industria farmaceutica non consente all'OMS di utilizzarlo. La malaria e la bilharzia (schistosoma) sono le maggiori cause di morte in Africa. Entrambe le malattie possono essere curate con la medicina omeopatica che costa meno di un dollaro per ogni individuo.

LA FEBBRE TIFOIDE

I batteri che causano la febbre tifoide sopravvivono per lungo tempo. Quando entrano in un corpo umano, vi possono vivere per anni e rilasciano miliardi di nuovi batteri che finiscono nelle fognature. Questo avviene anche se l'individuo colonizzato sviluppi o meno i sintomi clinici della malattia. La febbre tifoide può essere, quindi, presa bevendo acqua contaminata da acqua reflue o da cibo preparato da qualcuno che abbia le mani contaminate da feci, o da cibo calpestato da mosche con le zampette sporche. I batteri della febbre tifoide appartengono alla famiglia della Salmonella. Tutti i tipi di salmonella sopravvivono abbastanza facilmente e molti di loro causano sintomi seri che possono portare anche alla morte. Essi crescono vigorosamente con temperature calde, ma sopravvivono anche in acqua fredda. La febbre tifoide è causato dalla Salmonella Typhi che è il peggior membro della famiglia della Salmonella. Non colpisce sempre immediatamente, a volte inizia con sintomi simili ad una brutta influenza e altre volte inizia con sintomi mentali o nausea e vomito. C'è una maggiore diversità di rimedi omeopatici appropriati per la grande varietà di sintomi delle febbre tifoide che per una malattia come il colera.

Le mosche possono trasportare la Salmonella sulle loro zampette, quindi è consigliabile coprire sempre il cibo in modo che le mosche non vi possano atterrare. I batteri della Salmonella hanno fasi di aumento della virulenza, ma le pratiche d'igiene devono comunque essere sempre utilizzate. Epidemie di intossicazione da Salmonella sono molto rare in città moderne e sviluppate, ma occasionalmente ci sono alcuni casi in cui i batteri diventano virulenti a causa di cattive pratiche igieniche da parte di alcune persone.

L'industria dei vaccini ha consolidato il mito secondo cui il vaccino anti-tifoide fu efficace tra le truppe alleate della Prima Guerra Mondiale, quando invece fu un enorme fallimento.[395,396,397] Quando i soldati furono effettivamente esposti alla febbre tifoide non furono protetti dal vaccino. Novantasei per cento di coloro che ebbero la febbre tifoide, confermato da analisi di laboratorio, erano stati vaccinati contro la tifoide.[397] John Gellibrand, un politico australiano, sopravvisse alla febbre tifoide contratta durante la guerra dei Boeri, dopo fu vaccinato contro la febbre tifoide all'inizio della Prima Guerra Mondiale durante la quale la contrasse di nuovo.

I vaccini moderni anti-tifoide sono inefficaci e pericolosi.[398] L'industria dei vaccini spera che l'ingegneria genetica li aiuterà a trovare un vaccino anti-tifoide che funzioni.

La penicillina riusciva ad uccidere la Salmonella Typhi finchè i batteri non sono mutati. Degli antibiotici nuovi possono uccidere i batteri ma, poiché i batteri mutano, gli antibiotici devono esserne sviluppati di nuovi. Le mutazioni generalmente avvengono in regioni circoscritte quindi i medici hanno un idea di quale antibiotico funziona e in quale regione. I reparti di rianimazione riducono di gran lunga il tasso di morte, ma ovviamente, non sono disponibili in aree molto povere come l'Africa centrale. Agenzie di assistenza e sviluppo stanno eliminando la febbre tifoide in queste zone assicurandosi che le scorte d'acqua siano pulite.

Quando un omeopata si trova di fronte un paziente con un qualsiasi tipo di intossicazione da Salmonella non ha bisogno di conoscere il nome dei batteri che hanno causato il problema. L'omeopata deve prendere nota dei sintomi che si manifestano in quel particolare paziente e dopo aver scelto il rimedio appropriato, deve spostare l'attenzione sul prossimo paziente e ricominciare tutto da capo.

IL TIFO

I sintomi del tifo sono molto diversi da quelli della febbre tifoide, e sono causati da un germe completamente diverso. Il tifo è causato da un minuscolo germe chiamata "rickettsia prowazekii" che è trasmesso dai pidocchi infettati. Ci sono altri tipi di rickettsia trasmessi dalle pulci e dalle zecche. Molti di loro causano delle malattie simili al tifo, ed alcune sono quasi altrettanto severe.

Il tifo scoppia quando le persone sono ammassate insieme e non possono disfarsi dei pidocchi perché hanno carenze di servizi igienici. È scomparso in molte parti del mondo a causa delle migliori condizioni di vita, ma migliaia di persone ancora muoiono ogni anno di tifo in aree povere del mondo. Il tifo prospera durante le guerre ed in altri sconvolgimenti sociali. Quando dodici milioni di persone furono rapite dall'Africa e spedite in America per essere vendute come schiavi, circa il 10% di costoro morì di tifo nel corso del viaggio ed i loro corpi furono gettati in mare. I campi militari erano pieni di tifo quando Napoleone Bonaparte stava causando le guerre in Europa, e si diffuse tra i civili. Il tifo ha ucciso milioni di persone durante le due Guerre Mondiali. Durante un focolaio in Serbia nel 1915, 36% dei medici affetti da tifo trasmesso dai loro pazienti morirono a causa della malattia.[399] Se questi medici avessero conosciuto l'omeopatia, avrebbero potuto salvarsi, assieme ai loro pazienti. I farmacisti del 19°secolo che soppressero l'omeopatia così brutalmente sono responsabili della morte di tutti quei medici serbi.

Non tutti i pidocchi sono infetti dal tifo. Durante la Prima Guerra Mondiale c'erano molti eserciti e gruppi di rifugiati tormentati dai pidocchi perché non avevano servizi igienici, tuttavia non soffrivano di tifo. Gli ANZACs (Australian & New Zealand Army Corps) a Gallipoli soffrirono di una "prodigiosa peste di pidocchi" però non furono infettati da tifo.[400] Quando i pidocchi stessi non sono infettati dal tifo, non lo passano agli esseri umani. D'altro canto, gli uomini non possono prendere il tifo se non ci sono i pidocchi.

Il tifo esplose a Napoli nel 1943, non c'era sapone disponibile e l'esercito in ritirata aveva distrutto la fornitura d'acqua.[401] I medici dell'esercito americano organizzarono un efficiente programma nel quale spruzzarono ogni persona dentro e fuori Napoli con il DDT.[401] Essi sapevano che il DDT uccide i pidocchi, ma non sapevano che nuoce agli umani. Il programma fu efficace per far finire l'epidemia. I soldati alleati e alcuni ufficiali italiani erano vaccinati contro il tifo, ma la letteratura medica è molto silenziosa circa l'effetto positivo o negativo di ciò.

Il primo esempio registrato di tifo curato fu quando il dr. Samuel Hahnemann, la persona che scoprì l'omeopatia, curò 178 persone durante un focolaio nel 1813. L'opportunità per fare ciò fu creata da Napoleone Bonaparte. Dopo che Napoleone fu forzato a ritirarsi dalla Russia nel 1812, raccolse un nuovo esercito e marciò contro la Prussia e L'Austria. Vinse una battaglia a Dresda e poi marciò verso Lipsia. Per tre giorni una battaglia imperversò dentro e intorno a Lipsia, e poi Napoleone si ritirò in Francia. Ottantamila corpi furono lasciati nella città di Lipsia, oltre ad altri ottantamila soldati feriti. Un piccolo gruppo di medici provenienti dall'università fece del suo meglio per aiutare i feriti, ed a rendere la situazione peggiore scoppiò un'epidemia di tifo.[402]

Accadde che il dottor Hahnemann fosse a Lipsia in quel periodo. Trattò 180 persone affette da tifo e soltanto in due morirono, uno dei quali era un uomo molto anziano. Scelse il rimedio opportuno osservando i sintomi di ogni paziente affetto, e dando loro il similare omeopatico. Ebbe bisogno soltanto di due rimedi, perché non c'era una grande varietà di sintomi. Questa impresa apparentemente sorprendente di cura del tifo diffuse la fama del dottor Hahnemann in tutta Europa.[402] Tutte le persone che contraggono il tifo oggi potrebbero essere curate economicamente e velocemente se le società farmaceutiche permettessero all'OMS e a Medici Senza Frontiere di usare l'omeopatia.

LA RABBIA

Il virus che provoca la rabbia, trasmessa ad un individuo in seguito al morso di un animale che ne è affetto, può vivere nell'organismo umano fino a due anni anche se, dopo sei mesi senza che si siano manifestati i sintomi, la possibilità che si sviluppi la malattia si riduce drasticamente. Il fatto che un animale morda non significa automaticamente che abbia la rabbia. La rabbia è, ed è sempre stata, una malattia molto rara. Il morso di un animale quasi mai causa la rabbia, ma quando ciò avviene le conseguenze sono terribili a meno che non vengano utilizzati rimedi omeopatici. Il virus della rabbia può comparire nell'organismo umano senza che si venga morsi. In Sudafrica, una ragazza ha contratto la rabbia a causa di uno schizzo di saliva di mucca negli occhi. Dopo grandi sofferenze la ragazza morì, inutilmente dal momento che in Sudafrica ci sono molti bravi omeopati.

In un vecchio libro di medicina si legge: "se i sintomi della rabbia hanno cominciato a manifestarsi, qualsiasi cura sarà inutile per salvare la vita".[403] È tipico della medicina farmaceutica affermare che una malattia è incurabile quando non è in grado di curarla. Esistono medicinali moderni e antichi che alleviano gli spasmi e possono salvare la vittima che altrimenti potrebbe morire a causa della chiusura della gola. I medicinali però non sono in grado di impedire che il virus attacchi e distrugga il cervello, mentre l'omeopatia può farlo. Il principale rimedio omeopatico per la rabbia è Lachesis che si ottiene dal veleno di un serpente mortale noto appunto con il nome di Lachesis mutus che vive nella giungla dell'Amazzonia. John Henry Clarke descrive così la scoperta:

> Il mondo deve al genio e all'eroismo di Hering la scoperta di questa cura e di molte altre dopo. All'epoca dei suoi primi esperimenti, Hering lavorava come botanico e zoologo nell'alta Amazzonia per conto del governo tedesco. Eccetto la moglie, tutti gli altri suoi collaboratori erano nativi del posto, e da loro apprese molte cose sul temuto serpente Surukukù, e offrì una buona ricompensa a chi gliene avesse procurato un esemplare vivo. Finalmente in una scatola di bambù gli fu portato l'animale richiesto, mentre coloro che glielo avevano procurato fuggirono immediatamente assieme a tutto il personale di servizio del posto. Hering stordì il serpente con un colpo in testa non appena aperta la scatola, poi bloccandogli la testa con un bastone a forca, spremette dal sacchetto il veleno su lattosio.[404]

Col veleno Hering creò diluizioni a bassa potenza, e mentre lo manipolava ne respirò i fumi. Entrò in uno stato di alterazione incluso febbre, agitazione, delirio e manie. Il giorno successivo la moglie gli descrisse i sintomi e il suo comportamento e Hering annotò tutto ciò che lei gli raccontò. Si trattava della prima dimostrazione di lachesis.[404]

Un altro rimedio per la rabbia è rappresentato dal Lyssinum, realizzato potenziando omeopaticamente la saliva di un cane rabbioso. Tale rimedio fu escogitato dal Dr.Hering, realizzato dal Dr.Swann, e introdotto nel 1833,[405] Ciò avvenne 52 anni prima che Louis Pasteur iniettasse a Joseph Meister delle corde spinali di coniglio. Una volta potenziata, la saliva perde tutta la tossicità, contrariamente a ciò che accade nei vaccini grezzi. La produzione di Lyssinum non implica la tortura di animali e il suo utilizzo non è doloroso per gli esseri umani.

"IL VAIOLO È STATO DEBELLATO DAI VACCINI"

Mito n° 9 sui vaccini: *"Edward Jenner ha scoperto che, inoculando il vaiolo bovino negli umani, questo portava alla loro immunità contro il vaiolo. Jenner ha sottratto del pus di vaiolo bovino dal capezzolo di una mucca e lo ha trasferito, attraverso un graffio, nel soggetto umano. Questo significava che non era più necessario inoculare le persone con il pus proveniente dalla pustola di vaiolo umano. Di seguito all'introduzione del vaccino vaiolo bovino, il vaiolo umano sparì dall'Inghilterra. L'Organizzazione Mondiale della Sanità ha proceduto a vaccinare tutti a tappeto durante il XX° secolo, e il vaiolo è stato eliminato da tutti i paesi del mondo."*

A scuola mi è stato insegnato che Edward Jenner aveva osservato che le ragazze addette alla mungitura che avevano contratto il vaiolo del bestiame dalle mucche, non ebbero mai il vaiolo in seguito. Mi è stato detto che questa sua osservazione lo ha spinto a condurre degli esperimenti scientifici che hanno dimostrato come, inoculando il virus del vaiolo bovino in esseri umani, si poteva prevenire che contrassero il vaiolo successivamente. Mi è stato inoltre insegnato che il vaiolo era stato una terribile malattia che aveva causato una morte in ogni famiglia, fino a quando Edward Jenner ci ha salvati con la sua scoperta. Questa informazione errata mi è rimasta in testa per oltre trent'anni, come parte delle mie conoscenze, e dunque rimasi basita quando seppi che l'unica verità era che il vaiolo era una malattia mortale ai tempi di Jenner.

Tutte le malattie infettive vanno e vengono a cicli naturali – cosa che gli umani non possono prevedere né cambiare. Il vaiolo arrivò in Europa dal Medio Oriente attorno al VI° secolo d.C.; ma anche se diventò più comune durante l'XI° secolo, il vaiolo rimase una malattia lieve fino al XVII° secolo. Iimprovvisamente divenne una malattia virulenta,[406] ed è ancora sconosciuta la ragione. In ogni caso, la ragione per la quale qualsiasi malattia diventi virulenta per un certo periodo di tempo e poi svanisca lentamente è ancora sconosciuta. Dal momento in cui il vaiolo entrò in Europa e quello in cui divenne la malattia più temuta, altre malattie comparirono periodicamente come la peste bubbonica, la malattia del sudore e la lebbra.

La malattia del sudore è stata la causa principale delle morti in Inghilterra in un certo periodo; eppure è sparita completamente senza che alcun'azione sia mai stata intrapresa contro di essa dagli esseri umani. La sua scomparsa è stata assoluta tanto che i germi che causavano la malattia non erano più disponibili per essere studiati con l'avvento del microscopio. La lebbra e la peste bubbonica sono ancora presenti sul pianeta, ma sono diventate abbastanza rare. Le percentuali di presenza in Europa sono calate senza alcun aiuto umano.

La storia del vaiolo indica che, come altre malattie, appariva e scompariva da sola e colpì vari paesi in periodi diversi, con diversi livelli di gravità. L'avvento di misure igieniche in alcune parti del mondo non ha avuto assolutamente niente a che fare con la scomparsa del vaiolo. Non è possibile sapere se il vaccino abbia fatto sparire il vaiolo più velocemente di quanto sarebbe avvenuto senza vaccino perché non sono mai stati condotti degli studi scientifici per determinare se il vaccino avesse funzionato o meno. La ricerca condotta da Edward Jenner era ridicolmente non scientifica e una volta che i vaccinatori erano riusciti a far accettare il vaccino alle istituzioni della sanità, allora non vi era più la necessità di condurre degli esperimenti scientifici per giustificare il suo impiego. Tutto ciò che serviva era avere i politici disposti ad approvare le leggi che rendessero la vaccinazione obbligatoria.

Nei paesi europei dove la vaccinazione era obbligatoria, il vaiolo divenne più virulento e più diffuso; dunque alcuni osservatori hanno dato erroneamente la colpa al vaccino per questo rialzo di virulenza.

Il vaiolo non crea immunità in sé stesso,[407,408,409] e dunque il concetto che prelevare del pus di una malattia completamente diversa e immetterla nel corpo di una persona renderà quella persona immune al vaiolo è completamente assurdo.

Fin dall'inizio, le industrie farmaceutiche che producevano il vaccino affermarono il loro intento di debellare il vaiolo, anche se era palese che il vaccino non avrebbe funzionato. Un antivaccinista scrisse nel 1877:

> ... se fosse possibile 'sconfiggere' il vaiolo con le vaccinazioni, quel risultato desiderabile sarebbe stato raggiunto molto tempo fa. I medici l'hanno avuta vinta per settantasei anni.[410]

Alla fine sono "riusciti" dopo 180 anni, per coincidenza con la scomparsa naturale del vaiolo. Le vaccinazioni non hanno posto fine al vaiolo: anzi hanno causato malattie devastanti per milioni di persone.

Per inoculare i vaccini moderni in maniera pulita si usano le siringhe ipodermiche per iniettare in profondità tutti i veleni nel corpo, ma la vaccinazione contro il vaiolo non era così pulita. Si procedeva lacerando la pelle e poi spingendo il pus profondamente nella ferita appena creata. Quando questa procedura provocava una reazione, si diceva che il vaccino avesse "attecchito". Quando non vi era alcuna reazione, si diceva che il vaccino "non avesse attecchito" e doveva essere ripetuto.

Alcune volte questa reazione coinvolgeva l'intero arto, causando molto dolore e sofferenza. Altre volte coinvolgeva il corpo intero e la persona in questione moriva. Altre volte ancora, il vaccino provocava il cancro nella sede di vaccinazione,[411,412,413,414] e il cancro sistemico ancora in altri casi. L'avvento dell'era di vaccinazione è stata anche l'inizio dell'era del cancro. Encefalite e orticaria erano effetti avversi comuni della vaccinazione. Alcune persone rimanevano permanentemente disabili, mentre altri soffrivano di cattiva salute per il resto della loro vita – a meno che non fosse consultato un omeopata che sapesse trattare i danni causati dal vaccino.

La medicina ortodossa trattava gli effetti del vaccino con il mercurio. A quei tempi, la medicina tradizionale trattava praticamente tutto con il mercurio, che era il paracetamolo del XVIII° secolo. Prima dell'introduzione del vaccino dal vaiolo bovino, veniva praticata la variolizzazione. La variolizzazione era diversa dalla vaccinazione in quanto del pus veniva prelevato dalle pustole di vaiolo umano (anziché dalle mucche) e veniva introdotto attraverso dei graffi nel corpo di chiunque era disposto a sottoporsi a questa procedura. Il mercurio veniva usato per trattare gli effetti dannosi della variolizzazione. Nel 1768, l'Imperatrice della Russia ingoiò del mercurio nel tentativo di contrastare gli effetti della variolizzazione.[415]

L'establishment medico respinse le discussioni sugli effetti avversi, sostenendo che le reazioni gravi erano soltanto "uno su un milione". Tuttavia, poco prima della cessazione della vaccinazione contro il vaiolo, alcuni paesi tentarono di scoprire la vera incidenza degli effetti avversi. Le autorità americana condussero delle ricerche sugli effetti avversi nel 1968.[413] Il metodo che impiegarono aveva delle grosse lacune, oltre al fatto che avessero tagliato qua e là per far sembrare migliori i loro risultati. Nonostante ciò, il risultato fu che più di una persona su mille soffriva di una grave reazione alla sua prima dose di vaccino invece di "una su un milione". Scoprirono che la cifra era più di mille su un milione.

Furono raccolte delle testimonianze di reazioni gravi in Baviera tra il 1956 e il 1965.[416] Il metodo impiegato per raccogliere i risultati fallì nel tentativo di scoprire tutti i casi,[416] ma almeno era un tentativo serio per valutare gli effetti indesiderati. Il risultato finale era che un bambino su 8.000 era morto a causa della vaccinazione e che più giovane era il bambino al momento della vaccinazione, più alto era il rischio di morte.[416]

La storia leggendaria del vaccino anti-vaiolo viene coltivata amorevolmente dalle moderne industrie farmaceutiche che producono il vaccino. I libri per l'infanzia sono una delle principali fonti di lavaggio del cervello. Le leggende vengono continuamente ripetute nei media, in modo che la gente possa incorporare la storia falsa nella loro visione del mondo. E non finisce qua. Nell'agosto 2002, il British Medical Journal (BMJ) ha pubblicato un articolo sulla "storia" del movimento antivaccinista.[417] L'articolo descrive i non-credenti come gente sciocca che ha bisogno di essere trattata con pazienza e descrive la vaccinazione contro il vaiolo come una pratica sicura ed efficace. Una delle leggende preferite di coloro che difendono il vaccino è che le persone si sono opposte alla vaccinazione obbligatoria contro il vaiolo per ragioni intellettuali inerenti alla libertà personale, piuttosto che per motivi di salute. L'articolo pubblicato sul BMJ rafforza questa idea. Inoltre, si sbaglia anche sui dati riguardanti Edward Jenner. L'articolo afferma che:

> La vaccinazione su vasta scala iniziò nei primi anni del 1800, a seguito di un articolo che Edward Jenner presentò alla Royal Society of London nel 1796 che descriveva il suo successo nel prevenire il vaiolo in 13 individui mediante inoculazione con materiale infettivo vivo proveniente dalle pustole o croste di persone infette di vaiolo bovino. Il processo induceva il vaiolo bovino, una lieve malattia virale che conferiva immunità al vaiolo.[417]

Mentre è vero che Jenner presentò un articolo alla Royal Society nel 1796, quest'ultima saggiamente si rifiutò di pubblicarlo.[418] Due anni dopo Jenner pubblicò una versione leggermente diversa del suo articolo presso un editore privato.[419] Gli autori dell'articolo BMJ non sono corretti nel dire che Jenner presentò 13 casi che descrivevano in modo dettagliato i suoi successi nella prevenzione del vaiolo. Jenner presentò 23 casi e soltanto in uno si avvicinò all'inoculo di vaiolo bovino per cercare di prevenire il vaiolo. La maggior parte dei casi presentati sono descrizioni di persone che avevano avuto il vaiolo bovino in modo naturale nel passato e che poi non avevano contratto il vaiolo quando esposti a persone con il vaiolo, o che non avevano sviluppato completamente la malattia quando inoculati con pus di malati di vaiolo. Egli presumibilmente presentò questi casi perché credeva che dimostrassero che l'aver contratto il vaiolo bovino aveva reso immuni i soggetti.

Ovviamente essi non dimostrarono niente del genere. Molte persone possono essere esposte al vaiolo senza contrarlo. Non avendo inserito nell'indagine un gruppo di controllo di persone che non avevano avuto precedentemente il vaiolo bovino, non è possibile sapere se il vaiolo bovino potesse o no fare qualche differenza nelle probabilità dei soggetti di contrarre il vaiolo.

Alcuni dei casi di Jenner erano persone che avevano avuto il vaiolo in precedenza e che poi non avevano contratto il vaiolo bovino quando esposti al contagio, oppure lo avevano contratto in forma lieve. Egli non spiega che cosa ciò dovrebbe provare, ma presumibilmente dovrebbe indicare che il vaiolo può creare immunità al vaiolo bovino. Il fatto che alcune persone che avevano avuto il vaiolo e che tuttavia avevano contratto quello bovino non sembra preoccuparlo. Uno dei casi aveva avuto il vaiolo bovino in modo naturale per ben tre volte, senza peraltro diminuire di gravità. Jenner dichiarò che il vaiolo bovino non poteva prevenire sé stesso, ma che poteva prevenire il vaiolo. Nel mondo reale il vaiolo non prevenne nemmeno sé stesso.[407,408,409] Un medico svizzero mostrò in modo matematico che una persona che aveva avuto il vaiolo una volta aveva il 63% di probabilità in più di contrarre di nuovo la malattia nella prossima epidemia rispetto a una persona che non l'aveva mai contratta.[408]

Tre dei casi di Jenner avevano contratto naturalmente il vaiolo equino anziché quello bovino. Due casi di questi, pur avendo grattato una pustola di vaiolo sulla loro pelle, non si ammalarono gravemente. Uno dei due successivamente esposto al vaiolo non lo contrasse. Il terzo caso fu esposto al vaiolo 20 anni dopo aver avuto il vaiolo equino e contrasse il vaiolo. Da ciò Jenner dedusse che il vaiolo equino dovesse essere coltivato sul capezzolo di una mucca prima di poter creare immunità al vaiolo per un essere umano. Cosa che non è una deduzione logica.

In tutto, 16 casi su 23 non ricevettero alcuna inoculazione e 6 di questi casi non furono esposti al contagio in alcun modo. Alcuni dei "casi" coinvolsero un gruppo di persone ed è difficile sapere quale di loro fosse, secondo Jenner, quello che proverebbe la sua teoria.

Il caso numero 17 era un bambino di otto anni di nome James Phipps. Jenner gli inoculò della "materia" prelevata dalla mano di una lattaia con il vaiolo bovino. James si ammalò gravemente ma guarì. Sei settimane dopo Jenner gli inoculò del pus di vaiolo ed egli non ebbe reazioni. I libri di storie per bambini ci raccontano che Jenner provò che questo vaccino funzionava sperimentandolo su un bambino di nome James Phipps, ma non dicono che James non fu realmente esposto al vaiolo. L'industria dei vaccini si è ancorata a questo caso come prova che il vaccino funziona. Un caso, in cui il paziente non fu esposto naturalmente al vaiolo, in assenza di casi di controllo, rappresenta la spina dorsale della macchina della propaganda con la quale la gente cresce avendo fede nei vaccini.

Il caso numero 18 era un bambino di cinque anni di nome John Baker, al quale Jenner inoculò il pus della mano di un uomo che aveva contratto il vaiolo equino da un cavallo. Jenner riporta che il bambino ebbe una reazione all'inoculazione, poi migliorò per poi manifestare "una febbre contagiosa... poco dopo l'effettuazione dell'esperimento."[420] Poiché, come immaginava Jenner il vaiolo equino non poteva prevenire il vaiolo se prima non era stato coltivato su una mucca, egli voleva vedere se il vaiolo equino funzionava dopo essere stato coltivato sull'uomo. Ma, dice Jenner nel suo *Inquiry*, non potevo proseguire l'esperimento perché "il bambino non era più idoneo all'inoculazione."[421] La ragione era perché era morto. Jenner non menziona questo fatto nel suo *Inquiry*, ma in altri scritti riferisce che questo bambino morì in seguito a una grave reazione al vaccino.[422,423] Il nome di John Baker non è citato nei libri di storie per l'infanzia. In futuro, il nome di John Baker sarà registrato nella storia come la prima persona uccisa da una vaccinazione di Jenner.

Perciò dei 23 casi che avrebbero dovuto provare che l'inoculazione con il vaiolo bovino rende una persona immune al vaiolo, nessuno fu inoculato con vaiolo bovino e poi esposto al vaiolo: uno fu vaccinato con il vaiolo bovino e poi esposto al pus di vaiolo, un'altro fu vaccinato con vaiolo equino attenuato e morì prima di poter essere esposto al contagio, e per nessuno di essi ci furono casi di controllo.

Scrissi agli autori dell'articolo pubblicato nel British Medical Journal due volte e chiesi loro quali sono i 13 dei 23 casi di Jenner ai quali si riferiscono quando dicono che egli riuscì a prevenire il vaiolo in 13 persone mediante l'inoculazione di materiale infettivo vivo prelevato dalle pustole o dalle croste di persone infettate dal vaiolo. Non ricevetti alcuna risposta. Così inviai una lettera (per posta) all'editore del British Medical Journal nella quale dicevo:

Egregio Editore,

l'inaccurata e paternalistica storia del movimento anti-vaccinazioni di Wolfe e Sharp fa uso di omissioni e di insinuazioni per perpetuare i miti del vaccino antivaiolo. Essi citano un'epidemia in Svezia che si placò quando aumentò il tasso di vaccinazione, ma non menzionano le epidemie che scoppiarono proprio dopo le vaccinazioni di massa. Una delle epidemie che non è mai citata dai fautori dei vaccini si scatenò in Italia nel 1887-89 con un tasso di vaccinazione di fondo del 98,5%. I tassi di contagio e di morte furono più alti tra chi aveva ricevuto il richiamo piuttosto che in chi era stato vaccinato una volta e ancora più alto in coloro la cui vaccinazione "aveva attecchito". Wolf e Sharp riferiscono diffuse proteste e disordini contro la vaccinazione, inclusa una di 100.000 persone a Leicester. Ma essi sottintendono che la gente si opponeva alla vaccinazione obbligatoria perché violava la loro libertà. Centomila persone analfabete e senza diritto di voto non dimostravano nelle strade di Leicester per un concetto intellettuale di diritti civili. Esse protestavano perché la vaccinazione danneggiava e uccideva i loro bambini.

Gli autori dell'articolo affermano che Edward Jenner dimostrò di aver prevenuto con successo il vaiolo in 13 persone mediante l'inoculazione di vaiolo bovino. Jenner presentò 23 casi nel suo *Inquiry*. Ho chiesto per ben due volte agli autori di indicarmi quali fossero i 13 casi ai quali si riferivano ma non mi hanno risposto. Io asserisco che essi non hanno mai letto *l'Inquiry* di Jenner e, come con il resto del loro articolo, stanno semplicemente ripetendo i miti popolari che promuovono il concetto di vaccinazione. Se essi avessero dedicato un po' del loro tempo alla lettura dell'*Inquiry* di Jenner, avrebbero saputo che dei 23 casi che avrebbero dovuto provare che l'inoculazione con vaiolo bovino rende una persona immune al vaiolo, nessuno fu inoculato con il vaiolo bovino e poi esposto al vaiolo, uno fu vaccinato con il vaiolo bovino e poi esposto al pus del vaiolo, e non ci fu alcun tipo di controllo.

Difensori di Jenner sostengono che ciò che importa non è il suo metodo quanto piuttosto che il vaccino antivaiolo e il vaccino antivaccinia erano efficaci. Ma un'enorme quantità di dati, inclusi quelli presentati dal OMS, mostrano che non lo erano. Nel 1899 il presidente dell'AMA disse che i dottori che non credevano nella vaccinazione erano "folli" e "fuorviati". I dottori moderni che non credono nella fede soffrono molto di più.

Il British Medical Journal confermò (per posta) di aver ricevuto la mia lettera ma, come mi aspettavo, non la pubblicarono. Avevano permesso che una minoranza fosse denigrata sulle loro pagine ma non le avevano dato il diritto di risposta. È il comportamento tipico della maggior parte dei media riguardo alle vaccinazioni. Nel "dibattito" sulle vaccinazioni, il gioco non è alla pari cosicché non c'è alcun progresso.

Durante l'epidemia di vaiolo in Italia del 1887-89 morirono più di quarantasette mila persone.[286] A quel tempo l'Italia aveva un tasso di vaccinazione del 98,5%. Si ritiene che un tasso di vaccinazione del 95% fornisca "l'immunità di gruppo" e che perciò possa prevenire il vaiolo nei non vaccinati come nei vaccinati. L'epidemia italiana è una delle molte che mostrò che né i vaccinati né i non vaccinati erano protetti.

L'8 maggio 1980 il World Health Organisation (OMS) dichiarò che avevano eliminato il vaiolo dal pianeta. Pubblicarono un libro di 1400 pagine spiegando come l'avevano fatto.[424] Il libro descrive dettagliatamente l'avvento e la scomparsa delle epidemie di vaiolo in alcuni paesi europei, ma non fa alcun cenno all'Italia. Io credo che l'omissione sia intenzionale. Malgrado le molte omissioni di questa natura, una lettura attenta del libro rivela che la scomparsa del vaiolo fu coincidente con la campagna mondiale di vaccinazione. Nel Sudamerica l'OMS trascurò un'intera nazione per un errore amministrativo ma dichiarò comunque di aver eliminato il vaiolo da quel paese.

Inizialmente fu dichiarato che una vaccinazione potesse dare immunità per tutta la vita. Quando persone vaccinate contrassero il vaiolo, furono introdotte più dosi e ciò fu chiamato "rivaccinazione". Ci furono molte epidemie che mostrarono che la rivaccinazione non funzionava. L'epidemia dell'Italia fu una di queste.

Nel suo primo articolo Jenner dice:

> ciò che rende il virus del vaiolo bovino così singolare è che la persona che è stata colpita sarà per sempre al sicuro dall'infezione del vaiolo.[425]

Ma 10 anni dopo, quando era ormai ovvio che la vaccinazione non preveniva il vaiolo, fece un completo voltafaccia e dichiarò che era necessaria una rivaccinazione. Pubblicò un articolo a sostegno della rivaccinazione nel quale descriveva casi di persone che avevano avuto il vaiolo più di una volta come parte dell'argomento.[409] Gli autori del libro di 1400 pagine del OMS dicono che Jenner non abbandonò mai la posizione che una vaccinazione fosse sufficiente per creare un'immunità permanente.[426] Come su molti altri punti, essi si sbagliano.

Durante l'epidemia del 1887-89 in Italia, l'incidenza di morte per vaiolo sotto i 20 anni fu la stessa tra maschi e femmine. Gli uomini era stati rivaccinati all'età di 20 anni per fini militari, mentre le donne no. Eppure tra le persone di età superiore ai 20 anni, il tasso di morte per vaiolo fu molto più alto tra gli uomini che tra le donne.[286] Nella città di Vittoria in Sicilia, esistevano prove ufficiali che tutte le persone erano state vaccinate durante campagne semestrali di vaccinazione. Quando scoppiò l'epidemia del 1887-89, il numero di morti arrivò a 2100.[286] Poiché la popolazione totale della cittadina era di solamente 2600 abitanti, meno del 20% della popolazione sopravvisse. Non stupisce quindi che questo esempio, e altri di villaggi in Sicilia, Sardegna e Calabria, non siano citati da nessuno per promuovere il mito della vaccinazione. Anche lo spettacolare fallimento della vaccinazione in aree intensamente vaccinate come Giappone e Filippine non è un argomento popolare tra i promotori di vaccini.

Quando fu introdotta la rivaccinazione, si supponeva arbitrariamente che l'immunità dovesse durare sette anni. Poi essa continuò a diminuire finché la lunghezza ufficiale dell'immunità divenne due anni. Se qualcuno contraeva il vaiolo subito dopo la vaccinazione, si diceva che la ragione era che la vaccinazione "non aveva attecchito". I vaccinatori vincono a prescindere da ciò che succede: se la persona vaccinata non prende il vaiolo è perché è protetta; se la persona prende il vaiolo più di due anni dopo la vaccinazione è perché non è stata rivaccinata; se la persona prende il vaiolo entro due anni dalla vaccinazione è perché la vaccinazione "non aveva attecchito".

L'OMS dichiara che la rivaccinazione ha conquistato il vaiolo. A pagina 273 del loro libro c'è una tavola che compara il numero di morti in Germania e Austria dal 1866 al 1897. In Germania la rivaccinazione fu resa obbligatoria nel 1874. Nel testo si dice:

> I risultati, comparati con la situazione predominante in Austria, in cui le condizioni generali erano simili ma la rivaccinazione non era stata introdotta, erano drammatiche (Tavola 6.4) e non richiedono commenti.[427]

Al contrario, uno sguardo alla Tavola 6.4 mostra che i risultati hanno molto bisogno di commenti. I grafici mostrano che in Austria, tra il 1874 e il 1875, ci fu lo stesso calo che si verificò in Germania; e tra il 1873 e il 1874 il calo in Austria fu più che doppio rispetto alla Germania. Inoltre essi mostrano che il vaiolo continuò ad aumentare e diminuire in Germania con la stessa indifferenza, sia per la rivaccinazione che per la vaccinazione. Essi mostrano anche che ci fu un declino generale in Austria così come in Germania, malgrado il fatto che l'Austria stesse facendo la "cosa sbagliata" non rivaccinando. La loro stessa prova dimostra che stanno dicendo cose senza senso.

Se un terrorista dovesse rilasciare il virus di vaiolo da un laboratorio, poche persone contrarrebbero la malattia, perché esso ha perso la naturale virulenza che aveva 200 anni fa, e quindi non si diffonderebbe nella comunità. L'industria dei vaccini vaccinerebbe il maggior numero possibile di persone e dichiarerebbe che il suo operato fu la ragione per cui il vaiolo non si sarebbe diffuso.

"LOUIS PASTEUR HA SCONFITTO LA RABBIA"

Mito n° 10 sui vaccini: *"Louis Pasteur ha scoperto i germi, minuscole creature che vanno sugli esseri umani causando malattie. Ha salvato dalla rovina l'industria vinicola francese e l'industria della seta, ed ha reso sicuro il latte da bere, inventando la pastorizzazione. Ha condotto esperimenti pubblici sulle pecore mostrando come, una volta vaccinate, fossero al sicuro dall'antrace. Ha inventato un vaccino che ha curato e prevenuto la rabbia, salvando così il mondo dai cani affetti da rabbia."*

Louis Pasteur è stato un pioniere della frode scientifica. È significativo il fatto che sia "coccolato" dall'industria dei vaccini. La vera storia della sua vita è molto più interessante di quella che insegnano a scuola. La mitologia popolare narra che Pasteur fu la prima persona a pensare alla teoria dei germi, ma questa era già stata messa per iscritto 300 anni prima della sua nascita. Nel 1546, un tale chiamato Fracastoro aveva pubblicato un trattato sulle malattie contagiose nel quale sostenava che queste malattie sono causate da particelle troppo piccole per essere visibili, e che trasmettono da persona a persona attraverso il contatto, o viaggiano su oggetti toccati da persone infette o nell'aria. Egli disse anche che le particelle possono riprodursi all'interno del corpo umano.[428,429] I germi sono stati visti al microscopio per la prima volta da Antonius van Leenwenhoek nel 1675.[430] Egli usava chiamarli "piccoli animali", ma non li associava alle malattie. La teoria che i germi causano malattie stava scatenando un acceso dibattito molto prima che Pasteur comparisse sulla scena, e ancora oggi alcune persone sostengono che le malattie infettive non sono causate dai germi.

La portata della frode di Pasteur è alquanto incredibile. Egli plagiò le ricerche di altri scienziati e dichiarò di aver provato con esperimenti alcuni "fatti", quando invece non aveva fatto alcun esperimento. Egli mentì deliberatamente riguardo a ciò che aveva fatto nei suoi esperimenti sia con il vaccino per l'antrace per le pecore che con il vaccino antirabbia per gli esseri umani. Si dedicò maggiormente a coltivare il favore dell'aristocrazia piuttosto che ai suoi laboratori, e l'ostentazione maggiore fu quella di fingere di essere una persona umile. Si trasformò in una celebrità nel corso della sua vita e il culto dell'eroe che fu costruito esiste ancora oggi, dopo più di un secolo. Nessuna adulazioni è giustificata. I prodotti che ha inventato hanno danneggiato milioni di persone e il successo commerciale dei suoi sforzi ha ostacolato la ricerca scientifica su come rendere le persone sane.

Louis Pasteur "fondò la sua leggenda"[431] sia con il suo comportamento che tramite i suoi scritti.[432] Le leggende su di lui sono perpetuate in libri, cartoni animati, film di Hollywood, siti web, curricula scolastici e da giornalisti che pensano di riferirsi a fatti storici quando citano Louis Pasteur sui media. Per circa un secolo a quasi tutti i bambini nei paesi di lingua francese e inglese è stato insegnato che Louis Pasteur ha salvato il mondo dai germi. Oggigiorno, grazie alla maggior varietà dei programmi scolastici, i bambini vengono meno indottrinati sull'argomento.

Fin dall'inizio le critiche mosse a Louis Pasteur sono state molte. Alcuni hanno pubblicato articoli o opuscoli in cui si affermava che il suo lavoro non aveva basi scientifiche e che i suoi vaccini stavano uccidendo persone e animali, senza prevenire la malattia. Nel 1923 Ethel Douglas Hume pubblicò un lungo libro in cui dimostrò che Pasteur era disonesto e che i suoi vaccini erano dannosi e inefficaci.[433] Nel 1937 e nel 1938 il nipote di Pasteur, Adrien Loir, pubblicò alcuni saggi sul famoso zio che svelarono altri aspetti del'inganno.[434]

Prima di morire, Louis Pasteur ordinò alla sua famiglia di non mostrare mai ad alcuno i suoi quaderni,[435,436] ma suo nipote li donò ad una biblioteca nel 1964,[436,437] e nel 1971 alcuni storici poterono avere accesso a essi.[435] Gerald Geison della Princeton University li studiò e, alla riunione del 1993 dell'American Association for the Advancement of Science, parlò di tutte le falsità che aveva riscontrato.[435,436] Più tardi pubblicò un libro che descriveva dettagliatamente ciò che aveva scoperto.[434]

Uno dei colleghi di Pasteur era uno scienziato di nome Antoine Béchamp che aveva alcune strane opinioni, ma scoprì che la fermentazione è causata dal lievito, e che la malattia che stava uccidendo i bachi da seta francesi era dovuta a piccoli parassiti. Sia Béchamp che Pasteur pubblicarono molti articoli e Ethel Douglas Hume si è prese l'incarico di leggere questi articoli. Documentò la sequenza delle scoperte di Béchamp che furono inizialmente criticate da Pasteur e successivamente rivendicate da quest'ultimo come proprie.[433]

Pasteur credeva nella generazione spontanea[438] una teoria secondo la quale piccole cose compaiono dal nulla, spontaneamente, in linea con il pensiero dell'epoca. Per esempio, si credeva che i vermi comparissero spontaneamente nella carne in decomposizione. Ai tempi di Pasteur era già stato provato scientificamente da uno scienziato italiano che i vermi non possono comparire nella carne a meno che le mosche non vi si posino prima e vi depongono le uova, ma questa scoperta non era ancora stata accettata dall'establishment scientifico. Uno degli esperimenti di Pasteur mirava a "dimostrare" la teoria popolare della generazione spontanea. Egli mentì sull'essere riuscito a far comparire il lievito attraverso la generazione spontanea, in una soluzione formata solo di zucchero, un sale di ammoniaca ed elementi minerali non specificati, quando in realtà aveva aggiunto lui stesso il lievito alla miscela.[439]

La convinzione errata che Pasteur abbia salvato l'industria della seta francese dalla rovina è radicata nella mitologia medica. Ciò non è dovuto solo alla personalità di Louis Pasteur, ma anche alle burocrazie che si paralizzano quando è necessario rimediare a un'idea sbagliata. I bachi da seta avevano iniziato a morire in massa nel 1850. Gli allevatori dei bachi da seta erano disperati perché la produzione era diminuita da 30 a 8 milioni di chili l'anno. Dopo che Pasteur avrebbe, come si dice "salvato" l'industria, la produzione di seta invece scese a 2 milioni di chili l'anno.[440]

Béchamp indagò sulla malattia del baco da seta e scoprì che era provocata da un parassito che si trovava nell'aria. Sperimentò e scoprì che il parassita poteva essere ucciso dal vapore di creosoto, senza danneggiare i bachi da seta. Tuttavia, Louis Pasteur era stato incaricato dal Ministro della Sanità di risolvere il problema, così i burocrati ignorarono Béchamp.

> Nessuno che capisca qualcosa della burocrazia dipartimentale si chiederà come mai, invece di accettare subito il verdetto di Béchamp, le società agricole preferirono attendere la dichiarazione del rappresentante ufficiale. C'è voluta una grande pazienza.[441]

Louis Pasteur si spostava qua e là, ingraziandosi l'imperatrice Eugenia e Napoleone III, e occasionalmente pronunciando dichiarazioni sui bachi da seta. Trovò anche il tempo di lanciare attacchi contro Béchamp per aver detto che la malattia era causata da un parassita.

Il 18 giugno 1866, Béchamp inviò un rapporto all'Accademia delle Scienze su come salvare i bachi da seta facendoli schiudere in presenza di fumi di creosoto, in grado di uccidere il parassita.[442] Il suo consiglio fu ignorato, e l'industria della seta soffrì sempre di più grandi danni della malattia. Alcuni imprenditori approfittando dell'affermazione di Pasteur secondo cui le uove sane di adulti sani sarebbero state esenti da malattie, vendettero uova a prezzi elevati. I contadini che le comprarono videro i bruchi ammalarsi e morire a causa del parassita. Dopo un anno di attesa di qualche parola di saggezza da parte del celebre Pasteur, il mondo scientifico ricevette solo questo responso:

Sono molto propenso a credere che non esista una vera malattia dei bachi da seta. Non posso chiarire meglio la mia opinione sul baco da seta se non paragonandolo agli effetti della tisi polmonare. Le mie osservazioni di quest'anno mi hanno fortificato nell'opinione che questi piccoli organismi non sono né microrganismi né piante crittogamiche. Mi sembra che sia principalmente il tessuto cellulare di tutti gli organi che si trasforma in corpuscoli o li produce.[443]

Quando finalmente Pasteur si rese conto che Béchamp aveva ragione sulla malattia del baco da seta, non ebbe remore a sostenere pubblicamente che lui stesso aveva scoperto ciò che Béchamp sosteneva da tempo. Purtroppo, era già tardi per l'industria della seta. L'Accademia delle Scienze e alcuni funzionari governativi conoscevano la verità su ciò che era accaduto, ma la versione mitologica venne considerata un fatto storico.

La mitologia popolare afferma che: "Pasteur ha dimostrato il valore della vaccinazione vaccinando le pecore contro una malattia chiamata antrace".[444] In questo esperimento sono state utilizzate cinquanta pecore, e quando il pubblico è stato ammesso a vedere i risultati, metà delle pecore giaceva morta o stava morendo. Il vaccino che sembrava essere efficace al 100%, non produsse questo risultato per gli agricoltori che lo avevano acquistato per proteggere il loro gregge dall'antrace. Leggendo i quaderni personali di Pasteur, Gerald Geison scoprì che Pasteur aveva mentito alle istituzioni e al pubblico sul modo in cui era stato fabbricato.[435,436,445] Geison ha suggerito che questa bugia era stata detta ai fini di una promozione personale.[445] La storia del vaccino suggerisce che il problema andava oltre il metodo di fabbricazione.

Nel marzo 1882 una commissione nominata dalle autorità italiane per indagare se il vaccino di Pasteur contro l'antrace funzionasse o meno, lo testò presso l'Università di Torino: venne iniettato nella metà di un gruppo di pecore e successivamente diedero a tutte le pecore una iniezione di sangue di una pecora morta di antrace il giorno precedente. Ogni pecora vaccinata e non, morì.[446] Ci fu uno scambio di lettere infuocate tra Pasteur e i professori di Torino. Il 10 giugno 1883, i professori torinesi pubblicarono un documento che illustrava come Pasteur si fosse contraddetto durante lo scambio di corrispondenza. Il documento evidenziava l'ignoranza di Pasteur sull'antrace e la setticemia e fu pubblicato in francese due mesi dopo. Ma il pubblico adorante continuava ad adorarlo.

A Odessa, in Russia, fu aperta una fabbrica per la produzione di vaccini. Testarono il vaccino contro l'antrace di Pasteur in una fattoria vicino a Kachowka, vaccinando 4564 pecore, e l'81% di esse morì a causa del vaccino.[447] Pasteur finì col risarcire alcuni degli agricoltori il cui gregge era morto,[448] questo non si può dire del governo britannico, americano e australiano: non pagarono alcun risarcimento alle famiglie dei soldati uccisi dal vaccino contro l'antrace, né ai soldati la cui salute era stata rovinata dal vaccino. A causa della natura del batterio dell'antrace, i relativi vaccini realizzati con qualsiasi metodo, saranno sempre più letali. Questi infatti uccidono e causano terribili infermità nei più sani fra i nostri uomini giovani. È altamente improbabile che un vaccino contro l'antrace in grado di proteggere una persona nel caso di un attacco biologico sarà mai realizzato.[449]

Una commissione istituita in Ungheria ha raccomandato di vietare il vaccino di Pasteur contro l'antrace,[448] e nel 1881 il governo ungherese ha detto:

> Le peggiori malattie, come polmonite, febbre catarrale, ecc. hanno colpito esclusivamente gli animali sottoposti a vaccinazione. Ne consegue che il vaccino di Pasteur tende ad accelerare l'azione di certe malattie latenti e ad accelerare la morte in altre gravi patologie.[450]

Questo è lo stesso fenomeno che Sir Graham Wilson chiamò "malattia provocata", 85 anni dopo, nel suo libro The Hazards of Immunisation, "I pericoli dell'immunizzazione".[358] La malattia non è una reazione diretta al vaccino, ma una conseguenza del sistema immunitario che è stato compromesso dal esso. Il fenomeno è stato ben documentato per quanto riguarda la polio,[359,363,364] ma non viene generalmente riconosciuto dall'istituzione medica, e che viene menzionato raramente nella letteratura medica. Un'eccezione è uno studio su 3801 bambini svedesi che avevano ricevuto il vaccino DTP.[451] Tre di essi morirono di un'infezione batterica nelle settimane successive alla vaccinazione, e gli autori dello studio ritennero che la loro morte fosse causata da provocazione. Senza grandi studi non è possibile sapere con quale frequenza la vaccinazione causa malattie non correlate.

La storia di Joseph Meister è ancora presente in molti programmi scolastici. Questo bambino fu morso da un cane rabbioso, e sua madre lo portò da Pasteur perché aveva sentito dire che egli aveva messo a punto un trattamento contro la rabbia. A Joseph vennero iniettati ogni giorno per 11 giorni strane sostanza biologiche del laboratorio di Pasteur, e non sviluppò la rabbia. Ai bambini delle scuole viene insegnato che questo dimostra che il vaccino Pasteur era efficace, e che da allora, migliaia di persone sono state salvate dalla rabbia grazie al vaccino.

Ai bambini delle scuole non viene insegnato che già 52 anni prima gli

197

omeopati di tutto il mondo avevano guarito con successo casi di rabbia nell'uomo.[405] Morire di rabbia è un'esperienza prolungata e dolorosa. La vittima soffre di forti dolori e terribili angosce. L'industria farmaceutica impedisce alle persone di accedere alle cure omeopatiche semplicemente perché ciò danneggerebbe i suoi profitti.

Pasteur affermò che prima di iniettare il vaccino in Joseph Meister, lo aveva già testato su un gran numero di cani che avevano subìto morsi da animali rabbiosi. Ma, nei quaderni, Gerald Geison trovò che lo aveva sperimentato solo su alcuni cani, e non nello stesso modo in cui lo aveva fatto con Joseph Meister.[435,452] Pasteur aveva somministrato il vaccino a 26 cani che erano stati morsi da animali rabbiosi e 10 di questi erano morti.[453] Erano stati utilizzanti anche 7 cani, come controllo, che non avevano ricevuto alcun trattamento dopo il morso da un animale affetto, e 4 di loro non avevano mai sviluppato la rabbia.[454] Ciò significa che il 62% dei cani vaccinati è sopravvissuto, mentre il 57% di quelli che non avevano ricevuto alcun trattamento, è sopravvissuto.[455] Si tratta di una buona indicazione di cosa sarebbe avvenuto utilizzando il vaccino nel mondo reale. Geison scoprì anche che ad alcuni dei cani non era stata iniettata la stessa pozione utilizzata per Joseph Meister.[456] Alcuni erano stati iniettati con cervello di coniglio, altri con cervello di porcellino d'India, e i restanti con midollo spinale di coniglio; a Joseph Meister fu iniettato quest'ultimo. Nell'utilizzare il midollo spinale di cono sui cani, aveva iniettato prima quello secco e poi era passato a quello fresco. Ma con Joseph aveva usato prima il midollo fresco e poi quello secco. Questi dettagli raccapriccianti non rivestono grande importanza nel quadro generale perché il vaccino antirabbico è una sostanza disgustosa e dannosa, indipendentemente da come viene prodotta. Tuttavia, i dettagli sono rilevanti in quanto Louis Pasteur ha mentito su quello che aveva fatto. L'industria dei vaccini è stata fondata sulle bugie e le bugie non hanno smesso di diffondersi.

Tre mesi dopo Pasteur curò un pastorello che era stato morso da un cane affetto da rabbia, e anche questo ragazzo sopravvisse. Il vaccino fu accolto con entusiasmo dalla maggior parte dell'istituzione medica e dalla maggior parte del pubblico. Non furono mai condotti studi per accertare se avesse funzionato, né quali effetti avversi avesse causato.

Il vaccino da iniettare in persone che non erano ancora state morse fu realizzato in modalità diverse e in tempi diversi. In un primo momento è stato fatto prendendo pezzetti di cervello da un cane affetto da rabbia e "inoculandoli direttamente sulla superficie del cervello di un cane sano attraverso un buco praticato nel suo cranio".[457] Successivamente venne utilizzato il cervello di un cane dentro una scimmia prima e in una serie di scimmie dopo.[458] In seguito venne inoculato il midollo spinale di un cane affetto da rabbia sul cervello di un coniglio attraverso un foro praticato nel cranio, e poi da coniglio a coniglio sempre tramite fori nei crani.[459] In quest'ultimo metodo, venne prelevato il midollo spinale di ogni coniglio morto, tagliato a strisce lunghe diversi centimetri, sospeso poi in un pallone per circa due settimane, e alla fine con questo venne preparato un brodo che fu iniettato nei cani.[460] Secondo Ethel Douglas Hume, il brodo conteneva anche materia bovina.[461] L'Organizzazione Mondiale della Sanità definì il vaccino di Pasteur come:

> una sospensione di tessuto infetto del sistema nervoso centrale di un animale.[462]

Il commento di Lionel Dole è:

> Il modo in cui Pasteur rendeva "affetti da rabbia" i conigli, forando i crani e inserendo sporcizia nel loro cervello, non era scienza ma semplicemente ciarlataneria.[463]

Uno dei colleghi di Pasteur pensava che iniettare nei conigli la saliva di esseri umani sani e saliva di esseri umani morti di rabbia, fosse un passatempo utile. Scoprì che i due tipi di saliva erano ugualmente dannosi per i conigli.[464]

Esistono numerosi documenti scritti relativi al fallimento del vaccino contro la rabbia e alle morti che ha causato. Nel 1890 un medico pubblicò un elenco di persone che erano morte dopo essere state vaccinate con il vaccino antirabbia di Pasteur, mentre i cani che li avevano morsi erano rimasti sani.[295] La Società Nazionale Anti-vivisezione raccolse i nomi di 1.220 persone morte a causa del vaccino tra il 1885 e 1901.[465] Proprio come tutti quelli che l'industria dei vaccini ha ucciso, queste persone non contano agli occhi della "scienza". Vengono liquidate come "evidenze aneddotiche". Un cugino acquisito di Louis Pasteur, il Dott. Michel Peter parlò chiaro sulle morti che stavano accadendo dopo il trattamento, e mise in discussione la segretezza della ricerca di Pasteur. Quando cercò di parlare all'Accademia di Medicina, fu fischiato.[466]

Produrre vaccini divenne una fiorente attività commerciale, con l'apertura di Istituti Pasteur in molti paesi. Alla Conferenza Internazionale sulla Rabbia tenutasi a Parigi nel 1927, il direttore dell'Istituto Pasteur del Marocco riferì che alcuni degli altri Istituti Pasteur nascondevano casi di fallimento del vaccino contro la rabbia.[305]

Esso non solo non riusciva a prevenire la rabbia in molte persone, ma perfino poteva causarla nei riceventi. Un postino di nome Pierre Rascol e un altro uomo furono attaccati da un cane. Gli indumenti del postino furono sufficienti a proteggerlo completamente, ma l'altro uomo fu morso

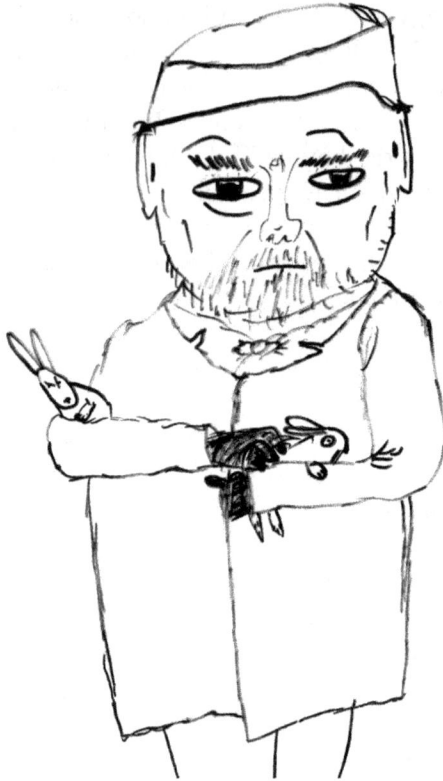

Louis Pasteur non è mai stato un'amante degli animali,
ha fatto esperimenti molto crudeli su di essi.

malamente. Le autorità postali chiesero a Rascol di sottoporsi a un ciclo di iniezioni antirabbia, mentre l'altro uomo non fu curato. Un mese dopo l'inizio delle iniezioni, Rascol sviluppò sintomi della rabbia e morì dopo due giorni; l'altro uomo rimase in salute.[295]

Eleanor McBean racconta una storia ironica, anche se tragica, su cosa accadde a una giovane ragazza inglese in epoca "sobria vittoriana". La giovane si recò ai "bagni" con le sue amiche e tornò a casa con un morso. I suoi genitori si precipitarono a farla curare con i trattamenti Pasteur, ma poi lei si ammalò e morì. Tornando a casa dal funerale, le sue amiche dissero ai suoi genitori che non era stata morsa da un cane, ma dal suo ragazzo.[467]

Nell'ottobre del 1920 il re Alessandro di Grecia stava lavando la sua auto quando il suo cane e le due scimmie del giardiniere si misero a litigare. Nel tentativo di fermare la lite fu morso ad una gamba da una delle scimmie. È improbabile che la scimmia fosse infettata dalla rabbia, ma la ferita fu infettata da qualcosa e non guarì correttamente. Come parte della cura, il re fu sottoposto ad un ciclo di vaccinazioni contro la rabbia. Soffrì di deliri, la sua salute peggiorò,[303] e morì quattro settimane dopo il morso. Non sappiamo esattamente se morì per il morso della scimmia o per le iniezioni, ma si può immaginare la fanfara che avrebbero suonato se fosse sopravvissuto. Ai bambini delle scuole di tutto il mondo avrebbero stato insegnato con entusiasmo che Louis Pasteur aveva salvato la vita del re della Grecia.

Nel 1982 fu ammesso che il vaccino di Louis Pasteur non funzionava. Al suo posto è disponibile una serie di nuovi vaccini antirabbia. Sono realizzati con tessuto di feti abortiti,[468,469,470,471] cervelli di capra,[472] reni di criceto,[473] uova fecondate,[474] e reni di cane.[475]

"I VACCINI SONO SCIENTIFICAMENTE TESTATI PER LA LORO EFFICACIA E SICUREZZA"

Mito n° 11 sui vaccini: *"Prima che un vaccino sia autorizzato per l'impiego, viene testato per la sicurezza e l'efficacia. Il vaccino viene prima testato sugli animali, e se si dimostra essere sicuro ed efficace, viene poi testato su un piccolo gruppo di esseri umani, quindi su un gruppo più numeroso. Se il vaccino non previene le malattie che si suppone debba prevenire viene scartato. L'esatto dosaggio necessario a produrre immunità viene lavorato secondo il peso delle persone. Se il vaccino provoca effetti collaterali dannosi durante la sperimentazione non verrà distribuito per l'immunizzazione di massa. Se, nonostante tutte queste precauzioni, il vaccino provoca effetti collaterali dannosi una volta somministrato alla popolazione, viene immediatamente ritirato dal commercio."*

In Italia l'istituzione governativa che è preposta a proteggere la salute degli italiani sovrintendendo studi clinici, registrando i medicinali, e raccogliendo informazioni su questi prodotti dopo la registrazione, si chiama Agenzia del Farmaco (AIFA). Come organizzazioni similari in altri Paesi, l'AIFA approva studi sui vaccini che non sono progettati scientificamente, registra vaccini pericolosi, e omette di raccogliere accurate informazioni sugli effetti avversi.

Questo comportamento è stato consolidato dal fatto che l'AIFA è stata scelta dal Global Health Security Agenda per amministrare le campagne di vaccinazione e le relative strategie in tutto il mondo. La Global Health Security Agenda è un'istituzione americana controllata finanziariamente ed ideologicamente dai produttori di vaccini, perciò quando affermano che il loro scopo è quello di aiutare a creare un mondo sicuro e protetto dalle minacce di patologie infettive, ciò che vogliono effettivamente dire è che il loro scopo è quello di costringere a vaccinare il maggior numero di persone possibile. Il direttore dell'AIFA ha detto *"È un importante riconoscimento scientifico e culturale all'Italia, soprattutto in questo momento in cui stanno crescendo atteggiamenti ostili contro i vaccini. Dobbiamo intensificare le campagne informative in Europa, dove sono in crescita fenomeni anti vaccinazioni. "[476]*

Fin dall'inizio, i test sui vaccini sono stati lasciati nelle mani di coloro che li producono e li vendono, quando invece dovrebbero essere eseguiti da persone finanziariamente indipendenti da chi li produce. Il modo in cui l'industria dei vaccini finge di effettuare le ricerche sui vaccini stessi è divenuto più sofisticato dai tempi di Edward Jenner e Louis Pasteur, ma non è divenuto più scientifico. I vaccini che vengono autorizzati all'impiego provocano un'alta incidenza di seri effetti collaterali, e spesso non sono in grado di bloccare la malattia quando il germe è divenuto virulento nell'ambiente: questo dimostra che non vengono opportunamente testati prima di essere rilasciati.

La storia di come venne introdotto il vaccino contro la pertosse usato su esseri umani è un esempio tipico della modalità non scientifica e corrotta con la quale tutti i vaccini vengono introdotti. Il vaccino a cellula intera contro la pertosse è stato ritirato dai Paesi ricchi come l'Italia e sostituito con quello considerevolmente meno tossico di tipo acellulare, ma nei Paesi più poveri viene ancora somministrato.

Né l'intera cellula né i vaccini acellulari sono stati adeguatamente testati per la sicurezza prima di essere introdotti per la vaccinazione di massa. L'intero vaccino cellulare fu inventato negli anni '20 e fu usato in vari paesi prima dell'inizio della vaccinazione di massa. Durante questo periodo parecchi dottori hanno riportato che il vaccino causava convulsioni, collasso e morte.[477] Una vaccinazione di massa con questo stesso vaccino fu iniziata negli Stati Uniti senza l'effettuazione di alcuna sperimentazione. In Gran Bretagna il Medical Research Council ha condotto tre sperimentazioni cliniche dal 1946 al 1957 per appurare se il vaccino fosse effettivamente efficace nel ridurre l'incidenza di pertosse,[478] ma queste non erano destinate a rilevare reazioni avverse. I bambini coinvolti nelle sperimentazioni avevano età comprese fra i 6 ei 18 mesi.[478] Bambini che presentavano controindicazioni alle vaccinazioni venivano esclusi dalle sperimentazioni inglesi, ciò rese più basso il numero delle reazioni gravi rispetto alla vita reale. Tuttavia, la percentuale delle convulsioni durante le sperimentazioni fu più di una su mille.[478] Le relazioni non richieste dei medici sulle morti da vaccino furono semplicemente ignorate.

Durante i decenni nel quale il vaccino a cellula intera era stato usato nei Paesi ricchi, l'industria del vaccino ha prodotto molti falsi studi con lo scopo di negare che avevano causato un'alta percentuale di forti reazioni avverse. I produttori di vaccini tentarono anche di distruggere la carriera di quei medici che allertavano sulla pericolosità e l'inefficacia del vaccino. Il Professore Emerito della Sanità Pubblica dell'Università di Glasgow, il Professor Gordon Stewart MD, BSc, FRCP, FRCPath, FFPHM, FRSS, DTM&H, ha trascorso gran parte della sua carriera cercando di persuadere

203

il Governo britannico a desistere dall'inoculare il vaccino. Ha fornito alle autorità pertinenti abbondanza di prove circa la pericolosità del vaccino e sul fatto che questo non costituiva la causa della diminuzione della naturale virulenza della pertosse, ma le autorità britanniche non intendevano ammettere di aver commesso un terribile errore con la sua introduzione. I governi tedesco e svizzero non sono stati così ostinati. Hanno ascoltato i loro dottori ed hanno posto fine all'uso del vaccino contro la pertosse. La pertosse, che aveva iniziato a diminuire molto prima dell'introduzione del vaccino, ha continuato a diminuire in Germania e Svezia dopo la sospensione del vaccino. Dal punto di vista dell'efficacia, le sperimentazioni inglesi hanno scoperto che durante i tre anni seguenti la vaccinazione, alcuni bambini vaccinati avevano contratto la pertosse, ma secondo una percentuale più bassa di quella dei bambini non vaccinati.[478]

La vaccinazione di massa di bambini negli USA era già in corso prima che uscissero i risultati delle sperimentazioni inglesi. Sebbene queste ultime non fossero progettate per la sicurezza, le autorità mediche statunitensi le hanno usate - e non erano state neanche condotte a termine - come "prova" del fatto che il vaccino in questione era sicuro anche per i bambini di solo sei settimane.[479] Non hanno detto ai cittadini americani che i bambini sottoposti alle sperimentazioni inglesi avevano dai 6 ai 18 mesi e che nessuna sperimentazione era stata condotta su neonati di sei settimane. Non vi è stato alcun suggerimento sul fatto che il dosaggio avrebbe dovuto essere diminuito negli USA, nonostante i destinatari avessero un peso corporeo decisamente inferiore.[480] A differenza dei bambini di sei mesi, quelli di sei settimane producono solo pochi anticorpi, pertanto una seconda dose di vaccino venne introdotta negli USA per compensare la mancanza di anticorpi creati in un'età così precoce. Più tardi venne introdotta anche una terza dose. Alcuni Paesi adesso utilizzano quattro dosi durante la prima infanzia ed alcuni addirittura cinque.

Uno studio ingannevole pubblicato nel 1981[481] è stato frequentemente utilizzato per affermare che il vaccino per la pertosse a cellula intera è del tutto sicuro. Nel 1986 Barbara Loe Fisher ed Harris Coulter hanno esposto il fatto che il suddetto studio è stato subdolamente concepito per impedire che la maggior parte dei sintomi che si presentano dopo l'inoculazione venisse registrata ed oltre a ciò, la versione pubblicata rappresentava una travisamento ingannevole dei dati originali raccolti.[482]

I lotti di vaccini a cellula intera che sono attualmente impiegati nei Paesi poveri vengono ancora testati per sicurezza ed efficacia servendosi dell'assurdo e non scientifico "test di tossicità sui topi" introdotto nel 1953.[483] Per testare ogni lotto sull'efficacia, i topi sono vaccinati e tre settimane dopo viene loro iniettata nel cervello una dose dei batteri che provocano la pertosse negli umani. Se più di un certo numero di topi sopravvive, questo è interpretato nel senso che il vaccino inibirà la contrazione del virus della pertosse negli esseri umani.[484] Per testare ogni lotto sulla sicurezza, il vaccino viene iniettato nell'addome di topi giovani e se i topi continuano a prendere peso, questo verrà interpretato nel senso che il vaccino non provocherà danni cerebrali nei bambini.[484] Per lo stesso campione di vaccino muore il 4% di una razza di topi mentre muore il 43% di un'altra razza.[485] La razza di topi che viene utilizzata determina se il 4% o il 43% dei topi muoiono per lo stesso lotto di vaccino,[485] pertanto alcuni laboratori fanno attenzione ad utilizzare una razza di topi con una bassa suscettibilità agli effetti tossici del vaccino.[486] Tuttavia, quando si eseguono vaccinazioni di massa, l'industria non è così scrupolosa da escludere i bambini vulnerabili.

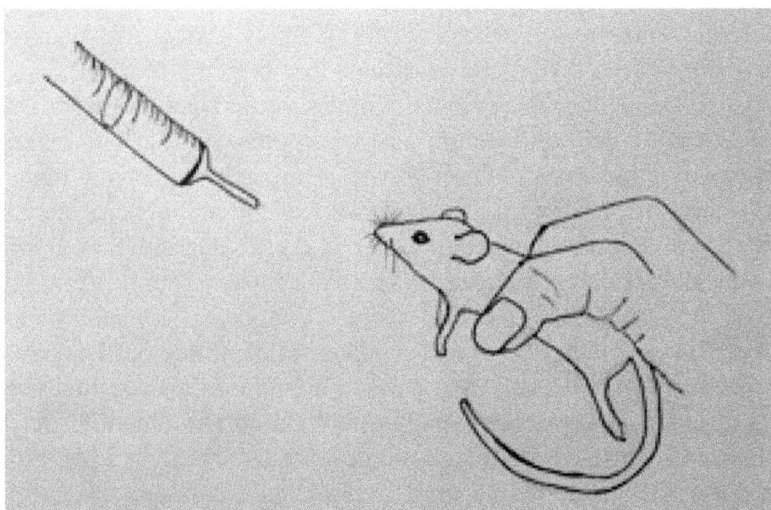

"Aspetti! Non a me! Sono uno del ceppo dei 43%!"

Queste metodologie atte a testare i vaccini ovviamente non funzionano perché essi possano causare la morte, e danni sia lievi che gravi a livello cerebrale, nei bambini. I ricercatori non domandano certamente ai topi se soffrono di mal di testa dopo la vaccinazione, e non testano i topi per vedere se hanno dislessia quando iniziano la scuola.

Il fatto che i topi continuino a crescere non significa che non abbiano sofferto danni neurologici. Bambini con danno neurologico da vaccino continuano a crescere fino all'età adulta, ma i loro cervelli rimangono danneggiati. Se la sezione motoria del cervello viene danneggiata, i bambini continueranno a crescere fisicamente ma non saranno in grado di prendersi cura di se stessi. Se viene danneggiato il settore intellettivo, i loro corpi continueranno a crescere ma le loro menti non matureranno. Mi

capita di parlare con genitori - i cui figli hanno dai trenta ai cinquant'anni
- i quali manifestano intelligenza e comportamento da bambini piccoli.
L'industria dei vaccini e le agenzie governative che promuovono in modo
coercitivo le vaccinazioni non sono interessate ad ascoltare i problemi
di coloro che devono prendersi cura di un adulto che ha la mente di un
bambino piccolo.

I nuovi vaccini geneticamente modificati sono testati a lotti contando
gli antigeni e misurando i livelli di tossine.[483] Questo nuovo metodo non
affronta la questione fondamentale e cioè se la sostanza che viene prodotta
sia dannosa per gli esseri umani. Si suppone che questo sia valutato
attraverso indagini effettuate nella fase di sorveglianza post-marketing,[483]
ma ciò non avviene, e così la validità di questo tipo di controllo a lotto non
può essere verificata.

Nel 1974 un medico irlandese pubblicò un articolo in una rivista
medica nel quale asseriva che il vaccino per la pertosse a cellula intera
causa l'emissione di grida persistenti, collassi e seri danni cerebrali, e che
la maggior parte dei dottori erano restii a riportare le reazioni avverse di
cui erano a conoscenza.[487] Oggi le riviste mediche non pubblicano più
articoli che criticano i vaccini perché sanno che andrebbero incontro a
problemi, ma non era questa la situazione nel 1974. Centinaia di articoli
scritti da medici che criticavano i vaccini vennero pubblicati su riviste
mediche fino al 1998, quando la rivista medica "Lancet" ebbe dei
problemi per aver pubblicato una relazione sui bambini affetti da autismo.
Tuttavia, la rivista che nel 1974 aveva pubblicato l'articolo del medico
irlandese cercò di coprirsi le spalle pubblicando una smentita del fatto
che il vaccino fosse pericoloso subito dopo la pubblicazione dell'articolo
in questione. La smentita era molto sofisticata e subdola, cosa che non
sorprende, dal momento che l'autore della stessa era un medico impiegato
presso una casa farmaceutica, guarda caso produttrice di vaccini. Non
è contrario all'etica che un medico lavori per un'industria che produce
vaccini, ma il dottore in questione aveva l'abitudine di non comportarsi
eticamente: aveva pubblicato a più riprese articoli volti ad impedire che
i bambini danneggiati dai vaccini potessero ottenere dei risarcimenti,
ed aveva distorto l'incidenza di severi effetti collaterali derivanti dalla
somministrazione del vaccino per la pertosse a cellula intera in una risposta
ufficiale al dipartimento della sanità Irlandese.[488]

Gli sforzi di questo individuo, tesi a proteggere il suo datore di lavoro
contro la responsabilità di danni derivanti dalla somministrazione del
vaccino per la pertosse a cellula intera, emerse dopo che lo stesso datore
di lavoro fu obbligato da un ordine del tribunale ad inviare tutta la loro
documentazione integrale relativa al vaccino in questione alla madre di
un bambino che aveva riportato seri danni cerebrali in seguito alla sua

somministrazione. Il bambino soffriva come tutte le altre vittime del vaccino e la sua vita sarebbe stata danneggiata per sempre, ma il modo in cui sua madre aveva perseverato nel lottare per oltre vent'anni fu a tal punto eccezionale che la BBC realizzò un documentario[489] raccontando la sua storia. Il bambino si chiamava Kenneth Best e sua madre, Margaret Best, viveva in Irlanda in condizioni di basso reddito. Non ha ricevuto assistenza statale per aiutarla a far fronte al suo bambino danneggiato dal vaccino. È incontinente e non ha intelletto.

Solitamente, accudire un bambino affetto da danni cerebrali occupa tutto il tempo e prende tutte le risorse di una famiglia, ma Margaret in qualche modo trovò anche la forza per opporsi al gigante. Le misure che adottò per ottenere il risarcimento furono estreme, ma un ostacolo estremo richiede estreme misure. Una delle cose che fece fu quella di organizzare un sit-in con un gruppo di sue amiche presso un ufficio governativo per ottenere le cartelle cliniche di suo figlio. Le cartelle cliniche appartengono al paziente, pertanto avrebbero dovuto esserle state consegnate non appena richieste, ma Margaret dovette ricorrere a quest'azione estrema per ottenere ciò che le spettava di diritto. Dopo quindici anni di combattimenti, ha finalmente vinto un ordine del tribunale che la società farmaceutica produttrice di vaccini, la Wellcome, le permettesse di esaminare tutti i documenti relativi al vaccino. Ovviamente le case farmaceutiche non desiderano che il pubblico legga la loro documentazione interna, e pertanto per tre anni la Casa in questione disattese l'ordine della Corte.

Alla fine la Wellcome spedì una gran quantità di fascicoli presso il suo ufficio a Dublino, forse pensando che Margaret sarebbe stata scoraggiata dalla mole delle letture da affrontare. Margaret e due sue amiche impiegarono due settimane a fotocopiare ogni pagina, e in seguito lei e una sua amica impiegarono 18 mesi per leggere tutte le fotocopie. Tra le cose che scoprirono c'era il fatto che la Wellcome pagava i medici per scrivere articoli ingannevoli sulla sicurezza dei vaccini da pubblicare su riviste mediche, e che inoltre immetteva nel commercio delle partite di vaccini che avevano fallito i test tossicologici sui topi. Wellcome aveva anche pagato un medico britannico per provare a screditare il medico tedesco che aveva fornito una parte della prova che aveva forzato il governo tedesco a smettere di vaccinare contro la pertosse nel 1974.[490]

Dopo vent'anni Kenneth Best finalmente ottenne una grossa somma di denaro come risarcimento economico per ciò che il vaccino aveva causato. Quando parlo con i genitori di bambini danneggiati dai vaccini, scopro che ciò che li preoccupa maggiormente è cosa accadrà ai loro bambini quando essi moriranno. Per le cure di Kenneth quando Margaret sarà morta bisognerà spendere del denaro; adesso i soldi ci sono. Margaret spese parte del denaro per dei cancelli elettrici nel giardino della sua casa in modo che

Kenneth non potesse andarsene in giro e fare del male. Il giornalista che aveva istigato la campagna diffamatoria contro il Dott. Andrew Wakefield (che aveva suggerito che *potrebbe* esserci un nesso fra vaccino MPR e l'autismo a causa di quello che aveva osservato nei suoi pazienti) ha usato i cancelli elettrici nel tentativo di calunniare Margaret Best. Il giornalista aveva anche scritto degli articoli in cui tentava di raffigurare il Professor Gordon Stewart come un uomo dall'intelletto tardo. Le case farmaceutiche sanno molto bene che l'opinione pubblica è di gran lunga più importante della scienza per conseguire l'obiettivo della vendita dei prodotti, ed i media convenzionali sono il loro veicolo d'elezione per influenzarla. Gli articoli che Gordon Stewart aveva pubblicato nelle riviste mediche sul vaccino a cellula intera contro la pertosse e le lettere, che egli stesso aveva scritto alle autorità mediche nel tentativo di impedire che i bambini inglesi continuassero a venirne danneggiati possono essere considerati un testamento del suo intelletto straordinario. Tuttavia, non è la sua intelligenza ma il suo coraggio e la sua tenacia che lo distinguono dagli altri medici dal comportamento codardo. Nell'attuale clima di repressione, ai medici del calibro di Gordon Stewart non è consentito pubblicare dati sulle principali riviste mediche, e coloro che sono impiegati nei dipartimenti sanitari vengono trattati severamente se dicono la verità sui vaccini.

Durante una delle conferenze che tenni per le infermiere del settore pubblico in Nuova Zelanda negli anni '90, queste ultime iniziarono a sbraitare affermando che un importante procedimento giudiziario aveva provato "in modo definitivo" che il vaccino per la pertosse a cellula intera non provocava mai danni cerebrali. Si riferivano al caso Loveday contro Crown (che aveva avuto termine prima del caso di Kenneth Best) nel quale il giudice aveva ritenuto che la parte lesa non aveva portato prove sufficienti per dimostrare che il vaccino provocasse danni cerebrali.[491,492] Ma questa affermazione non è lo stesso che provare che il vaccino non causa danni cerebrali, eppure la burocrazia vaccinale che è dietro ai vaccini ha presentato il caso al mondo intero come se fosse stato definitivamente provato che il vaccino non provoca danni cerebrali. Ho quindi raccontato alle infermiere del settore pubblico il grande impegno di Margaret Best e la sua straordinaria vittoria, e la corruzione che aveva portato alla luce, mostrando loro alcune foto della famiglia, ma alcune di quelle stesse infermiere continuarono imperterrite a raccontare ai genitori che un importante procedimento giudiziario aveva provato "in modo definitivo" che il vaccino non provoca mai danni cerebrali.

Il metodo per sperimentare la sicurezza dei vaccini non ha subito miglioramenti fin dagli anni '50. Quando un nuovo vaccino cerca un mercato, si pubblicano degli studi che ne illustrano i risultati positivi per lanciarlo. Le associazioni dei consumatori stanno cercando di rendere obbligatoria anche la pubblicazione degli studi che riportino risultati negativi. Studi sul nuovo vaccino acellulare già pubblicati comparano la frequenza delle gravi reazioni avverse dopo l'inoculazione di questo tipo di vaccino con quelle rilevate dopo la somministrazione del vaccino a cellula intera, e dal momento che la frequenza è la stessa, si deduce che il nuovo vaccino contro la pertosse non provochi gravi reazioni avverse.

Lo stesso accade con i vaccini esavalenti. Questi contengono gli antigeni per difterite, tetano, pertosse, epatite B, poliomielite, e Hib (Haemophilus influenzae di tipo B). Questi vaccini sono testati per sicurezza confrontando il tasso di reazioni avverse dopo l'inoculazione dello stesso con il tasso di reazioni avverse dopo l'inoculazione di altri vaccini esavalenti, o dopo i sei vaccini somministrati singolarmente o in combinazioni diverse. Si presume che tutti i vaccini a cui è stata concessa la licenza e che vengono usati, siano sicuri. Pertanto se dopo il nuovo vaccino si manifesta lo stesso numero di reazioni avverse che si è avuto dopo l'uso dei vaccini a cui già è concessa la licenza, il nuovo vaccino è sicuro. Nel frattempo, quelli che sono già in uso non sono mai stati scientificamente testati per la sicurezza.

Hexyon è uno dei vaccini esavalenti usati in Italia. È stato testato per sicurezza confrontandolo direttamente con altri vaccini,[493] invece di essere scientificamente testato confrontando i risultati nei bambini vaccinati rispetto a quelli non vaccinati. Reazioni nel punto d'iniezione, e quelli che chiamano "eventi avversi sistemici", erano simili dopo l'uso di Hexyon a quelli dei vaccini con cui era confrontato:[493] ma, aspettate: "quando si sono verificati eventi avversi gravi, sono stati considerati non correlati alla somministrazione del vaccino".[493] Certo! Il loro lavoro è dire che i vaccini non causano mai severe reazioni.

Hexyon è nel programma italiano per neonati tre volte; all'età di 3, di 5 e di 11 mesi. Il produttore di Hexyon e l'Agenzia Europea per i Medicinali affermano che il vaccino non deve essere somministrato ai bambini di età superiore ai 24 mesi. Anche l'AIFA (l'Agenzia Italiana del Farmaco) lo sosteneva: nel 2016 sul suo sito si affermava, "La sicurezza e l'efficacia di Hexyon nei bambini di età superiore ai 24 mesi non sono state stabilite," e, "Hexyon viene somministrato ai bambini a partire dalle sei settimane fino a 24 mesi". Tuttavia, Il 29 luglio 2017 il Parlamento ha approvato una legge secondo cui ogni bambino nato dal 2001 in poi doveva ricevere tutte le dosi di dieci vaccini che sono in programma per essere ammesso alle scuole dell'infanzia. Ciò significava che AIFA desiderava che i bambini di età superiore ai 24 mesi ricevessero l'iniezione di Hexyon. Per facilitare questo, sono andati contro la consulenza del produttore e dell'Agenzia Europea per i Medicinali, e hanno inoltre cambiato i loro opuscoli e siti web per sostenere che "Hexyon viene somministrato ai bambini a partire dalle sei settimane di età". Il fatto di non seguire le proprie regole mostra quale indifferenza insensibile hanno per il benessere dei bambini italiani.

Lo scopo principale della pubblicazione degli studi sul vaccino è di dimostrarne l'efficacia, ma gli autori sanno bene che oggi devono necessariamente menzionare gli effetti avversi. Uno studio su un nuovo vaccino contro la polmonite che è stato fatto in una regione povera dell'Africa[494] è un tipico esempio di come i dati sulle reazioni avverse vengono raccolti. Gli autori dello studio dicono: "abbiamo condotto uno studio randomizzato, in doppio-cieco, placebo-controllato nella parte orientale del Gambia". Così suona notevole, ma un'occhiata attenta al metodo usato per raccogliere informazioni sulle reazioni avverse rivela che si tratta di una farsa, e gli autori non hanno alcun diritto di concludere che il vaccino non provochi gravi effetti collaterali. Ci sono tre problemi fondamentali che rendono questo studio non scientifico: il vaccino ed il placebo sono stati somministrati insieme ad altri sei vaccini, la sostanza usata come placebo non era inerte, ed il metodo per raccogliere informazioni sulle reazioni avverse era semplicemente ridicolo.

Metà dei 16.340 bambini ha ricevuto il nuovo vaccino insieme ad altri sei vaccini, mentre l'altra metà dei bambini è stata trattata con un placebo insieme ad altri sei. Da osservare che gli altri sei vaccini non sono stati adeguatamente testati per garantirne la sicurezza. La maggior parte degli studi controllati con placebo non rendono noti gli ingredienti di esso,[495] ma nel caso di cui abbiamo scritto se ne dà qualche informazione, sebbene non si dica esattamente cosa sia questo placebo. Al lettore viene reso noto che si tratta di "polveri liofilizzate". Le polveri liofilizzate sono prodotte da materiale biologico liofilizzato come sangue o tessuto di derivazione umana o animale, e a volte vengono aggiunti metalli, farmaci e coloranti. La liofilizzazione non rende il materiale biologico inerte.[496] Non vengono condotti studi per accertare l'innocuità del placebo[497] e non ci sono norme su quello che può essere aggiunto nella sua preparazione.[497,498] È assurdo utilizzare come placebo una sostanza che non sia inerte, ma l'industria farmaceutica l'ha fatta franca da quando studi placebo-controllati hanno sostituito studi non controllati.

Le polveri liofilizzate sono disponibili in colori diversi, così che ingredienti diversi si rendono necessari per ottenere un particolare aspetto esteriore. Gli autori dell'articolo affermano che il vaccino ed il placebo "erano identici riguardo all'aspetto" ma non dicono quali ingredienti siano stati aggiunti al placebo per renderlo dello stesso colore e consistenza del vaccino. È considerato molto importante assicurarsi che le persone che somministrano il vaccino e coloro che lo ricevono non sappiano se si tratti di vaccino o placebo, ma non viene considerato importante assicurarsi che il placebo sia inerte e non tossico.

Gli autori dello studio hanno definito un evento avverso il decesso o il ricovero ospedaliero che si manifesti entro sette giorni dall'inoculazione. Un evento avverso è qualunque evento negativo che compaia dopo la vaccinazione, ma non si tratta necessariamente di una reazione alla vaccinazione. Il dottore in servizio presso l'ospedale quando un bambino del succitato studio veniva ammesso doveva stabilire se i sintomi comparsi erano effettivamente da attribuirsi alla vaccinazione. I dottori che avevano l'incarico di effettuare questa valutazione così soggettiva ignoravano a quali bambini fosse stato somministrato il vaccino in aggiunta agli altri sei, e a quali fosse stato somministrato il placebo in aggiunta agli altri sei vaccini, così che non potessero essere influenzati da pregiudizi favorevoli al nuovo vaccino. Fu trovato lo stesso numero di reazioni nel gruppo a cui era stato somministrato il nuovo vaccino (con gli altri sei vaccini) e nel gruppo al quale era stato somministrato il placebo (con gli altri sei vaccini). Gli autori dello studio affermano che ciò significa che il nuovo vaccino non ha provocato reazioni. In realtà, non significa nulla del genere. I bambini che hanno manifestato reazioni severe possono aver reagito a uno o più dei sette vaccini, o al placebo non inerte. La scoperta che c'era stato lo stesso numero di reazioni in ambedue i gruppi non supporta in alcun modo la conclusione che il nuovo vaccino non causi alcuna reazione.

Il limite prestabilito di sette giorni significava che le reazioni lente - quelle cioè che non inducono il genitore a recarsi presso un ospedale nei primi sette giorni - venivano tralasciate. I genitori non si precipitano in ospedale quando appare una sottile alterazione comportamentale, o quando i bambini cadono più spesso del solito, o quando interrompono il contatto visivo, sfuggendo allo sguardo.

Questo artificio di utilizzare un placebo falso è molto diffuso nelle sperimentazioni dei vaccini. Alcune delle sperimentazioni utilizzano un placebo che contiene gli stessi ingredienti tossici del vaccino, ma non contiene l'antigene che si suppone debba produrre anticorpi contro la malattia. Un ulteriore metodo subdolo di fingere di effettuare dei test che accertino la sicurezza del vaccino è quello di comparare il tasso di reazioni avverse provocate dal nuovo vaccino con il tasso di quelle provocate da vaccini più datati prodotti per prevenire la stessa o le stesse malattie. Questo metodo è molto utile quando lo scopo è quello di dimostrare che il nuovo vaccino è sicuro, perché i vaccini più datati non sono mai stati opportunamente testati per garantirne la sicurezza. È questo il metodo che è stato utilizzato per testare la sicurezza dei 6 vaccini in 1, chiamato Hexyon, prima che venisse introdotto in Italia.[493] In un'inchiesta riguardante i tre vaccini di sei in uno, gli autori affermano spudoratamente : "Quando si verificavano gravi reazioni avverse venivano considerate non correlate alla somministrazione del vaccino".[493] Bene, naturalmente tutti i gravi eventi avversi successivi alla vaccinazione sono considerati non correlati alla somministrazione del vaccino da medici negazionisti, nella vita reale come durante le sperimentazioni. Quando si parla di immunogenicità dei vaccini sotto inchiesta gli autori ammettono che nessuno sa quale livello di anticorpi fornisca immunità, e quello le autorità mediche scelgono semplicemente un livello casuale.[493]

I metodi dubbiosi che vengono utilizzati dalle industrie produttrici di vaccini per presentare questi ultimi come sicuri non ispirano fiducia nei genitori che pretendono di vedere degli studi che comparino la salute nel lungo periodo di bambini che sono stati vaccinati con quella – sempre nel lungo periodo – di bambini mai sottoposti a vaccinazione. Se l'industria farmaceutica produttrice di vaccini desiderasse davvero valutare le conseguenze a lungo termine della vaccinazione, potrebbe effettuare degli studi comparati senza dover spendere una fortuna, e senza dover sospendere le vaccinazioni su bambini i cui genitori effettivamente le vogliono.

IL COMPORTAMENTO DELLE AUTORITÀ MEDICHE IN GRAN BRETAGNA, USA E AUSTRALIA

Gli Usa sono il cuore dell'industria dei vaccini, sebbene ci siano produttori indipendenti in altri paesi. Proprio come la Borsa valori mondiale reagisce in base a ciò che accade a Wall Street, così l'industria dei vaccini considera gli Usa come suo punto di riferimento. Ci sono molti paesi che permettono l'uso di un farmaco o di un vaccino semplicemente perché sono stati approvati dal Food and Drug Administration (FDA), ma fidandosi del FDA commettono un errore. Il FDA fu fondato nel 1906 quando Edward Roosevelt (detto Teddy) era presidente degli Usa, ma allora aveva un potere molto ridotto. Nel 1937 un farmaco che, sebbene contenesse glicole dietilenico, era etichettato come "elisir", uccise 73 persone. Questo indusse l'allora presidente USA Franklin D. Roosevelt a rendere più sicura la legge. Nel 1938 fu approvato il *Federal Food, Drug and Cosmetics Act*. Questo atto avrebbe dovuto assicurare che i produttori non potessero vendere cibi, farmaci o cosmetici tossici o antigienici. Si suppone che il FDA dovrebbe far rispettare la legge, ma in realtà approva farmaci e vaccini pericolosi perché ottiene la maggior parte dei fondi dall'industria farmaceutica. Ecco come funziona il sistema: il fabbricante di un nuovo prodotto raccoglie i dati originali sulla sicurezza e sull'efficacia del prodotto facendo una serie di studi, poi compila un rapporto presumibilmente basato su questi dati e paga il FDA affinché lo legga. Se i membri del FDA sono favorevolmente colpiti dal rapporto, autorizzano la vendita della sostanza al pubblico. Il FDA non controlla i dati originali per vedere se il rapporto è una rappresentazione veritiera dei dati raccolti. Infatti il FDA non ha il diritto legale di dare una citazione di dati originali dell'azienda.[499]

La maggior parte delle persone attente alla salute sono consapevoli che c'è corruzione all'interno dell'industria farmaceutica, ma poche si rendono conto di quanto tale corruzione sia estesa. Quando i farmaci vengono sperimentati, i ricercatori omettono intenzionalmente informazioni sugli effetti dannosi che osservano, spingendosi fino a falsificare le firme dei partecipanti che sono morti a causa della sostanza sperimentata e sostituendo gli animali deceduti con altri sani.[500]

213

Il FDA dovrebbe proteggere il pubblico, ma storicamente è stato più incline a proteggere gli interessi economici e a concedersi nella corruzione. Per esempio, quando furono segnalati 182 casi di morte provocata dal vaccino Hib (anti-Haemophilus influenzae tipo B) tra il primo novembre 1990 e il 30 settembre 1992, il FDA cercò di screditare le segnalazioni anziché cercare di determinare se il vaccino fosse sicuro o no. Il FDA riceve alcuni fondi dal governo americano, ma la maggior parte delle entrate derivano dai pagamenti dell'industria farmaceutica per i servizi che il FDA le rende.

Nel 1979 il FDA prese la decisone consapevole di riferire al pubblico che un numero di morti infantili verificatesi subito dopo la somministrazione del vaccino contro la pertosse non era connesso al vaccino, anche se i dati in loro possesso mostravano chiaramente il nesso. Il produttore del vaccino fu ancora più subdolo e fece sì che fiale di vaccino dello stesso lotto fossero diffuse geograficamente in modo tale che le morti causate risultassero sparse e che i lotti altamente tossici non fossero individuati.

Il 29 agosto 2016 un gruppo di impiegati del CDC (Center for Disease Control), che è una sezione del FDA, mandò una lettera aperta al Capo dello Staff del CDC mettendo in evidenza che varie frodi, insabbiamenti e conflitti di interesse economico all'interno del CDC impedivano loro di fare il loro lavoro che era quello di servire l'interesse pubblico. Il film *Vaxxed: from Cover-up to Catastrophe* rivela come il CDC commetta una frode nascondendo le prove a suo carico che il vaccino MMR può causare autismo quando è somministrato prima dei tre anni.

Nel 2000 ci fu un'indagine del comitato del Congresso sul fatto che individui che fanno politica sulle vaccinazioni sono sul libro paga delle aziende farmaceutiche che producono vaccini. Il comitato ha scoperto che,

> i funzionari governativi degli USA falliscono nel far rispettare i regolamenti sui conflitti d'interesse e permettono che esperti legati all'industria facciano parte della commissione di approvazione dei vaccini.[501]

Durante l'udienza un membro del Congresso, il cui nipote è autistico a causa del vaccino, ha messo in evidenza che ci sono 700.000 medici presenti negli USA e che quindi sarebbe possibile trovarne 15 che non hanno legami con le industrie farmaceutiche.[502] Il fenomeno dei legami economici tra politici e produttori di vaccini non è limitato agli USA.

Al tempo in cui il vaccino contro il morbillo fu inserito nel programma vaccinale britannico c'erano due istituzioni che avrebbero dovuto assicurare che esso non avrebbe provocato gravi effetti avversi. Avviai una corrispondenza con entrambe le istituzioni nel 1989, interrogandole

Mr. Larry Hewlett			from	Alan Bernstein		
ry **WLD**	located	Radnor	company	WLI	located	Marietta
t **DTP Vaccine**			date	August 27, 1979		

After the reporting of the SID cases in Tennessee, we discussed the merits of limiting distribution of a large number of vials from a single lot to a single state, county or city health department and obtained agreement from the senior management staff to proceed with such a plan.

This subject has been discussed with Charlie Young and the following guidelines were developed by FSRD. I would appreciate your comments concerning this procedure and the advisability of formalizing these guidelines.

Interim Measures in Affect

1. Allocation of stock to Distribution Centers is designated by lot number in a manner designed to leave the maximum variety of lot numbers in Great Valley and Marietta to service substantial orders.

2. Managers in D.C.'s carrying average inventories of over 3000 packages (approximate) have been requested to advise FSRD of any orders exceeding 2000 vials. FSRD will then designate shipment by lot number, furnishing additional stock as needed.

Permanent Policy Proposal

1. A D.C. will not fill any order with stock exceeding 2000 packages of one lot number before clearing with FSRD.

2. When additional stock is needed for compliance, FSRD will make necessary arrangements.

3. In the event that the national inventory does not permit compliance, FSRD will clear exception with Marietta management, or make arrangements for split delivery.

Alan Bernstein

AB/tja
cc: Mr. Gray
   Dr. Shaw
   Dr. Bietly, Dr. McCarthy
   ....

su quali test di sicurezza erano condotti sul vaccino. Le risposte che ricevetti erano evasive. La loro incapacità di fornirmi le informazioni che avevo chiesto mi fece capire che esse non avevano condotto alcun test di

215

sicurezza sul vaccino prima di inserirlo nel programma.

Quando i casi di morbillo cominciarono a verificarsi in Gran Bretagna nel 2012, il governo intensificò la sua vendetta sul Dott. Andrew Wakefield e i lacchè senza cervello dei media non gli permisero di difendersi contro le false accuse. Perciò Wakefield postò un video online e questo fu ciò che disse a proposito della sperimentazione sul vaccino MMR:

> Tale era la mia preoccupazione riguardo alla sicurezza di quel vaccino che tornai a esaminare ogni studio sulla sicurezza, ogni studio precedente all'autorizzazione del vaccino MPR e su altri vaccini anti-morbillo effettuati prima di essere iniettati nei bambini e dopo. E rimasi inorridito dalla qualità di quella scienza. Era totalmente al di sotto della norma e ciò da allora è stato ribadito da altre fonti autorevoli.

In Australia la commissione che ha il compito di proteggere la popolazione da sostanze pericolose è chiamato Therapeutic Goods Administration (TGA). Quando il personale del TGA scrive una lettera, usa la carta intestata con lo stemma australiano in cima. L'emù e il canguro si ergono orgogliosamente ai lati dello scudo contenente gli emblemi dei sei stati australiani. Questa carta intestata dà l'impressione che il TGA sia un ente governativo, eppure il TGA non prende assolutamente alcun finanziamento dal governo. L'intero reddito del TGA proviene dalle aziende che vogliono che i loro prodotti ottengano l'autorizzazione. Questo accordo ha un profondo effetto sull'atteggiamento che il TGA adotta nei confronti dei suoi clienti e verso i prodotti per i quali essi richiedono l'approvazione. Il TGA è responsabile dell'azienda farmaceutica piuttosto che del consumatore, e ha ragione di temere le aziende farmaceutiche.[503] Con questo sistema in atto non stupisce che il TGA approvi vaccini che uccidono e danneggiano bambini.

L'Australia ha un "Freedom of Information Act", il che significa che gli australiani possono ottenere informazioni riguardanti il modo in cui viene testata la sicurezza dei vaccini. Quando in Australia il vaccino anti-pertosse a cellule intere dovette essere sostituito con quello acellulare, un produttore di vaccini australiano produsse il nuovo vaccino con il proprio marchio. Nel 2001 feci richiesta secondo quanto previsto dal Freedom of Information Act per avere una copia della documentazione, precedente al rilascio delle autorizzazioni, che l'azienda aveva presentato al TGA per richiedere che il suo vaccino fosse incluso "nell'Australian Register of Therapeutic Goods". Ci volle un intero anno prima che la legge fosse rispettata e che mi inviassero i documenti.

Alcune parti del testo erano cancellate e allo stesso modo tutti i numeri dei riferimenti. Quest'ultima cosa mi fece sospettare che essi non volessero darmi la possibilità di verificare se avevano usato i riferimenti onestamente. Precedentemente avevo trovato articoli e materiale promozionale in riviste mediche che fornivano riferimenti che non sostenevano le dichiarazioni alle quali erano connesse, e presumo che la ragione sia che gli autori sanno che è improbabile che un lettore si preoccupi di controllare. Comunque sia, il TGA sapeva che probabilmente avrei verificato l'onestà dei riferimenti, e perciò me lo resero impossibile.

Niente di ciò che lessi nei documenti che mi avevano spedito mi avrebbe convinto che il vaccino fosse sicuro ed efficace, se fossi stata io a prendere la_decisione. Erano solo sciocchezze non certo informazioni affidabili. C'erano cinque pagine di riferimenti alla fine, e uno di questi si riferiva a uno studio sul vaccino anti-pertosse pubblicato nel 1981 e smascherato come fraudolento nel 1986.[482] Dal momento che questo studio fraudolento mi era ben noto, vidi chiaramente che non c'erano spiegazioni nel testo riguardo cosa dovesse provare relativo al nuovo vaccino anti-pertosse. Ciò accrebbe il mio sospetto che la ragione per cui avevano cancellato tutti i numeri dei riferimenti nel testo era che essi non volevano che potessi consultarli e vedere che non avevano rilevanza per le loro dichiarazioni.

In Gran Bretagna, negli Usa e in Australia, gli enti governativi che dovrebbero proteggere i bambini dai vaccini pericolosi non fanno il loro lavoro. Al contrario essi difendono gli interessi dell'industria dei vaccini.

UNA SPERIMENTAZIONE VACCINALE
IN NUOVA ZELANDA

I vaccini moderni vengono testati sugli esseri umani per vedere se producono anticorpi: se lo fanno il vaccino viene dichiarato in grado di produrre immunità. Non è richiesto di provare che la produzione di anticorpi equivalga all'immunità. Il produttore di vaccini ha il controllo totale su quali effetti avversi vengano riconosciuti durante la sperimentazione e quali vengano ignorati.

Nel settembre 1990, mentre vivevo in Nuova Zelanda, ricevetti una telefonata da una persona la cui sorella aveva ricevuto dal pediatra la richiesta di far partecipare il suo bimbo alla sperimentazione per un nuovo vaccino. La persona che mi chiamava voleva che lo IAS (associazione per sensibilizzazione sulle vaccinazioni) facesse interrompere la sperimentazione. Sapevamo che sarebbe stato impossibile, ma decidemmo di investigare la sperimentazione nel dettaglio per poi chiedere al Ministro della Salute di nominare una persona indipendente e neutrale per monitorarne i risultati.

Lo scopo del vaccino era di prevenire una malattia nota come haemophilus influenzale di tipo b, chiamata Hib; è una malattia rara, ma che può causare seri danni o morte in alcuni neonati. I neonati non sono in grado di produrre anticorpi al germe che causa l'Hib, anche quando la malattia è conclamata. Ciò pone un problema all'industria dei vaccini, dato che possono giustificare l'uso di un vaccino solo se crea gli anticorpi. Inoltre si era visto che gli adulti di origine Europea producevano anticorpi in risposta al vaccino, ma gli adulti di altri genotipi non avevano prodotto alcun anticorpo in risposta all'iniezione.

Lo scopo della sperimentazione in Nuova Zelanda era di capire se l'involucro esterno del germe dell'Hib attaccato al tossoide difterico potesse produrre nei neonati sotto i 18 mesi anticorpi all'Hib. La casa farmaceutica era particolarmente interessata a scoprire il tipo di risposta anticorpale nei neonati delle popolazioni Maori e delle isole del Pacifico.

Due dottori che lavoravano *full time* per il ministero della salute neozelandese vennero pagati da una multinazionale farmaceutica per la sperimentazione. Chiedemmo così a due persone che lavoravano per il ministero della salute di intervistare i due medici per nostro conto. I due dottori caddero nella trappola credendo che i due funzionari fossero dei devoti delle vaccinazioni e risposero entusiasticamente alle loro domande. La sola domanda a cui non diedero risposta fu quanto venivano pagati dalla casa farmaceutica.

Lo studio non era strutturato per valutare le reazioni avverse, ma ammettevano segnalazione passiva dai genitori in merito a tali reazioni. Stava poi ai due dottori decidere quali reazioni riportate dai genitori includere nei dati. I nostri due intervistatori in incognito chiesero loro delle reazioni avverse e la risposta fu molto illuminante. I medici dissero che le reazioni si sarebbero limitate al sito d'iniezione, come arrossamento, gonfiore, o calore e nel caso in cui vi fossero state sarebbero passate rapidamente. Dissero che alcuni bimbi avrebbero potuto avere una leggera febbre come con il vaccino DTP, ma che con l'Hib la febbre sarebbe stata molto più bassa. Essi dissero che non vi sono reazioni gravi a lungo termine con questo vaccino perché era stato già somministrato senza pericoli a migliaia e migliaia di bambini. Dissero che avrebbero incoraggiato le madri a monitorare la temperatura e che avrebbero fornito un servizio di assistenza post-vaccinale. Uno di loro era rintracciabile a qualsiasi ora. Non dissero quanto questa assistenza sarebbe durata ma erano assolutamente convinti che qualsiasi reazione correlata al vaccino sarebbe comparsa subito dopo l'iniezione.

Questo confermò i nostri timori sulla probabilità di avere un resoconto veritiero su tutte le possibili reazioni avverse che potevano prodursi. I dottori avevano deciso, prima d'iniziare, quali sintomi avrebbero riconosciuto come reazioni avverse. Avevano anche già deciso che qualsiasi reazione sarebbe avvenuta subito dopo la vaccinazione e che non ci sarebbero stati danni di natura permanente. Sappiamo bene che quando una madre corre a cercare aiuto per il proprio piccolo durante una reazione avversa acuta, i medici e le infermiere prescrivono un analgesico e negano che il bimbo stia avendo una reazione al vaccino. Non avevamo ragione di credere che una madre in panico nel chiamare uno di quei due dottori sarebbe stata trattata in maniera diversa.

Dato che i due ricercatori "sapevano" già prima d'iniziare lo studio che tutte le reazioni avverse sarebbero occorse subito dopo il vaccino, qualsiasi reazione fosse emersa dopo due o tre settimane non sarebbe stata presa in considerazione. Il germe stesso è infatti in grado di causare danno cerebrale permanente, è quindi assurdo suggerire che l'antigene di superficie del germe attaccato a una proteina estranea non possa fare lo stesso. Se un bimbo avesse sofferto reazioni avverse dopo il vaccino, i due medici dello studio avrebbero potuto semplicemente scegliere di credere che fosse una coincidenza e omettere di riportarla nella cartella clinica. È particolarmente facile ignorare sintomi precursori di un handicap a lungo termine.

La mia maggior preoccupazione era che se un bimbo fosse morto per il vaccino, esso poteva essere rimpiazzato da un altro bimbo nella relazione finale, questo perché i due medici pagati dalla casa farmaceutica erano le sole persone a conoscere i nomi di tutti i bambini che avevano preso parte alla sperimentazione. Quindi chiedemmo al Ministro della Salute di nominare un mediatore indipendente per monitorare tutti i bambini che partecipavano alla sperimentazione raccomandandoci che questi avesse credibilità sia presso l'establishment medico che presso le associazioni dei consumatori.

Ci aspettavamo di essere imbrogliati e lo fummo, forse a causa del fatto che il ministero della salute all'epoca era molto impegnato nel depistare tutta la gente che segnalava che il plasma Factor 9 usato in Nuova Zelanda all'epoca era contaminato dall'epatite C. Lo studio cominciò quindi senza un osservatore indipendente in grado di notare casi di encefalite, convulsioni, o morte che potessero essere occorsi.

Quando le nostre talpe intervistarono i due dottori durante il reclutamento per la sperimentazione, chiesero anche se il numero di bimbi dello studio fosse abbastanza alto da essere valido e scrissero nel loro resoconto: "L'intenzione è di avere 2 gruppi di 50 bambini ciascuno, ma probabilmente ne prenderanno 60 per sostituire chi si ritira durante la sperimentazione. Hanno avuto l'approvazione dal Comitato Etico e dalla FDA sul fatto che i numeri nel loro studio saranno statisticamente significativi."

Dato che il tasso di mortalità in culla dei Maori all'epoca era dell'otto per 1000, vi era una forte probabilità che si verificasse una morte nel gruppo sottoposto alla sperimentazione. Ciò naturalmente non significava necessariamente che il vaccino fosse responsabile della morte, ma sarebbe stato meglio se un osservatore imparziale avesse potuto assistere al tutto come era giusto. Di prassi infatti le cause di morte durante una sperimentazione medica non vengono indagate ma vengono trattate statisticamente come trasferimenti in altra città.

Cercammo di scoprire tramite il Comitato Etico quali protocolli fossero stati stabiliti prima di dare il via alla sperimentazione, ma il comitato perse il *file* per alcuni anni, e quando lo ritrovarono dissero che il contenuto non ci riguardava. In ogni caso, anche se avessero acconsentito a un metodo valido di registrazione degli eventi avversi, ciò non avrebbe garantito che questi sarebbero stati onestamente riportati.

L'unica indicazione che lo studio era finito fu una notizia del giornale nel settembre del 1992, che diceva che il vaccino non aveva provato la sua efficacia nelle popolazioni Maori e delle isole del Pacifico.[504] Un portavoce del dipartimento della salute disse che il vaccino per l'Hib per i neonati di sei mesi non sarebbe stato introdotto a meno che non ne venisse dimostrata l'efficacia nelle popolazioni Maori e delle isole Pacifiche, perché altrimenti si sarebbe fatta della "pratica scadente in materia di salute pubblica".

Poco tempo dopo, una marca diversa di vaccino Hib, fatto esattamente come quello usato nella sperimentazione (polisaccaride coniugato), venne inclusa nel programma vaccinale in Nuova Zelanda. Il vaccino venne introdotto a sei settimane, non a sei mesi. Scrissi al ministero della salute e chiesi se questa marca del vaccino era stata testata per vedere se produceva anticorpi nei Maori e isolani del Pacifico, e la risposta che ho ricevuto fu che non lo era.

Poco dopo la creazione del VAERS la FDA ricevette 182 segnalazioni di morte causata dal vaccino. La notizia venne manipolata in maniera complicata (alterata per nascondere la verità), e il vaccino venne proclamato innocente. Una delle contorte tesi che usarono fu che il tasso di reazioni avverse non era noto perché nessuna delle sperimentazioni era stata sufficientemente vasta per rilevarne.

"L'EFFICACIA E GLI EFFETTI COLLATERALI DEI VACCINI SONO MONITORATI DOPO LA LORO INTRODUZIONE"

Mito n° 12 sui vaccini: *"Una volta che un vaccino è stato introdotto, le autorità mediche tengono un registro degli effetti collaterali. Conservano anche una registrazione dello stato di vaccinazione delle persone che contraggono la malattia, in modo da poter valutare l'efficacia del vaccino. Raccolgono dati sugli effetti collaterali facendo in modo che medici e infermieri segnalino gli eventuali effetti avversi, ed ogni reazione al vaccino è quindi registrata in un sistema centrale di raccolta dati."*

Il principale fattore che impedisce un'accurata valutazione degli effetti avversi è la negazione patologica in cui la maggior parte dei medici e infermieri si rifugia quando vede un caso di danno da vaccino. La negazione patologica è un termine usato per descrivere la reazione di una persona che non vuole affrontare la realtà delle conseguenze delle proprie azioni. Personale medico ricorre al rifiuto patologico anche quando un numeroso gruppo di bambini ha la stessa violenta reazione al vaccino, nello stesso tempo e nel medesimo luogo. Il rifugio nella negazione patologica significa che nei paesi che hanno un organismo governativo che dovrebbe raccogliere i dati sulle reazioni avverse viene segnalata solo una minuscola percentuale di reazioni a cui assistono medici e infermieri.

Da quando è iniziata la vaccinazione, c'è sempre stata una minoranza di medici che parla dei danni che questa provoca ma ora c'è uno sforzo internazionale da parte dell'industria dei vaccini per mettere a tacere questi medici. Nei paesi in cui l'oppressione è intensa, i medici che in passato avrebbero serenamente presentato una relazione su un caso di danno da vaccino al database governativo, ora temono che il farlo possa portarli all'attenzione delle autorità mediche.

La persecuzione dei medici è iniziata in Gran Bretagna nel 1998, quando il Dr. Andrew Wakefield ha dichiarato in una conferenza stampa di sospettare che il vaccino MMR possa causare autismo. Non ha detto di avere prove del fatto che il vaccino MMR causi autismo, ha solo detto che lui e altri dodici medici sospettavano che potesse. L'industria dei vaccini decise che non avrebbero tollerato questa posizione e cominciò una campagna di diffamazione ben organizzata contro questi medici. Per proteggere le loro carriere, dieci dei medici coinvolti capitolarono, ma tre rimasero sulle loro posizioni. I media mainstream sono di proprietà di grandi interessi finanziari, quindi ripetono continuamente le bugie diffamatorie che sono state dette durante la campagna. Alla fine l'alta Corte della Gran Bretagna sentenziò che i medici non avevano fatto nulla di non etico, ma i principali media tuttora continuano a ripetere le menzogne.

La persecuzione dei medici britannici è servita ad avvertire gli altri colleghi di non dire nulla che metta in dubbio la vaccinazione. Anche la rivista medica che ha pubblicato il rapporto ha avuto problemi, e ora nessuna rivista medica pubblicherà studi che rivelino qualcosa di negativo sui vaccini. Il blocco internazionale sui medici che parlano chiaro di vaccinazione sta avvenendo anche in Italia. Il Dott. Roberto Gava, uno dei medici che è stato punito, crede nella vaccinazione, ma non che ogni vaccino debba essere somministrato ad ognuno, ed ha anche affermato che la scienza che supporta la teoria dell'immunità di gruppo è inadeguata. Questa posizione non è tollerata dai sostenitori dei vaccini che vogliono vaccinare ogni bambino con ogni vaccino disponibile. Il presidente dell'Istituto Superiore di Sanità ha affermato che la punizione del Dott. Gava era "un passaggio importantissimo, che deve essere un segnale per tutti i medici che non si comportano secondo la deontologia". Il presidente non si vergogna nemmeno di ammettere che è un segnale per gli altri dottori tenere la bocca chiusa sulla vaccinazione.

Il Dott. Dario Miedico è un altro medico che crede nella vaccinazione, ma dice che non dovrebbe essere obbligatoria. Afferma che ogni bambino dovrebbe essere valutato prima della vaccinazione, per verificare che non ci siano controindicazioni, anche lui è stato radiato.

La maggior parte dei medici non ammetterà nemmeno a se stesso che le reazioni che vedono sono la conseguenza della vaccinazione, ma per quelli che lo fanno, il clima politico è diventato molto caldo.

Durante una campagna di vaccinazione BCG (contro TBC) in Nuova Zelanda, una cugina di un mio amico, che aveva tredici anni, ebbe una violenta reazione al vaccino e morì dopo tre giorni. I medici e le infermiere che erano coinvolti nel caso giunsero all'assurdo di negare che il vaccino fosse la causa, ed uno di loro disse anche che era più probabile che la morte fosse stata causata da feci di gabbiano cadute sul suo panino durante l'ora del gioco, piuttosto che dal vaccino. La madre della ragazza è riuscita a stabilire che altri bambini in Nuova Zelanda erano morti a causa della campagna di vaccinazione, ma non ha mai ottenuto il riconoscimento ufficiale.

A causa del blackout mediatico sull'argomento, le persone che non sono personalmente interessate da una reazione al vaccino sono beatamente inconsapevoli che la vaccinazione sta causando tanta morte, malattia e angoscia. In passato, le famiglie vittime del danno da vaccino erano isolate dalle altre famiglie colpite, e tendevano a pensare che il loro bambino fosse solo una rara eccezione sfortunata. Le cose sono cambiate grazie a internet. L'industria dei vaccini è in grado di censurare giornali, radio e tv, ma non può censurare internet, non importa quanto duramente ci provi. Tutte le storie di reazioni avverse che sono pubblicate su Internet non hanno alcun impatto sui fanatici del vaccino. Dicono ancora che qualsiasi genitore che pensa di aver osservato una reazione negativa si sbaglia ed è ignorante, e che il tempismo dei sintomi è solo una coincidenza.

Ricevo un flusso costante di richieste di aiuto da parte di genitori di bambini danneggiati dai vaccini, che non hanno ricevuto alcun aiuto dalle autorità che hanno il compito di aiutarli, cosa che avviene anche per altri attivisti della vaccinazione. Nel 1990 Hilary Butler notò che due delle famiglie che stava aiutando vivevano nello stesso sobborgo a Wellington. Le mise in contatto tra loro e scoprirono che vivevano nello stesso isolato, poco distanti una dall'altra, eppure non si erano mai incontrate. Entrambe le famiglie avevano un bambino che aveva manifestato reazioni violente entro poche ore dal vaccino contro il morbillo, e aveva problemi comportamentali in corso, oltre a ricorrenti disturbi del sistema immunitario. Entrambi i bambini furono intellettualmente danneggiati in aree specifiche, e i danni del sistema immunitario divamparono periodicamente con gli stessi sintomi drammatici. Entrambi erano in cura dallo stesso pediatra il quale aveva detto a entrambi le madri che il fatto che il danno cerebrale si fosse verificato al momento della vaccinazione era solo una coincidenza. Una delle madri aveva detto al dottore: "Tu dici che mio figlio non può essere stato colpito dal vaccino perché succede solo a uno su un milione ... beh, come fai a sapere che egli non è quello in un milione? Qualcuno deve essere uno su un milione, come fai a sapere che non è mio figlio?" Ma il dottore non era disposto ad ammetterlo. Un giorno le due madri lo affrontarono insieme ed egli quasi ammise che il vaccino era la causa. In seguito esse parlarono con la sua addetta alla reception, e lei riportò che altri quattro madri che avevano portato i loro figli regolarmente le avevano detto che la condizione dei loro bambini era causata dalla vaccinazione.

Ogni flaconcino di vaccino è fornito con un pezzo di carta chiamato foglietto illustrativo, che tra le altre cose elenca gli ingredienti e le possibili reazioni avverse. La maggior parte dei medici non legge i foglietti illustrativi: di fatto, alcuni non sanno nemmeno che il foglietto illustrativo esiste. Questo diventa evidente quando un genitore che viene sottoposto a pressione per far vaccinare il bambino chiede di vedere il foglietto illustrativo, e il medico fruga in giro e trova un opuscolo lucido lasciato da un rappresentante di farmaci. Quando le madri sottolineano ai loro medici che i sintomi esatti accusati dai loro bambini sono menzionati nel foglietto illustrativo, i medici insistono ancora che deve essere stato "qualcos'altro" a causarli, perché "sicuramente non può essere il vaccino".

Quando c'è una convulsione dopo la vaccinazione, dicono che è una coincidenza. Quando c'è un'altra convulsione dopo la successiva vaccinazione, dicono che anche questa è una coincidenza. Le convulsioni non sono rare nel primo anno di vita, quindi è possibile che si verifichi una convulsione dopo la vaccinazione senza che ciò sia causato dalla stessa. Tuttavia, quando accade una seconda volta, la probabilità che si tratti di una coincidenza è notevolmente diminuita. La possibilità di una convulsione che non è causata dalla vaccinazione che si può verificare nei tre giorni successivi alla vaccinazione è una su quattromila, e la possibilità che accada una seconda volta dopo una successiva vaccinazione senza essere causata dalla stessa è una su cinque milioni.[505] Nonostante ciò molti genitori si sentono dire che anche la seconda volta è stata una coincidenza.

In fondo, la responsabilità di monitorare l'effetto di un vaccino non dipende dalla compagnia farmaceutica né dal medico; bensì dagli agenti governativi che hanno acquistato il vaccino dal produttore e l'hanno imposto alla popolazione. Essi dovrebbero monitorare il possibile aumento di qualsiasi tipo di malattia o disturbo dopo l'introduzione di un nuovo vaccino, e dovrebbero ritirarlo primo possibile se c'è un dubbio sulla sua sicurezza. Purtroppo le burocrazie non funzionano così. Prevale una cultura della negazione, e i medici che non si allineano a questa sono considerati traditori.

UN CASO DI NEGAZIONE PATOLOGICA DI MASSA

Un esempio sorprendente di negazione patologica di massa si verificò durante una campagna di vaccinazione contro la meningite condotta nelle scuole della Nuova Zelanda nel 1987. Fu usato un vaccino polisaccaride, e fu progettato per dare immunità a un ceppo di meningite batterica per due o tre anni. Il modo in cui furono presentate le informazioni ai genitori indusse molti di loro a credere che il vaccino avrebbe reso i loro figli immuni a tutti i tipi di meningite per tutta la vita.

Quando il vaccino fu somministrato nella scuola primaria di una cittadina di nome Drury, vicino Auckland, due madri che avevano portato i loro figli in età prescolare a scuola per essere vaccinati, videro i bambini reagire violentemente all'iniezione. Decisero di restare a scuola per vedere cosa sarebbe successo. Alcuni bambini vomitarono o collassarono pochi minuti dopo aver ricevuto l'iniezione del vaccino, altri si sentirono male nel giro di alcune ore. Queste due madri videro tanti bambini seriamente colpiti dal vaccino. Una di loro me lo descrisse in seguito: "era come uno di quei vecchi film su Florence Nightingale, i feriti di guerra giacevano a terra tutto intorno".

I bambini non avevano manifestato tutti la stessa reazione. Curiosamente la tendenza fu che i bambini più grandi ebbero reazioni immediate mentre ai più piccoli ci volle un tempo più lungo. Alcuni bambini ebbero forti mal di testa, alcuni vertigini, alcuni febbre, altri svennero, altri manifestarono formicolii alle braccia e alle mani, alcuni vomitarono, altri persero il controllo delle gambe, altri persero sensibilità ai piedi, alcuni non riuscivano a concentrarsi sulla persona che stava parlando con loro, alcuni ebbero dolore al collo, alcuni avevano gli occhi vitrei, alcuni persero la coordinazione occhi/mano, altri divennero flosci e lentamente scivolarono giù dalle sedie mentre cercavano di fare i compiti. Alcuni bambini cominciarono ad avere reazioni quando era ormai tempo di tornare a casa nel pomeriggio. Alcuni di loro dovettero essere presi in braccio dai pulman a casa. Alcuni bambini dormirono in modo anomalo quel pomeriggio.

La maggior parte dei bambini manifestarono più di uno di questi sintomi, ed erano tutti in perfetta forma e in ottima salute prima che fosse loro iniettato il vaccino. Tutti questi sintomi, incluso il vomito, possono essere causati da disturbi neurologici.

Le due madri che furono testimoni di queste reazioni si rivolsero alla stampa e due giornali decisero di non nascondere la notizia al pubblico. Un giornalista contattò l'ufficiale medico per un commento e fu detto che solamente 14 bambini avevano mostrato dei sintomi, e che questi non avevano avuto una causa fisica, ma erano il frutto di un'isteria di massa. La giustificazione che egli diede per l'isteria fu che il vaccino era stato ritardato di un'ora e "si è sviluppata ogni sorta di voce spiacevole che i più giovani si fossero agitati tanto". È vero che il vaccino fu ritardato di un'ora, ma i bambini non erano consapevoli del ritardo. Lavoravano nelle loro classi fino al momento in cui vennero chiamati per ricevere il vaccino.

Un'altra persona del Dipartimento della Salute disse che gli effetti neurologici non erano stati causati dal vaccino, ma da un virus della meningite estraneo che "girava nella comunità" in quel periodo. Naturalmente è assurdo insinuare che un ampio gruppo di bambini si ammali improvvisamente per un virus presente nell'aria pochi minuti dopo l'inoculazione di un batterio che causa gli stessi sintomi, e che l'inoculazione del batterio non abbia alcuna relazione con i sintomi. Ma ha funzionato nell'ambito delle relazioni pubbliche.

Il Dipartimento della Salute non ha potuto fare tutto come gli pareva. Dopo dieci giorni il funzionario medico della salute ammise che le reazioni non erano psicologiche, e disse che si stavano occupando di tutte le contestazioni con sollecitudine. Malgrado la sommessa ammissione, gran parte del pubblico della Nuova Zelanda ha tuttora l'impressione che dopo la vaccinazione nella scuola si sia verificato un caso di isteria collettiva. L'ufficiale medico disse anche che non si era mai sentito prima d'allora di effetti avversi come questi e che erano apparentemente sconosciuti ai produttori del vaccino. Disse "questo potenzialmente è di importanza mondiale".[506]

Alla fine emerse che la stessa cosa era successa in un'altra scuola all'inizio della campagna di vaccinazione, ma il Direttore Generale del Dipartimento della Salute aveva deciso di tenere nascosta l'informazione, perché temeva che potesse compromettere il resto della campagna. La stessa cosa poi è successa anche in altre scuole e avevano fatto in modo di tenere lontana la stampa, fino all'episodio avvenuto nella Scuola Primaria di Drury. Ciò che trovo maggiormente scioccante in tutto questo è che così tanti insegnanti abbiano taciuto quello che avevano visto. Si può supporre che i medici e le infermiere che promuovono la campagna siano insensibili e disonesti, interessati esclusivamente a preservare lo status della medicina moderna, ma gli insegnanti dovrebbero preoccuparsi del benessere dei bambini, e in Nuova Zelanda non perderebbero il lavoro se parlassero chiaro su un prodotto farmaceutico.

Una volta emersa la verità, il Dipartimento della Salute ha deciso di migliorare la sua immagine. Quando iniziò la pubblicità, vari burocrati medici fecero affermazioni che si contraddicevano a vicenda, così per evitare ulteriori imbarazzi il Capo ufficiale medico emanò un decreto che permetteva solo a lui e a un altro ufficiale medico di rilasciare dichiarazioni alla stampa. Essi pubblicizzarono anche un numero verde che i genitori potevano chiamare nel caso in cui fossero preoccupati dalla reazione del proprio figlio. Il numero rimase disponibile per breve tempo e alcuni genitori che provarono a usarlo non ottennero risposta. Non vivevo in Nuova Zelanda in quel periodo, ma da allora ho parlato con diversi genitori i cui figli furono affetti dal vaccino. Due di essi mi dissero che avevano contattato la compagnia telefonica per sapere se c'era qualche problema nella linea perché non riuscivano a mettersi in contatto.

Furono nominati due neurologi pediatrici per esaminare le 546 vittime che erano riuscite a prendere contatto con l'autorità. Uno dei neurologi fu incaricato di valutare altri casi per i quali l'IAS aveva fatto richiesta di risarcimento, e il suo comportamento verso i genitori di questi casi indica che aveva deciso che il danno dal vaccino non esisteva. Credo che questo pregiudizio offuscasse il suo giudizio in modo molto forte.

Sei settimane dopo che le reazioni avevano raggiunto i media, fu pubblicato il rapporto ufficiale nel quale si diceva che non c'erano prove che indicassero che le reazioni erano associate a danni permanenti, ma i bambini al di sotto dei due anni, che avevano avuto reazioni severe, non avrebbero dovuto effettuare il richiamo. Due settimane più tardi un gruppo di burocrati medici dichiarò che non c'erano prove di danni a lungo termine in nessuno dei bambini e che non c'era legame chiaro tra i problemi neurologici avuti da alcuni e il vaccino. Questo andava oltre i risultati del rapporto ufficiale. Essi non avevano nuovi dati su cui basare tali dichiarazioni, se lo inventarono.

Dissero che lo stesso vaccino era stato usato in una campagna più grande in Finlandia negli anni '70, e non erano state riportate reazioni neurologiche. Posso immaginare una serie di possibili ragioni per cui non furono riportate reazioni neurologiche in Finlandia. Forse i burocrati medici in Finlandia sono anche loro bugiardi patologici e hanno avuto più successo nel tenere nascosta la verità; forse le reazioni in Finlandia furono molto meno numerose e fu più facile tenerne all'oscuro la stampa; o forse i bambini finlandesi sono più forti e nessuno di loro ha sperimentato reazioni negative al vaccino. Ma anche se tutti i bambini in Finlandia furono abbastanza forti da far fronte all'iniezione, ciò non cambia il fatto che migliaia di bambini neozelandesi non lo furono altrettanto.

Questo episodio storico non fu un caso di isteria collettiva che i bambini si sono inventati a proposito di un ago: fu un caso di adulti in una posizione di responsabilità e potere che ricorse a una negazione patologica di massa al fine di proteggere il loro status. Quando i bambini persero l'uso delle gambe per tre ore dopo l'iniezione, che cosa successe loro esattamente? Che cosa fece il vaccino per rendere ciò possibile? Quali sono le implicazioni a lungo termine di un sintomo del genere? Il Dipartimento della Salute dovrebbe fare ricerche su questo sintomo, anziché fingere che i sintomi non sono importanti. Nessun tentativo è stato fatto per scoprire che cosa indicassero le reazioni immediate circa gli effetti avversi a lungo termine del vaccino.

Hilary Butler documentò la storia di una ragazza che fu danneggiata dal vaccino, e a distanza di cinque anni ancora lamentava dolori e non poteva praticare sport.[507] Ho ricevuto telefonate da molte persone i cui figli erano rimasti danneggiati dalla campagna e che ancora soffrivano gli effetti del vaccino a distanza di anni. Per lo più erano affetti da una modesta scoordinazione che colpiva i loro movimenti e li rendeva maldestri negli sport che prima praticavano con piacere. Tutte queste persone mi telefonarono perché stavano subendo pressioni affinché accettassero un altro vaccino per il figlio danneggiato o per uno dei loro fratelli, e per questo volevano che lo IAS (associazione per sensibilizzazione sulle vaccinazioni) li aiutasse a evitarlo. Alcuni mi avevano detto che non sapevano se a quel tempo il numero verde fosse disponibile, mentre altri avevano contattato il Dipartimento di Salute ma gli era stato detto di lasciar perdere. Due mi avevano detto che i loro figli erano stati esaminato dai neurologi pediatrici e gli era stato rilasciato un certificato di buona salute mentre erano ancora compromessi dal vaccino.

Due dottori riesaminarono il rapporto ufficiale che era stato presentato dai neurologi incaricati, e pubblicarono un articolo sul *New Zealand Medical Journal*.[508] Questo articolo continua a insistere sulla possibilità che altri fattori possano aver causato i sintomi gravi e non abbandona la teoria che le reazioni fossero di natura psicologica. "La spiegazione iniziale sembrava essere collegata a un ritardo nell'arrivo del vaccino e di conseguenza a un tempo di attesa ansiogeno per i bambini nella scuola." Essi fecero questa affermazione malgrado il fatto che la stampa avesse ammesso che non ci fosse stato un tempo di attesa ansiogeno.

Sebbene fosse deplorevole che i dati veri erano stati parecchio diminuiti perlomeno una rivista medica dovette ammettere che qualcosa era accaduto. Dissero che erano stati segnalati 63 casi di mal di testa, rigidità al collo e mialgia nelle 48 ore successive alla vaccinazione, sebbene "altre cause, in particolare malattie virali, non possano essere escluse." Essi menzionarono inoltre 152 casi di febbre e 85 di febbre più eruzione cutanea e reazioni locali.

Ci furono 92 segnalazioni che suggerivano il coinvolgimento del nervo periferico. I sintomi motori consistettero in 80 segnalazioni di inspiegabile debolezza e "pesantezza" soggettiva estranea al punto di inoculazione, e ci furono 57 segnalazioni di sintomi sensoriali che facevano pensare a parestesia o disestesia. Entrambe le categorie si presentarono in alcuni bambini e, nei più piccoli, la riluttanza a usare un arto potrebbe essere stata causata da una delle due. Nella maggior parte dei casi, sia i sintomi sensoriali sia quelli motori, furono transitori e sparirono nelle 48 ore successive all'immunizzazione, sebbene in alcuni casi i sintomi persistettero fino a tre settimane. Questi sintomi potrebbero essere stati connessi al vaccino poiché è meno probabile che fossero legati a una malattia intercorrente, e molti episodi si verificarono in un intervallo di tempo plausibile. D'altra parte è chiaro che, la causalità assoluta non può essere attribuita sulla base dei dati.

Quindi essi non stanno affatto ammettendo che il vaccino ne fu responsabile, e non stanno certo ammettendo che alcuni bambini furono danneggiati in modo permanente.

Tutti i casi segnalati di svenimento, nausea e vertigini si verificarono nelle 24 ore e probabilmente possono essere imputate a effetti psicologici della procedura.

Mostrano il loro disprezzo per le vittime accusandole di essere emotive e spaventate dall'ago.

Altri sintomi segnalati solo occasionalmente furono considerati troppo soggettivi, vaghi e confusi per giustificare ulteriori ricerche.

In altre parole, "Alcuni bambini mostrarono sintomi inusuali per il vaccino, ma poiché il gruppo che presentava ognuno di questi sintomi era esiguo, sceglieremo di ignorarli." Sebbene questa relazione sia lievemente irritante, almeno rende ufficiale che ci furono degli effetti neurologici avversi. Ciò è importante perché una delle caratteristiche della negazione medica è che spesso si ritiene che qualcosa non può accadere qui se non è stata riportata come già successa da qualche altra parte. Perciò, seppure l'incidenza delle reazioni sia fortemente ridotta nel rapporto, e sebbene i bambini che ancora soffrono gli effetti negativi ad anni di distanza non siano riconosciuti, il fatto che la relazione fu pubblicata su una rivista medica significa che i burocrati medici in altri paesi non potranno liquidare brevemente eventi simili per il motivo che "non sono mai state segnalate gravi reazioni a questo vaccino in alcun luogo nel mondo."

Sarebbe interessante sapere quale percentuale di burocrati medici è consapevole delle informazioni stampate nelle riviste mediche. Due anni e mezzo dopo la pubblicazione della questa relazione, un giornalista intervistò un alto funzionario medico neozelandese sui vaccini. Quando discussero dell'incidente di Drury, il burocrate medico disse che era stato chiamato uno specialista per valutare le reazioni e aveva concluso che si fosse trattato di un caso di isteria collettiva e che non c'era stato alcun problema con il vaccino.

Cinque anni dopo l'evento, membri dell'IAS (associazione per sensibilizzazione sulle vaccinazioni) ebbero delle discussioni con alcuni presidi scolastici a proposito della campagna di vaccinazione dell'MPR pianificata nelle scuole. Molti di questi presidi credevano ancora che l'incidente di Drury fosse stato un caso di isteria collettiva. Una bugia, una volta raccontata, può essere molto potente.

L'allora Assessore Medico della Nuova Zelanda riportò all'Assemblea Mondiale della Sanità a Ginevra che c'erano stati problemi con il vaccino. L'Organizzazione Mondiale della Sanità ebbe due giustificazioni per non prendere provvedimenti sul suo resoconto. La prima fu che non c'erano stati controlli.[509] Secondo loro, si sarebbe dovuto scegliere alcuni bambini che non avevano ricevuto il vaccino e si sarebbe dovuto indagare se vomitavano e svenivano alle ore 11.00 del giorno della vaccinazione. La seconda scusa fu che nessun altro paese aveva riportato reazioni avverse.[510] La prima giustificazione è più o meno valida perché tutti i dati dovrebbero avere dei controlli. Sebbene sia abbastanza ovvio a chiunque abbia un po' di buon senso che quei bambini vomitavano e svenivano a causa del vaccino, per essere scientificamente corretti l'Assessore Medico avrebbe dovuto inviare delle prove che i bambini della stessa età che non erano stati vaccinati non vomitavano e non svenivano nello stesso momento quello stesso giorno. Se l'Organizzazione Mondiale della Sanità si preoccupasse realmente del benessere dei bambini, avrebbe dovuto investigare la questione per conto proprio: avrebbe potuto farlo facilmente, visto che dispone di miliardi di dollari. La seconda scusa per ignorare la segnalazione non ha valore perché la maggior parte dei paesi che avevano comprato il vaccino non fanno uno sforzo per registrare gli effetti avversi di alcun vaccino. Successivamente l'Assessore Medico parlò alla radio degli effetti avversi della vaccinazione e fu verbalmente rimproverato per averlo fatto. Quando il suo contratto con il Dipartimento della Sanità della Nuova

Zelanda giunse a scadenza non fu rinnovato, cosa che invece normalmente avviene in automatico ogni anno. Fondamentalmente fu licenziato perché aveva parlato delle reazioni al vaccino.

Nel 1987 Hilary Butler pubblicò un saggio che documentava gli eventi di quella campagna di vaccinazione di massa.[511] In esso discuteva le ragioni immunologiche per cui si verificano quelle reazioni particolari. L'autrice ricordava che alcuni medici riconobbero la sindrome e la diagnosticarono correttamente, mentre

> ... gli ospedali, i neurologi pediatrici e il Dipartimento della Sanità scelsero di ignorare tali fatti così evidenti. Come si espresse un medico: "Bene, non sapremo mai come stanno realmente le cose, dovranno passare forse 5 anni prima che la stessa sindrome sia riportata in letteratura in qualche altro paese." Queste affermazioni suonano quasi come un ossimoro, poiché nel tempo ipotetico di cinque anni questi medici probabilmente leggeranno la letteratura e diranno "Non può essere, non è mai successo prima!" e la notizia non avrebbe nessuna possibilità di essere pubblicata su una rivista medica. Questo è il modo in cui le informazioni, che dovrebbero essere classificate come fatti e segnalate, sono continuamente ridicolizzate e stroncate come aneddoti.[512]

Quelle furono parole profetiche. Nel 1991 ci fu una controversia minore in Sud Africa a proposito della morte di un bambino nero dopo una campagna di vaccinazione contro la meningite nelle scuole. La mia amica Arlene a Cape Town scrisse a un membro anti-apartheid del Parlamento ed espresse la sua preoccupazione per la morte del bambino. Il membro del Parlamento rispose che sapeva che la morte non era stata causata dal vaccino, perché nessun altro paese aveva segnalato effetti avversi.

Scrissi all'Organizzazione Mondiale della Sanità e chiesi come monitorassero gli effetti avversi dei vaccini in Sud Africa. Mi risposero che non lo facevano loro e mi diedero l'indirizzo del Medicines Control Council a Cape Town, e mi suggerirono di chiedere loro come i sudafricani monitorassero gli effetti avversi.

Sapevo molto bene che le autorità mediche del Sud Africa non avevano monitorato gli effetti avversi dei vaccini ma volevo che lo mettessero per iscritto, e così scrissi al Medicines Control Council e chiesi come monitorassero gli effetti avversi. Mi risposero che avevano un sistema per le segnalazioni volontarie delle reazioni avverse ai farmaci da parte di medici, dentisti, farmacisti e industria farmaceutica, ma non avevano un sistema che raccogliesse specificamente reazioni avverse da vaccino.

La loro lettera terminava "Poiché il sistema è un sistema di segnalazione volontaria non permette di monitorare l'incidenza di segnalazioni avverse."

Era un sistema molto comodo per le compagnie farmaceutiche. L'Organizzazione Mondiale della Sanità promuoveva la vaccinazione in tutto il mondo ma non faceva alcuno sforzo per scoprire quali effetti avversi potessero verificarsi. I governi che accettavano i vaccini non monitoravano gli effetti avversi. Ciononostante l'Organizzazione Mondiale della Sanità ha potuto rigettare la relazione di un ufficiale in Nuova Zelanda perché non c'erano segnalazioni simili da altri paesi.

Associazioni dei consumatori gestiti da volontari adesso stanno documentando gli effetti avversi del nuovo vaccino geneticamente modificato contro la meningite meningococcica. Essi possono solamente documentare i casi che sono loro segnalati, e naturalmente la maggior parte di essi non sono riportati perché la censura mediatica impedisce che la maggior parte delle vittime di danni da vaccino sappia che esistono le associazioni dei consumatori, figuriamoci se c'è l'opzione di segnalare la reazione a queste ultime quando il loro medico si rifiuta di segnalarla all'ente ufficiale.

AFFIDABILITÀ DELLA REGISTRAZIONE PASSIVA

Alcuni paesi non fingono di raccogliere dati sulle reazioni ai vaccini, mentre altri hanno fondato istituti che dovrebbero avere il compito di raccogliere le segnalazioni e poi decidere se sono valide.

Gli Stati Uniti furono il primo paese a fondare un istituto per la raccolta delle segnalazioni di effetti avversi da vaccino, ma la ragione della sua fondazione non fu quella di acquisire una coscienza morale all'improvviso. Lo fecero grazie agli sforzi di un gruppo di genitori i cui figli erano stati uccisi o gravemente danneggiati dal vaccino anti-pertosse.[513] I genitori approntarono la legislazione che permetteva la registrazione delle segnalazioni di reazioni avverse e concedeva alle famiglie di essere risarcite per danni gravi. Le potenti compagnie farmaceutiche produttrici di vaccini bloccarono la legislazione anno dopo anno, infine dopo quattro anni, cambiarono idea. Dissero che avrebbero permesso alla legge dei genitori di passare purché allo stesso tempo passasse una legge che se introdotta, avrebbe reso possibile per loro vendere nuovi farmaci all'estero dagli USA senza dover aspettare l'approvazione dal FDA.[513] Per chi di noi vive fuori dagli USA ciò non è negativo come sembra, perché il FDA è un'organizzazione corrotta che approva comunque farmaci e vaccini non sicuri.

La legge dei genitori passò e il VAERS (sistema per la registrazione di reazioni avverse vaccinali) fu istituito come una branca del FDA. Chiunque può riportare una reazione al VAERS fintanto che essa appaia in una lista di sintomi possibili compilata dall'industria produttrice del vaccino. Fu dichiarato un lasso di tempo del tutto arbitrario entro il quale i sintomi devono presentarsi perché siano accettati come aventi relazione con il vaccino.[514] Una considerevole somma di soldi provenienti dalle tasche dei contribuenti fu messa da parte per pagare i risarcimenti ogni anno, ma il primo anno in cui il sistema entrò in vigore i soldi finirono a marzo.[515] Malgrado il fatto che le reazioni non presenti nella lista non poterono essere segnalate, e malgrado il fatto che soltanto una piccola parte delle reazioni incluse nella lista furono segnalate, ci furono ancora molti più casi di quelli che si aspettavano. Quando si accorse che pagare alcuni danni provocati dai vaccini sarebbe costato troppi soldi, il FDA decise di accorciare il lasso di tempo dopo la vaccinazione in cui le reazioni dovevano presentarsi per aver diritto al risarcimento.[516]

Il VAERS sostiene che "tutte le segnalazioni ricevute sono inserite in un database."[517] Tuttavia, il gruppo di genitori che portò alla costituzione del VAERS ha scoperto che ciò non corrisponde alla realtà. Essi usarono il Freedom of Information Act per ottenere una copia dei dati contenuti nel database del VAERS, e videro che alcuni casi di cui avevano seguito la segnalazione non erano presenti, e in altri i dettagli erano sbagliati.[518]

Da quando il VAERS è stato creato molti paesi hanno fondato istituzioni analoghe così che possono sostenere di riconoscere tutte le reazioni gravi ai vaccini. Il problema diffuso in tutto il mondo è che la maggior parte dei dottori e degli infermieri si rifiutano di segnalare le reazioni alle vaccinazioni, e nei paesi in cui i genitori stessi hanno il permesso di segnalarle, la maggior parte di essi non sanno di avere il diritto di farlo.

La Germania ha lo STIKO, la Gran Bretagna il MHRA, l'Australia il TGA e l'Italia l'AIFA. Chiunque in Italia può fare una segnalazione all'AIFA tramite Vigifarmaco (la Farmacovigilanza). Al momento soltanto l'1% delle segnalazioni all'AIFA sono fatte dal pubblico, ma la percentuale probabilmente aumenterebbe quando più genitori diventassero consapevoli dell'esistenza di Vigifarmaco. Nei paesi come Italia e Australia, in cui i dottori si mettono nei guai se esprimono dubbi sulle politiche nazionali di vaccinazione, coloro che in altre circostanze avrebbero segnalato reazioni osservate di persona, ora temono di attrarre attenzione negativa su di sé. I dottori italiani, visto ciò che è accaduto ai colleghi Dr. Gava e Dr. Miedico, lo hanno ben impresso nelle loro menti, quando riflettono sull'opportunità di sottoporre una segnalazione di fronte alla vista di un bambino la cui vita è stata distrutta dal vaccino.

Può succedere che qualcuno soffra di un problema di salute subito dopo una vaccinazione senza che esso sia causato direttamente dal vaccino. Non si può concludere che chiunque segnali una reazione al vaccino abbia ragione di pensare che il vaccino ne sia la causa. Quindi sarebbe una valida procedura per una giuria di esperti analizzare le segnalazioni per escludere quelle erroneamente attribuite al vaccino.

Sul sito istituzionale l'AIFA dice "Le reazioni avverse segnalate attraverso i sistemi di vigilanza passiva rappresentano dei sospetti e non la certezza di una relazione causale tra prodotto medicinale (vaccino) somministrato ed evento avverso". Questa è un'affermazione perfettamente ragionevole. L'AIFA dice anche "L'analisi delle segnalazioni di sospetta reazione avversa consiste nella valutazione di tutti gli eventi che si verificano dopo la somministrazione di un vaccino allo scopo di evidenziare possibili associazioni tra il prodotto somministrato e l'evento che si è verificato." Ciò suona del tutto ragionevole, ma sfortunatamente la loro reale intenzione non è quella di evidenziare possibili associazioni, bensì di negarle. La loro mentalità pro-vaccino significa che vogliono negare l'accuratezza delle segnalazioni di reazioni gravi che sono state presentate, piuttosto che indagarle.

Essi hanno un semplice stratagemma per proteggere la reputazione dei vaccini quando ricevono segnalazioni di morti causate da essi. Se la persona aveva una condizione preesistente, affermano che questa è stata la causa di morte e il vaccino non ha niente a che vedere con essa. Quando non c'è alcuna condizione preesistente, dicono che le informazioni fornite sono insufficienti per determinare se il vaccino ne sia stato la causa, quindi non si può affermare la responsabilità del vaccino. Se la segnalazione dice che il bambino è morto di SIDS (morte in culla) dopo il vaccino, dicono che il vaccino non ha alcuna relazione con la morte perché gli studi mostrano che il vaccino non causa la SIDS. Come ho dimostrato nel capitolo sulla SIDS, gli studi non hanno mostrato che i vaccini non causano la SIDS. Usando questi trucchi l'AIFA può dichiarare che nessuna delle segnalazioni di morte per vaccino presentata dai dottori e dagli infermieri è valida.

L'AIFA analizza le segnalazioni ogni due anni, e per il 2014/2015 ha ricevuto 78 segnalazioni di morte da vaccino. Una di queste segnalazioni riguarda la morte di una donna di 91 anni che soffriva di scompenso cardiaco congestizio, cardiopatia ipertensiva, fibrillazione atriale, e che aveva un pacemaker, prima della somministrazione del vaccino Prevenar 13. Questa anziana donna ovviamente non avrebbe vissuto ancora molto a lungo perché era malata, ma secondo la persona che ha fatto la segnalazione il vaccino ne ha affrettato la morte. L'AIFA ha stabilito che il vaccino non può aver causato la morte perché la donna aveva delle condizioni preesistenti. Il buon senso sconsiglierebbe di iniettare in una donna anziana che soffre delle suddette patologie alluminio, acido succinico, tossina proteica di difterite, polysorbato 80, tredici antigeni, e qualsiasi contaminante accidentalmente presente nel vaccino. L'argomentazione dell'AIFA che il vaccino non possa aver causato la morte dell'anziana donna non è razionale, ma conveniente quando si vuole cancellare la colpevolezza di un vaccino. Ci sono storie da tutto il mondo di persone che raccontano del loro caro anziano morto in seguito a una vaccinazione somministrata in casa di riposo, ma nessuna di queste persone è presa sul serio dagli zeloti vaccinatori.

Un altro caso fu quello di un bambino di due mesi nato prematuro di due mesi e morto sei ore dopo la somministrazione di sette vaccini. Anche il bambino era un individuo fragile, e perciò l'AIFA conclude che il vaccino non avrebbe potuto essere la causa della morte. Al contrario, il fatto che avesse difficoltà respiratorie e ittero, aveva ricevuto droghe pesanti all'inizio della sua breve vita, ed era nato prematuro, ed era ora all'età in cui avrebbe dovuto nascere, significa che non avrebbe dovuto ricevere vaccini pericolosi. Gravi condizioni di salute sono controindicazioni alla vaccinazione, ma l'industria farmaceutica ha convinto i dottori di tutto il mondo a ignorarle.

Nel 1996 l'Organizzazione Mondiale della Sanità fondò il Global Training Network (GTN) "per migliorare la qualità dei vaccini e del loro impiego."[519] Come parte di questa iniziativa essi commissionarono al Dipartimento di Farmacologia dell'Università di Cape Town, Sud Africa, di progettare un sistema di monitoraggio e risposta alle reazioni avverse che potesse essere usato da ogni paese, e di formare persone per mettere il sistema in pratica.[519] Il sistema che svilupparono si basa sulla segnalazione passiva per la raccolta dei dati, e non fa alcun tentativo di valutare gli effetti avversi a lungo termine. I paesi che usano questo sistema non ottengono un'immagine accurata di ciò che la vaccinazione comporta sulla salute della nazione, ma i politici lo usano per dichiarare che essi stanno monitorando gli effetti avversi. In un articolo che descrive il sistema gli autori dicono:

> I limiti del sistema e del programma di formazione descritti in questo foglio sono tali che gli effetti a lungo termine non sono rilevati. I metodi di segnalazione passiva devono necessariamente essere integrati da una varietà di altri metodi epidemiologici, incluso follow-up a lungo termine usando registri di pazienti, e studi dedicati a problemi e preoccupazioni individuali.[519]

Chi, dunque, sta per condurre questi studi dedicati e follow-up di registri dei pazienti? Avrebbero dovuto essere condotti settanta anni fa, ma è improbabile che lo siano fintanto che le aziende farmaceutiche controllano l'Organizzazione Mondiale della Sanità (l'OMS).

Alcune delle procedure raccomandate dal personale del Dipartimento di Farmacologia di Cape Town sono le seguenti:

- ogni paese dovrebbe stabilire un ente per ricevere le segnalazioni,

- tutte le reazioni avverse ai vaccini dovrebbero essere segnalate,

- le persone addette alla supervisione dovrebbero incoraggiare coloro che interagiscono con i pazienti a segnalare le reazioni,

- tutti i dati dovrebbero essere conservati in un registro permanente

- i dati raccolti dovrebbero essere resi accessibili ai fini della ricerca "per fornire una base scientifica più solida per la valutazione della casualità"[519]

- gli alti funzionari governativi e il pubblico dovrebbero essere messi al corrente sugli effetti avversi e

- i governi dovrebbero considerare la possibilità di rescindere i contratti con quelle aziende che producono vaccini pericolosi.

Se gli esseri umani fossero creature oneste, questo sistema avrebbe come risultato la raccolta di dati accurati sugli effetti avversi a breve termine, e comunicazioni veritiere al pubblico, inoltre tutte le aziende che producono vaccini pericolosi sarebbero estromesse dal mercato. Tuttavia, gli esseri umani non sono creature oneste, e c'è troppo orgoglio, prestigio e denaro in gioco perché l'onestà prevalga nell'industria dei vaccini. Benché ci sia una minoranza di medici e infermieri che vorrebbero fare la cosa giusta, essi sanno che se dicessero la verità metterebbero in pericolo il loro lavoro e la loro carriera.

Come gli autori stessi ammettono, da questo sistema non risulterebbe una raccolta di dati sugli effetti a lungo termine. Effetti a lungo termine rovinano la vita di milioni di persone, eppure vengono completamente ignorati. Questo sistema è progettato per dare l'illusione che gli effetti avversi siano monitorati, mentre la maggioranza di quelli più immediati e a lungo termine continuano a rimanere occultati.

Una delle raccomandazioni fatta del personale di Cape Town è che quando i pazienti vanno in un presidio medico per riportare una reazione, "il supervisore e gli operatori sanitari dovrebbero confortare i pazienti e i loro genitori."[519] Non sarebbe carino?

Nel ciarpame di fondo dell'articolo gli autori adottano la posizione secondo la quale la vaccinazione è nota per essere sicura e benefica. Non sembrano ricordare che la ragione per cui stanno stabilendo un metodo per registrare le reazioni avverse è proprio il fatto che nel passato esse non sono state valutate correttamente, e che perciò la vaccinazione non è nota per essere sicura e benefica. Gli autori affermano che i vaccini "hanno un positivo profilo di rischio-beneficio" e un "impressionante record di prestazioni."[519] Essi non hanno il diritto di sostenere che la vaccinazione ha un buon record se non sono state conservate le registrazioni. La vaccinazione ha una buona reputazione ma non una buona registrazione. Ed essi non hanno basi per credere che i vaccini abbiano un positivo profilo di rischio-beneficio, perché nessun paese ha mai conservato accurate registrazioni sugli effetti avversi a breve e a lungo termine, né una registrazione sulla loro efficacia.

Una delle cose che insegnano nei corsi tenuti all'università di Cape Town è come gestire i media quando il pubblico presenta reclami per un gruppo di reazioni negative. "I tirocinanti devono sviluppare e presentare piani di azione e rapporti di comunicazione come dichiarazioni stampa. Sono incluse finte interviste televisive."[519] Vorrei poter vedere cosa viene insegnato a queste persone durante queste sessioni di training. Non sono ottimista che la cultura della negazione che pervade il campo della vaccinazione stia per scomparire.

All'inizio del 1988 ebbi un'esperienza che illustra perfettamente l'atteggiamento tipico dei vaccinatori entusiasti. Fu con una dottoressa di alto livello del Groote Schuur Ospedale a Cape Town. Il mio secondo bambino, Kenny, era nato in casa in una piccola città a sud di Cape Town. Quando aveva due mesi, l'infermiera di salute pubblica locale mi telefonò, e io le dissi che mio figlio non sarebbe stato vaccinato. Qualche settimana dopo due donne si presentarono inaspettatamente alla mia porta; una era l'infermiera, l'altra la dottoressa del Groote Schuur Ospedale. Da quando Chris Barnard lì effettuò il primo trapianto di cuore al mondo, chiunque associato con l'ospedale ha goduto di gloria riflessa. L'infermiera aveva previsto che la dottoressa sarebbe stata in grado di intimidirmi. Le invitai ad accomodarsi, e ne seguì un'animata discussione tra me e la dottoressa. Avevo un certo numero di persone che vivevano con me in quel momento, e si radunarono intorno per assistere allo scontro. L'infermiera chiuse le orecchie e assunse lo stesso sguardo vitreo che i bianchi Sudafricani adottavano quando qualcuno diceva loro che l'apartheid doveva essere abolito. Fui presa abbastanza alla sprovvista dall'ignoranza della dottoressa riguardo il sistema immunitario. Uno dei suoi errori fu che "Il morbillo naturale non produce anticorpi IgA". Fui divertita dall'espressione della sua faccia quando scoprì che io sapevo che il vaccino antipolio non era più obbligatorio. Nessun membro del pubblico avrebbe dovuto saperlo.

Presentai una serie di ragioni per non vaccinare Kenny. Lei mi disse che era certa che il vaccino contro il morbillo non aveva effetti collaterali perché aveva appena condotto una campagna di vaccinazione di massa contro il morbillo a Khayelitsha, e "avrebbero dovuto presentarsi a frotte all'ospedale se ci fosse stato un qualsiasi problema."

Ribattei "Si presenterebbero a frotte in un lasso di tempo di 10 anni e lei non saprebbe che è a causa del vaccino." Khayelitsha era uno slum nella zona est di Cape Town che attirava persone che pativano la fame nei ghetti Ciskei e Transkei. La dottoressa sapeva come erano le condizioni a Khayelitsha. Era stata lì e sapeva che la gente viveva in tende o baracche, che non c'era trasporto pubblico né telefoni, che la gente non aveva soldi, e che, mentre gli autisti delle ambulanze facevano del loro meglio per portare in ospedale tutte le persone in pericolo di vita, il servizio di ambulanza era disperatamente sottofinanziato e messo a dura prova. Secondo il suo metodo di valutazione degli effetti avversi, un bambino che manifestava una immediata reazione grave sarebbe dovuto andare in un ospedale distante 30 miglia malgrado queste difficoltà. Cercai di insistere con la dottoressa che una reazione si può manifestare qualche tempo dopo la vaccinazione, in forma di malattia cronica o di cattiva salute generale, ma la sua mente escludeva assolutamente l'idea. In ogni caso, anche se un bambino che avesse presentato un'immediata reazione grave fosse riuscito a arrivare vivo all'ospedale, le possibilità che il caso fosse registrato come reazione da vaccino sarebbero state molto scarse. E se morissero, non ci sarebbe inchiesta, nemmeno se ci fosse il sospetto di abuso dei genitori, perché i bambini neri non erano considerati importanti.

Quando era tempo che le due donne se ne andassero, l'infermiera tornò improvvisamente in sé e mi disse, "Quando verrà in clinica, escluderò la parte della pertosse dal vaccino". Non aveva sentito una sola parola di quanto avevo detto. Con tutte le malattie e la sofferenza diffuse a Cape Town, era strabiliante che un dottore dell'Ospedale Groote Schuur non avesse niente di meglio da fare in cinque ore che andare a casa di una persona benestante per garantire l'osservanza della legge. Almeno fu amichevole e non aggressiva. Alcuni dottori non si sforzano di discutere sulla vaccinazione, preferendo invece lanciare un attacco al personaggio del non-credente.

Una "valutazione" della campagna di vaccinazione di massa a Khayelitsha fu pubblicata in seguito nel South African Medical Journal.[520] L'articolo valuta il successo della campagna di vaccinazione nel raggiungere la popolazione target e non menziona neanche gli effetti avversi. Non è venuto in mente agli autori che possono verificarsi effetti avversi, o semplicemente non importava loro? Io non credo che la cultura del non riconoscere gli effetti avversi possa essere cambiata dal corso di formazione dell'OMS di Cape Town. È necessario che ci sia un cambiamento basilare nell'atteggiamento verso la soppressione delle informazioni sugli effetti avversi dei vaccini, ma è improbabile che accada ciò finché medici e infermieri vedono la loro autostima legata al prestigio della medicina farmaceutica.

Ogni paese che fa un serio sforzo per valutare gli effetti avversi sarà rimasto scioccato. La Germania dell'Est era sotto il dominio comunista quando il vaccino contro il morbillo fu introdotto. Il governo lo rese obbligatorio e approvò una legge che prevedeva un indennizzo per ogni persona che subiva un danno da vaccino.[292] Una volta che le richieste di indennizzo cominciarono ad arrivare a getto continuo, il governo rimase scioccato nello scoprire che gli effetti avversi a lungo termine erano molto comuni.[146]

I tre principali problemi riguardo alla registrazione degli effetti avversi sono quelli della negazione patologica all'interfaccia paziente/provider, della disonestà perniciosa tra i burocrati medici, e delle relazioni finanziarie tra i produttori di vaccini e alcuni gradi più alti dell'establishment sanitario.

Una madre americana il cui figlio fu ucciso dal vaccino antipertosse non riuscì a farsi riconoscere la causa di morte nonostante un lungo sforzo per ottenerlo. Durante una conversazione con un ufficiale del CDC le fu detto che egli pur sapendo che il vaccino era stata la causa della morte di suo figlio non osava dirlo a nessun altro.[521] Il Dott. Offit, nel suo primo libro di promozione a favore della vaccinazione rivolto ai genitori, fa un'affermazione oltraggiosa: "Nessun bambino è morto per il vecchio vaccino antipertosse".[522]

Nel 1967 uno scienziato svedese pubblicò la sua scoperta che il vaccino antipertosse favoriva la crescita di cellule tumorali.[523] Nel 1983 il Dott. Richard Moskowitz riportò che un dottore gli aveva confidato che un suo paziente di cinque anni aveva sviluppato il cancro dopo il vaccino antipertosse, era stato trattato ed era in via di guarigione quando un'altra dose dello stesso vaccino causò una ricaduta completa.[524] Il Dott. Moskowitz dice:

> L'idea che la vaccinazione possa essere implicata in alcuni casi di leucemia infantile è abbastanza scioccante in sé, ma... forse ancor più scioccante per me è il fatto che il pediatra del bambino non osò comunicare ai genitori il sospetto che la malattia fosse collegata al vaccino, per non parlare del grande pubblico. Questo fu il caso che mi convinse, una volta per tutte, della necessità di una discussione seria e pubblica delle esperienze da noi raccolte di malattie collegate al vaccino, precisamente perché una prova sperimentale rigorosa richiederebbe anni di ricerca e un fermo impegno pubblico che non c'è ancora mai stato.[524]

A distanza di oltre tre decenni quegli studi non sono ancora stati iniziati, e l'industria dei vaccini non ha nessuna intenzione di iniziarli.

I difensori dei vaccini disprezzano l'evidenza aneddotica che il vaccino MPR possa causare autismo in alcuni bambini, dicendo che essa "non è scientifica". Se credessero realmente alla scienza, dopo l'evidenza aneddotica, vorrebbero far seguire degli studi con solida metodologia. L'evidenza aneddotica non è sufficiente per tirare conclusioni scientifiche, ma è indicatore della necessità di una ricerca scientifica vera e propria.

Mentre l'industria si rifiuta di fare adeguati studi sulle possibili relazioni tra vaccino MPR e autismo, essi non hanno il diritto di respingere l'evidenza aneddotica. Non è mai stato pubblicato nessuno studio che compari il tasso di autismo nei vaccinati e nei non vaccinati. Così anche se i fautori del vaccino disprezzano l'evidenza aneddotica che il vaccino MPR causa autismo in alcuni bambini, essi, non hanno prove scientifiche per sostenere la loro affermazione.

Un esempio di evidenza aneddotica è il bambino irlandese che a 18 mesi usava alcune parole e stava "chiacchierando" la mattina prima della sua vaccinazione MPR. Ebbe una violenta reazione al vaccino e perse l'uso della parola. A dieci anni non parla ancora, e proprio come i milioni di casi analoghi in cui è lampante che la causa è il vaccino, i dottori e il governo negano che la perdita del linguaggio e tutti gli altri problemi cominciati con la somministrazione del vaccino siano causati dallo stesso. Essi dicono che si tratta di una mera coincidenza e che l'evidenza aneddotica è senza valore. Ciò che stanno dicendo i difensori del vaccino è che se quel bambino non avesse ricevuto il vaccino MPR quella mattina, avrebbe comunque urlato comprimendosi la testa per tutto il pomeriggio, si sarebbe sbattuto la testa contro il muro e gli avrebbe sferrato gli arti per tutta la notte, e sarebbe rimasto sdraiato nel suo lettino a fissare il soffitto tutto il giorno seguente senza ristabilire mai più il contatto visivo e senza parlare mai più. Essi dicono che tutto questo sarebbe successo anche se il bambino non avesse ricevuto il vaccino. La loro è un'affermazione ridicola, ma per loro ci sono più di miliardi di dollari in gioco, c'è anche la terribile paura di perdere prestigio se ammettessero la verità.

I vaccinatori dicono anche che è una perfetta coincidenza che simili reazioni con esiti analoghi a lungo termine capitino a milioni di altri bambini subito dopo l'iniezione del vaccino MPR. Essi si difendono dall'affrontare la realtà affermando che credono nella "scienza", non nell'evidenza aneddotica. Ma la scienza alla quale fanno riferimento è una zattera di studi subdolamente progettati che non comparano il tasso di autismo nei vaccinati e nei non vaccinati. Gli studi esistenti usano metodi assurdi come guardare l'età alla quale è stato diagnosticato l'autismo, o comparare i bambini autistici che hanno fratelli maggiori a loro volta autistici con bambini autistici che hanno fratelli maggiori non autistici. Il Dott. Paul Offit, la persona che dice che l'alluminio è un nutriente e non una neurotossina, non servì bene i suoi padroni quando ammise che la mancanza di studi che comparano vaccinati con non vaccinati significa che c'è una "limitata capacità di valutare il legame tra vaccinazione e eventi avversi con insorgenza ritardata o insidiosa (es. autismo)."[525]

L'industria del vaccino ha un'ampia gamma di scuse per non condurre studi che comparano l'incidenza di malattie croniche nei vaccinati e non vaccinati, la più ridicola delle quali è che questo tipo di studi non è etico. Gli artefici di questa scusa vanno dai blogger isterici ai pacati difensori dei vaccini dell'Institute of Medicine. l'Institute of Medicine nel suo rapporto del 2013, ammette che comparare bambini vaccinati con bambini non vaccinati sarebbe il miglior studio possibile, e ammette che le esistenti ricerche sulla sicurezza dei vaccini non sono adeguate, ma allora dice che non sarebbe etico e che sarebbe troppo costoso condurre tali studi comparativi.[526] Un'altra ragione espressa dall'Institute of Medicine per non farlo è che "ci sono tassi osservati di eventi avversi alla vaccinazione molto bassi."[527] Sbagliato: in realtà, tassi molto alti di eventi avversi sono stati osservati, ma molti di questi non sono stati registrati come tali, ma respinti come "semplici coincidenze". Quindi i tassi degli eventi avversi osservati sono molto alti, ma bassissimi sono quelli degli eventi avversi *riconosciuti*. Ironicamente, parlando di "tassi osservati di eventi avversi alla vaccinazione", l'Istituto di Medicina basa la sua affermazione sull'evidenza aneddotica. Stanno dicendo che non c'è evidenza aneddotica per giustificare studi scientifici. Ancora sbagliato: anche la minima frazione di reazioni avverse riportate ai canali ufficiali è sufficiente a giustificare studi scientifici adeguati che comparino il tasso di autismo nei vaccinati con il tasso nei non vaccinati.

I difensori del vaccino affermano ripetutamente che uno studio[528] condotto in Danimarca compara il tasso di autismo nei vaccinati e nei non vaccinati, e che questo studio prova che il vaccino MPR non causa autismo. Nell'introduzione allo studio gli autori dichiarano di aver comparato bambini vaccinati con bambini non vaccinati. La verità, tuttavia, è che lo studio non compara il tasso di autismo nei vaccinati e nei non vaccinati. Numerose critiche ben scritte di questo studio ridicolmente antiscientifico sono state postate in rete, ma ciò che voglio far notare è che se i ricercatori avessero realmente voluto comparare il tasso di autismo nei bambini vaccinati con quello nei bambini non vaccinati, avrebbero potuto farlo. Ogni cittadino e ogni residente in Danimarca ha un numero di registro civile che gli dà la possibilità di ottenere informazioni sullo stato vaccinatorio degli individui, quindi lo studio danese avrebbe potuto comparare facilmente il tasso di autismo nei bambini vaccinati con quello dei non vaccinati se avessero voluto farlo.

Le registrazioni aneddotiche non ci dicono quanto spesso si verifica ogni effetto collaterale. Né lo fanno le registrazioni di casi scritte dai medici. Il vaccino anti-epatite B è documentato in riviste mediche come causa della sindrome di Guillan-Barré (un tipo di paralisi), di neurite ottica, mielite trasversale, lesioni demielinizzanti al cervello e demielinizzazione progressiva.[529,530,531] Queste segnalazioni di casi, tuttavia, non indicano quale sia per un individuo il reale rischio di danno da questo vaccino.

Il sistema immunitario umano non si limita alla produzione di anticorpi al germe contenuto nel vaccino. Il sistema immunitario produce anticorpi verso tutti gli altri ingredienti del vaccino, come mercurio, formaldeide, antibiotici, tessuti animali, tessuti umani, materiale vegetale e alluminio. Si è scoperto che alcune persone che hanno sofferto di paralisi per il vaccino antirabbico prodotto con materiale cerebrale hanno sviluppato anticorpi anti-cerebrali.[532] Quando materiale cerebrale è iniettato nel sangue di qualcuno, il suo sistema immunitario produce automaticamente anticorpi anti-cerebrali. Mentre questi anticorpi circolano nel flusso sanguigno hanno il potenziale di attaccare il cervello dell'individuo. Se qualcuno si offrisse di iniettarmi del materiale cerebrale, io direi "No, grazie. Non voglio anticorpi anti-cerebrali che circolino nel mio sangue." Ai destinatari dei vaccini contenenti materiale cerebrale non viene detto che il vaccino le contiene.

È responsabilità dei governi assicurarsi che i vaccini siano sicuri prima che essi siano introdotti nei programmi statali, invece di credere semplicemente ai produttori che affermano che i loro vaccini sono sicuri. Ogni governo che fornisce vaccini dovrebbe approntare un database ampiamente dettagliato per scoprire tutti gli effetti avversi che hanno un'insorgenza ritardata. Alcuni paesi stanno approntando database per registrare chi è vaccinato e chi non lo è. Il loro intento di registrare queste informazioni è rendere più facile perseguire le famiglie che non vaccinano. Essi non hanno intenzione di usare i dati per valutare gli effetti avversi e l'efficacia dei vaccini, ma è possibile che nel futuro questi database saranno usati da gente che si preoccupa del benessere dei bambini, per valutare fatti e cifre che fino a ora le agenzie governative hanno puntigliosamente evitato di raccogliere.

IGNORARE LE CONTROINDICAZIONI

Nel 1953, un pediatra svizzero ha pubblicato un articolo riferendosi ad una sua esperienza personale e relativo ai fattori che rendono un bambino incline a riportare danni cerebrali derivanti da vaccino contro la pertosse e a cosa ha scoperto sull'argomento nella letteratura medica.[533] Ha elencato cinque fattori che aumentano enormemente il rischio che un bambino riporti danni cerebrali conseguenti alla somministrazione del vaccino contro la pertosse. I fattori erano i seguenti: una storia familiare di patologie neurologiche, una storia di convulsioni nel bambino, allergie, cattive condizioni generali, ed evidenza di una malattia infettiva acuta.[533] L'istituzione medica in generale ha riconosciuto che la presenza di questi e di altri fattori significa che un bambino che ne fosse affetto non deve essere vaccinato. Ogni Paese anglofono ha adottato la politica ufficiale secondo la quale la vaccinazione deve essere sospesa per i bambini che presentano controindicazioni alla stessa. Uno studio inglese pubblicato nel 1974 ha concluso che un bambino è più vulnerabile a danni neurologici conseguenti alla vaccinazione se presenta una storia di convulsioni o se ne hanno sofferto parenti di primo grado, se ha avuto reazione avversa a precedenti vaccinazioni, se ha avuto un'infezione recente o se presenta ritardi dello sviluppo neurologico.[534]

Le industrie che producono vaccini non hanno permesso che continuasse questo orientamento perché perdono denaro ogni volta che qualcuno non viene vaccinato. Nel 1989 l'American Immunization Practices Advisory Committee annunciò che alcune controindicazioni indicate per i vaccini in realtà non erano realmente tali.[535] Scrissi alla suddetta istituzione chiedendo di fornire delle prove a sostegno di quell'affermazione, e mi inviarono 18 riferimenti. Alcuni di questi erano articoli non esistenti, e fra quelli che invece esistevano, nessuno supportava l'affermazione secondo la quale le controindicazioni non erano tali. Tuttavia, risultava interessante che uno dei riferimenti di cui sopra menzionasse il fatto che un episodio di HHE ("Hypotonic Hyporesponsive Episode", tono muscolare ridotto, coscienza ridotta, colore pallido o bluastro della pelle) comparso dopo la vaccinazione *costituisse* una controindicazione per la somministrazione di dosi successive.[536] Attualmente, molti Paesi sono orientati a non considerare gli episodi di HHE una controindicazione per la somministrazione di dosi successive. I burocrati americani hanno persuaso i responsabili dei Ministeri della Sanità di tutto il mondo ad ignorare le controindicazioni, e a vaccinare anche i bambini a rischio di soffrire gravi effetti collaterali.

Un esempio di irresponsabilità e di indifferenza dei dirigenti sanitari moderni sta nel fatto che questi raccomandano che bambini prematuri vengano vaccinati secondo la loro data di nascita e non secondo la loro età gestazionale. Uno studio adeguato è stato alfine condotto nel 2001 ed ha rilevato che i bambini prematuri sono molto inclini a soffrire gravi reazioni avverse al vaccino.[537] Gli autori dello studio sottolineano che la ricerca sulla quale si basa l'odierna politica di vaccinazione dei bambini prematuri in Gran Bretagna è inadeguata, ed invitano pertanto il dipartimento britannico della salute a modificare la loro linea politica.[537]

Quando vivevo in Nuova Zelanda, una sera verso le otto ricevetti la telefonata di una donna che voleva che le dessi il nome di un omeopata disposto ad andare presso l'ospedale di Auckland per curare sua nipote. Mi disse che la ragazza aveva avuto quel giorno stesso a scuola una violenta reazione avversa al vaccino MPR (Morbillo Parotite e Rosolia), e che peggiorava di ora in ora. Mi disse che in ospedale i medici sostenevano che ciò era accaduto perché la ragazza era stata vaccinata mentre aveva in corso un raffreddore, e che non c'era nulla che non andasse di per sé nel vaccino. Quando vogliono vendere il vaccino sostengono che sia perfettamente sicuro vaccinare qualcuno col raffreddore; tuttavia, quando vogliono proteggere la reputazione del vaccino, fanno retromarcia ed affermano che sia sbagliato vaccinare qualcuno che ha in corso un raffreddore.

In Nuova Zelanda, i medici burocrati utilizzano una serie di metodi aggressivi per cercare di aumentare l'accettazione dei vaccini. I genitori di bambini danneggiati dai vaccini vengono ripetutamente chiamati e molestati per ricevere un'altra dose. Il Governo ha dato istruzioni ai medici di incaricare le loro segretarie ad effettuare questo tipo di telefonate. Lo staff ospedaliero viene incaricato di chiedere ai genitori dei bambini che arrivano in ospedale lo stato delle vaccinazioni, e di convincerli ad accettare di somministrare alcuni vaccini prima della dimissione. Le domande vengono formulate quando il bambino viene ammesso in ospedale, ma l'inoculazione non viene effettuata fino a quando il bambino non viene dimesso. A causa dei tagli governativi nelle spese sanitarie, i pazienti vengono di solito dimessi prima di essersi completamente ristabiliti. Così, i bambini vengono vaccinati quando sono in condizioni di salute precarie, e quindi dimessi invece di essere tenuti in osservazione. Se in seguito i genitori hanno da riferire qualcosa in merito a reazioni avverse, lo staff medico non è disposto a credere alle loro affermazioni perché nessuno del personale qualificato da un punto di vista medico ha potuto testimoniare la reazione.

La maggior parte dei casi di danni conseguenti alla somministrazione di vaccino presenta sintomi permanenti: ad esempio il bambino non cammina oppure presenta un "infiammazione alle orecchie" o è costantemente violento. Un aspetto strano della questione è che alcuni bambini presentano sintomi che vanno e vengono ad intervalli regolari. Potrebbero verificarsi una volta al mese, oppure ogni sei settimane. Il bambino ha una crisi di salute che dura qualche giorno e poi ritorna apparentemente normale fino al ripresentarsi della crisi successiva. A volte la crisi è così intensa e preoccupante che i genitori portano il bambino all'ospedale. All'entrata viene chiesto loro in maniera rude ed aggressiva se il bambino sia in regola con le vaccinazioni. Quando i genitori replicano altrettanto rudemente che è stato proprio il vaccino a scatenare quella reazione, lo staff ospedaliero solitamente appare scioccato e rimane in silenzio. Ma si trovano anche fra coloro che compongono lo staff ospedaliero persone ostinate che continuano ad insistere con i genitori perché accettino di far somministrare al bambino un'altra dose di vaccino continuando a ripetere loro che sono in errore nel pensare che la vaccinazione possa causare sintomi così drammatici e peculiari.

I genitori sono spesso invitati a somministrare ai bambini degli antipiretici per contrastare la febbre che segue alla vaccinazione. Un'industria farmaceutica che produce vaccini si è spinta così in là da riportare sul foglietto illustrativo che se ai bambini vengono somministrati "acidi acetilsalicilici, barbiturici o antistaminici" contestualmente al vaccino, questo favorirà una reazione benigna e passeggera, riducendo il rischio di convulsioni, infiammazioni cerebrali e danni cerebrali. Ho scritto alla suddetta casa farmaceutica chiedendo come sapessero che i farmaci menzionati prevengano danni cerebrali: non hanno risposto. Non hanno alcuna prova a supporto dell'affermazione, perché somministrare quei farmaci lo stesso giorno della vaccinazione non previene danni cerebrali. È scandaloso che una compagnia farmaceutica possa scrivere un'affermazione del genere in un foglio illustrativo. Il peggio è che questi farmaci in realtà rendono un bambino ancora più vulnerabile ai danni da vaccino.

È stato condotto uno studio che ha monitorato gli effetti del paracetamolo nelle prime 24 ore seguenti alla vaccinazione.[538] Con il paracetamolo si riscontrava febbre in minor grado, meno dolore nel punto di inoculazione, e meno agitazione o irritabilità. Il paracetamolo è stato accolto come un grande successo dagli autori dello studio, alcuni dei quali sono stati pubblicamente accusati di figurare nei libri paga delle compagnie farmaceutiche. Un altro studio è stato condotto monitorando gli effetti del paracetamolo nelle prime 48 ore seguenti alla vaccinazione.[539] Bambini che presentavano controindicazioni per le vaccinazioni sono stati esclusi dal suddetto studio. Questo mi fa veramente infuriare, perché dimostra che costoro sono ben consapevoli che le controindicazioni aumentano il rischio di una grave reazione avversa, e non desiderano che ciò influisca sui risultati dei loro studi. Poi però non escludono i bambini che presentano controindicazioni al vaccino nella vita reale, al di fuori della loro sperimentazione, perché perderebbero un guadagno per ogni bambino non vaccinato. Questo studio ha scoperto che il paracetamolo riduceva la febbre ed il dolore nel punto di inoculazione, ma prendeva anche in considerazione il sintomo di sonnolenza rilevando che il medicinale non faceva alcuna differenza in merito al sintomo suddetto. La febbre protegge l'organismo, ed i farmaci antipiretici rendono il cervello del bambino piccolo più vulnerabile all'attacco di germi, proteine e tossine contenuti nel vaccino. Inoltre, gli antipiretici mascherano ogni eventuale reazione acuta che potrebbe presentarsi nel periodo immediatamente seguente alla vaccinazione, così che i genitori avranno meno successo nell'intentare una causa contro la casa farmaceutica per danni a lungo termine. È significativo che il paracetamolo non mascheri il sintomo dl sonnolenza. In seguito alla vaccinazione la sonnolenza porta con sé inquietanti implicazioni a lungo termine relative ai danni cerebrali.

Prescrivere il paracetamolo per prevenire danni cerebrali da vaccinazione non ha fondamento scientifico tanto quanto l'affermazione in voga duecento anni fa che ingoiare del mercurio proteggesse le persone da eventuali severe reazioni avverse conseguenti alla vaccinazione contro il vaiolo. Il punto in questione non è la scienza bensì la conformità al programma di vaccinazioni. L'ultimo studio si conclude con l'affermazione,

> L'uso del paracetamolo può pertanto alleviare l'ansia genitoriale e favorire l'ottemperanza ai programmi di vaccinazione raccomandati.[539]

Ciò che vuole l'industria farmaceutica non è impedire gli effetti avversi ma ottenere l'osservanza dei programmi di vaccinazione. Le scoperte relative allo studio citato sono state riportate in una rivista destinata ai medici con il titolo stampato a grandi caratteri: "Il Paracetamolo Rafforza l'Ottemperanza alla Vaccinazione".[540]

A volte il vaccino danneggia il cervello senza che il corpo del soggetto sia stato in grado di provocare la febbre allo scopo di difendersi, anche in assenza di farmaci antipiretici. La reazione iniziale del bambino è un'altra cosa, come episodi di sguardo sbarrato oppure stato di sonnolenza senza febbre. Uno studio svedese degli anni 1960 ha scoperto che non si riscontrava febbre nel 35% delle reazioni cerebrali e nel 55% dei casi di shock da vaccino contro la pertosse.[541]

La somministrazione di un vaccino durante l'eruzione dentale aumenta anch'essa il rischio di danni da vaccino, ma questa controindicazione non è mai ufficialmente stata riconosciuta, pertanto non è stata eliminata. Da quando sono iniziate le vaccinazioni è un fatto assodato ed osservabile che un bambino è più vulnerabile a reagire gravemente al vaccino se questo viene fatto durante la dentizione, ed oggi è noto che in questa periodo la barriera ematoencefalica è più aperta rispetto ad altri momenti. La dentizione fa sì che il corpo produca istamina,[542] e l'istamina apre la barriera ematoencefalica.[543,544,545] Questo è uno dei modi in cui i bambini piccoli diventano più vulnerabili ai danni da vaccino mentre stanno mettendo i denti, ma ci sono probabilmente altri modi non ancora scoperti. Per qualche motivo c'è stata una sottosezione del dogma medico che nega che l'eruzione dei denti sia un momento di vulnerabilità per qualunque tipo di attacco. Molti articoli su riviste mediche negano in maniera eccessivamente veemente che la dentizione causi qualsivoglia sintomo nei bambini. Gli autori necessitano di una psicoterapia. Il loro ragionamento è che i bambini possono ammalarsi anche quando non stanno mettendo i denti, pertanto si tratta sempre di una coincidenza se ciò accade quando questa è in atto. Nessun blaterare da parte di medici-dinosauri potrà mai alterare il fatto che l'eruzione dei denti al momento della vaccinazione rende un bambino più esposto a danni cerebrali da vaccino.

Separare i diversi vaccini e iniettarli a distanza di 7 giorni, 14 giorni o 21 giorni uno dall'altro aumenta anch'esso il rischio. Se provate a riferirlo ad un fanatico dei vaccini è probabile che osserverete il disprezzo dipingersi sul suo volto. Chi vuole separare MPR (Morbillo, Parotite e Rosolia) in M, P e R sta commettendo un terribile errore.

Fortunatamente ci sono ancora dottori che hanno abbastanza buon senso da osservare le controindicazioni alla vaccinazione e che di conseguenza si astengono dal vaccinare quei bambini che sono palesemente ad alto rischio. Sfortunatamente, mentre le controindicazioni aumentano il rischio, l'assenza di controindicazioni non significa automaticamente assenza di rischio. Un bambino che è perfettamente in salute e che appartiene ad una famiglia composta da individui robusti può nondimeno riportare, tragicamente, gravi danni da vaccino. Il British Medical Journal riporta il caso di un bambino che proveniva da una famiglia che non presentava alcuna patologia pregressa e che era stato perfettamente in salute fino al momento della sua prima dose di vaccino contro la pertosse che all'età di otto mesi gli ha causato profondo danno cerebrale.[546]

GLI INGREDIENTI DEI VACCINI

Una delle straordinarie e strane caratteristiche della vaccinazione è che la maggior parte dei medici ed infermieri che iniettano i vaccini nei neonati, nei bambini e negli adulti non ha assolutamente idea di cosa stia iniettando. Gli ingredienti, oltre l'antigene che dovrebbe creare gli anticorpi che avranno il compito di creare l'immunità alla malattia, potrebbe comprendere parecchi ingredienti quali: formaldeide, alluminio, mercurio (sì, c'è ancora mercurio nei vaccini), gelatina, glicerina, olio di ricino, solfato d'ammonio, embrioni di pulcino, pollo, uova di pollo, uova di anitra, cervello di cane, reni di scimmia, sangue di topo, sangue di pecora, ovaie di bruco (il produttore ne è molto fiero), cellule di polmone provenienti da neonati abortiti, maiale, brodo di manzo, polisorbato 80, borace, lievito, antibiotici, silicone, saccarosio, lattosio, caseina, bicarbonato, glutammato monosodico (MSG), glutaraldeide, β-probiolactone, detergenti, solventi, agenti chelanti, polidimetilsilossano, gelatina idrolizzata, cloruro di sodio, fosfato di sodiodibasico, fosfato di potassiomonobasico, cloruro di potassio, EDTA (per aiutare il fisico ad eliminare il mercurio e l'alluminio), neomicina, siero di bovino fetale, fosfato monosodico, fenolo, sorbitolo, borato di sodio, peptone di soia e acetone. Questi ingredienti bizzarri non ci dovrebbero distrarre dal pericolo dato dall'antigene stesso.

I difensori dei vaccini, arrabbiati, dicono che il quantitativo di alluminio iniettato nei neonati che vengono vaccinati secondo il calendario vaccinale, è inferiore al quantitativo che loro acquisiscono da altre fonti, ma in effetti il quantitativo è maggiore.[547] Il quantitativo di alluminio ritenuto "sicuro" da iniettare in un neonato non è mai stato scientificamente determinato. L'affermazione che viene fatta è che, poiché è tanto tempo che l'alluminio è stato aggiunto ai vaccini, deve essere sicuro. Questo è illogico, ed è un'ulteriore prova che la vaccinazione non è basata sulla scienza. Le persone che regolano questa materia continuano ad autorizzare l'incremento dei quantitativi di alluminio aggiunti, senza fare alcuno studi.[548]

Non ci sono studi sugli effetti dell'iniezione di MSG in esseri umani, la stessa cosa vale per la maggior parte degli stabilizzatori, adiuvanti, residui, tamponi e conservanti presenti. Ci sono molti studi che mostrano che iniettare MSG nei ratti causa danni cerebrali, e uno di questi mostra che iniettare nei ratti la Calendula officinalis un'ora dopo aver iniettato MSG riduce molto i danni.[549]

Allergia a gelatina o lievito è una controindicazione ufficiale ai vaccini che contengono questi ingredienti,[548] ma i medici vaccinatori non comunicano ai genitori che stanno per iniettare questi ingredienti nei loro neonati, quindi, anche se i genitori sapessero che i loro neonati sono allergici alla gelatina o al lievito, la controindicazione ufficiale sarebbe inutile.

In alcuni vaccini il mercurio ufficialmente è stato rimosso, mentre altri ancora ufficialmente contengono mercurio. Negli Stati Uniti la legge richiede che tutti gli ingredienti siano elencati sul foglietto illustrativo, a meno che l'ingrediente non sia un segreto commerciale, DNA o un'endotossina.[548] Due marche di vaccini che dichiaravano di essere privi di mercurio sono stati testati negli USA ed è stato scoperto che lo contenevano.[550] Una marca di vaccini che dichiarava di essere senza mercurio è stata testata in Australia ed è stato scoperto che lo conteneva.[551]

Durante gli anni '60 e '70 alcuni vaccini sperimentali contenevano olio di arachidi, ma questi non furono autorizzati per l'uso negli USA. Olio di arachidi non è nell'elenco degli ingredienti dei vaccini moderni, ma c'è il sospetto che alcuni lo contengano.

La base proteica su cui crescono i germi dei vaccini è chiamata substrato. Originariamente il substrato era ottenuto dagli animali ma, negli anni '60 del novecento, l'industria dei vaccini iniziò ad utilizzare come substrati tessuti di neonati abortiti e di tumori maligni umani. Nessun vaccino pediatrico è fatto da tumori maligni umani. Passarono dei decenni prima che divenissero consapevoli dell'uso di cellule umane ed ora che quella consapevolezza è scoppiata, l'industria dei vaccini e loro cortigiani stanno lavorando sul controllo del danno. Su internet c'è una discussione accesa sulle implicazioni etiche e di salute.

Le persone che sono contro l'aborto ma pro-vaccini hanno tutta una serie di scusanti per sostenere i vaccini che contengono neonati abortiti. "I neonati non erano abortiti con l'intento di usare i loro corpi per fare un vaccino". Vero. "Solo due neonati sono stati usati per fare vaccini". Non vero. "I neonati sono morti tanti anni fa e dal momento che erano comunque morti tanto valeva che i loro corpi fossero usati per aiutare l'umanità". "Le cellule sono state divise da quando furono rimosse dal feto, quindi non sono le cellule originali". "Il Vaticano ufficialmente approva". Vero. "Nessun leader religioso ha mai condannato l'uso di neonati abortiti". Questo dimostra quanto la maggior parte dei leader religiosi sia senza spina dorsale e immorale. Anche i leader religiosi che dovrebbero obbiettare che ai loro fedeli venga iniettato maiale, manzo e scimmia sono privi di spina dorsale.

Circa le implicazioni sulla salute, i difensori dilettanti dei vaccini dicono che tutte le cellule umane sono completamente rimosse prima che il vaccino sia iniettato; i professionisti di vaccini dicono che la quantità di residuo di DNA è troppo piccola per fare alcun danno, e i foglietti illustrativi dicono che ci sono cellule intere nei vaccini. Naturalmente l'industria dei vaccini non ha condotto studi sugli effetti dell'iniezione di cellule umane o frammenti di cellule umane nei neonati. La dichiarazione di sicurezza si basa sull'argomento che le cellule umane e i frammenti di cellule umane sono già stati iniettati in milioni di persone e stanno tutti bene. La magagna di questa affermazione è che non tutti stanno bene. Alcuni non sono neanche vivi. Quando gli autori affermano che l'uso di tessuti umani nella produzione di vaccini è considerato sicuro perché è stato utilizzato da molti anni su molte persone, di solito riportano un riferimento bibliografico, ma quel riferimento semplicemente si riferisce a qualcun altro che ha fatto la stessa affermazione senza una ricerca che lo sostenga. Sono state fatte conferenze e pubblicati articoli, ma nessuno studio è mai stato fatto. Nel 2005 l'Organizzazione Mondiale della Sanità ha dichiarato: "Il rischio potenziale di questo DNA cellulare è stato discusso per più di quaranta anni, senza soluzioni".[552] La discussione verteva sulla possibilità che queste cellule possano causare tumore, mentre la possibilità che possano causare autismo o malattie autoimmuni non è stata discussa.

Il Dott. Paul Offit è un difensore di vaccini con un profilo molto alto ed è uno degli autori del libro di 1513 pagine dell'industria vaccinale intitolato *Vaccines*.[553] L'argomento sugli ingredienti dei vaccini viene trattato in due capitoli intitolati in inglese "L'evoluzione degli adiuvanti nei secoli" e "Additivi per vaccini e residui di lavorazione negli Stati Uniti". Questi due capitoli confermano che né gli adiuvanti, né gli additivi né i residui di lavorazione sono stati testati sulla sicurezza. Un altro capitolo, intitolato "Sicurezza dei vaccini", scritto dal Dott. Paul Offit e dal Dott. Frank De Stephano, non menziona la questione della sicurezza delle cellule umane. In questo capitolo c'è un sottotitolo chiamato (in inglese) "I vaccini contengono DNA da feti abortiti umani". Ci sono due paragrafi in questa sottosezione. Il primo paragrafo argomenta delle due linee cellulari che vengono usate negli USA, ed il secondo parla a lungo dell'approvazione della procedura da parte del Vaticano. Non viene menzionata la sicurezza. Qualcuno dovrebbe dire loro che l'approvazione del Vaticano non ha lo stesso valore di uno studio scientifico.

I difensori dei vaccini dicono che il DNA umano nei vaccini viene probabilmente spezzettato in piccoli frammenti e che probabilmente non sarebbe in grado di integrarsi con il DNA ospite. Comunque, piccoli filamenti di DNA possono far modificare il DNA ospite integrandosi con esso.[554,555]

Le cellule umane hanno bisogno di nutrimento per crescere, e per questo motivo sono nutrite con brodo di manzo, che finisce anch'esso nei vaccini. In laboratorio, la mitosi avviene in continuazione a condizione che le cellule siano nutrite. Una linea cellulare che viene comunemente usata si chiama WI-38 perché è ricavata dal trentottesimo neonato abortito su cui sono stati fatti gli esperimenti presso il Wistar Institute negli Stati Uniti. La linea cellulare MRC-5 fu presa dal quinto neonato abortito utilizzato dal Medical Research Council in Gran Bretagna. WI-38 era di sesso femminile e abortita in Svezia, mentre MR-5 era di sesso maschile e abortito in Gran Bretagna.

Dopo essere state replicate nei laboratori per sei decadi, queste cellule umane cominciano ad essere vecchie e stanno cominciando a produrre tumori, quindi una nuova linea cellulare è stata sviluppata in Cina. Il neonato fu "abortito a causa della presenza di una cicatrice nell'utero dovuta ad un parto cesareo precedente",[556] e fu usato il metodo "sacco di acqua" così che il bambino sarebbe stato ancora vivo quando furono tolti i polmoni. Queste cellule sono chiamate Walvax-2, ed i virus vengono coltivati meglio e si replicano più velocemente rispetto alle cellule vecchie sessanta anni.[556]

"LA RICERCA SCIENTIFICA HA DIMOSTRATO CHE LA VACCINAZIONE NON AUMENTA IL RISCHIO DI MORTE IN CULLA (SIDS)"

Mito n° 13 sui vaccini: *"Alcuni genitori credono che il loro bambino sia morto a causa di un vaccino solo perché la morte è avvenuta dopo una vaccinazione, ma il nesso temporale non significa che il vaccino ne sia la causa. Studi scientifici hanno dimostrato che la vaccinazione non causa la SIDS" (Sudden Infant Death Syndrome, morte in culla).*

In tutto il mondo, le autorità mediche ripetono ai genitori che è stato scientificamente provato che la vaccinazione non causa la SIDS, e alcune volte arrivano perfino a dire loro che il vaccino la previene. Comunque sia, gli studi citati a sostegno di queste tesi usano metodi di ricerca che sono scientificamente errati.

SIDS, la cosiddetta morte in culla, è un fenomeno che ogni anno miete la vita di migliaia di neonati apparentemente in salute. Un caso vero di SIDS non dà segni premonitori di morte imminente, e l'autopsia non fornisce in genere alcun elemento che la spieghi.

Come un neonato che appare in ottima salute possa morire da un momento all'altro è ancora un mistero. Alcuni bimbi muoiono per arresto respiratorio, altri vanno in arresto perché muoiono. Queste morti inspiegabili si sono verificate molto prima che la vaccinazione fosse inventata,[557] e dato che si è cominciato a tenere traccia della loro incidenza solo in tempi relativamente recenti, non è possibile stabilire se il tasso di SIDS in epoca moderna sia diverso da quello in tempi passati. Fino a che non si scopriranno le vere cause della SIDS, è importante capire quali fattori esterni ne aumentino il rischio. Da alcuni studi è emerso che il fumo in gravidanza, il mancato allattamento, l'avvolgere il bimbo in modo che diventa troppo caldo, e farlo dormire sulla pancia aumentano il rischio. Caratteristiche e comportamenti dei genitori, come età e stato coniugale della madre sono stati tutti studiati, ma i ricercatori evitano sempre di prendere in considerazione quali pratiche e protocolli dell'establishment medico contribuiscano al verificarsi della SIDS. Quando lo feci notare a un medico dell'università di Auckland che studia la SIDS, questi andò in panico e mi disse che sicuramente può essere solo il comportamento dei genitori ad influenzare la SIDS. Tra gli ambiti di ricerca impopolari vi sono l'uso di farmaci prescritti in gravidanza, la pratica di tirare la testa del nascituro durante il parto (che causa le sublussazioni cervicali), e di iniettare vaccini al neonato. Uno studio comparativo tra il tasso di SIDS in bambini che sono stati vaccinati con altri che non sono stati vaccinati non è mai stato fatto.

La pratica di mettere i neonati a pancia in giù fu in realtà introdotta dai medici, ma purtroppo l'establishment medico soffre di amnesia corporativa su questo punto. Non è mai stato un comportamento parentale spontaneo fin quando i pediatri non hanno convinto i genitori ad adottare questa pratica a metà del '900, quando i dottori cominciarono a dire alle madri di mettere tutti i bambini a dormire a pancia in giù, perché era stato visto che i bimbi nati prematuri stavano meglio in quella posizione.[558,559] Fino ad allora in tutte le culture del mondo i neonati erano sempre stati coricati sulla schiena o su di un fianco, oppure portati nel marsupio in verticale. I chiropratici avvertirono che lo stare a faccia in giù ostacola il funzionamento del sistema nervoso autonomo dei neonati, ma sono stati ignorati. I medici alla fine si dedicarono ad alcune ricerche sul campo e la pratica viene oggi scoraggiata.

DIAGNOSI DISONESTA

Una delle caratteristiche più scandalose della SIDS è che molte morti infantili, più ovviamente correlate ai vaccini, finiscono per essere classificate come SIDS sul certificato di morte. I dottori lo fanno deliberatamente per nascondere il fatto che un vaccino abbia causato morte. Quando dei sintomi drammatici vengono rilevati prima della morte questa non può essere descritta in maniera certa e accurata come SIDS. Sintomi come un'eruzione cutanea strana e senza precedenti, febbre alta prolungata, pallore o colorito bluastro, incapacità di muoversi in modo normale, diarrea nera e violenta, incapacità di aprire la bocca, convulsioni, e urla acute sono tutte indicazioni che qualcosa di grave sta accadendo. La SIDS è un tipo di morte che avviene in assenza di indicazioni che qualcosa di grave stia accadendo.

Quando un medico decide di scrivere "SIDS" sul certificato di morte e non menziona sintomi gravi presenti prima della morte del bambino sul referto per il medico legale, questi può solo concludere che si tratti di un caso di SIDS. I genitori con cui ho parlato avevano supplicato i loro dottori di riferire al medico legale i gravi sintomi presenti prima della morte dei loro bambini, ma i medici si erano rifiutati. I medici legali non possono dare un giudizio corretto se i dottori omettono le informazioni necessarie. Una morte non si può classificare come SIDS neanche quando un bambino prima della morte abbia mostrato sintomi silenti di danno da vaccino quali: sonno prolungato oltre il normale, sonnolenza, mancanza di reattività, inappetenza, crisi epilettica non convulsiva, o agitazione delle braccia in maniera scoordinata.

Questo occultamento delle morti da vaccino non si limitano ovviamente alle persone che ho conosciuto in Nuova Zelanda. Quando Barbara Loe Fisher si mise a fare ricerche tra i documenti della FDA, scoprì tra altri fatti scandalosi, le morti di bimbi con urla e strilli incontrollabili senza sosta per ore e ore ogni giorno, dal giorno della vaccinazione fino alla morte, registrate come "SIDS."[560]

STUDI PSEUDOSCIENTIFICI

Mentre molti morti etichettati come SIDS in realtà non sono casi veri di SIDS, rimangono i casi veramente misteriosi e inspiegabili. Sarebbe ideale sapere tutti i fattori che aumentano il rischio di SIDS. Ovviamente la vaccinazione è sospettata di essere un tale fattore, e l'establishment dei vaccini ha prodotto una serie di studi per cercare di convincere i genitori a credere che la vaccinazione non comporta alcun rischio di SIDS.

Un tipo di studio spesso citato per provare che la vaccinazione non causa la SIDS è lo studio temporale. Al centro di questi studi vi è l'assunto che se una vaccinazione dovesse causare una inspiegabile morte improvvisa lo farebbe entro 12 o 24 o 48 ore, o 7 o 14 giorni.[561,562,563,564] Nessuno in realtà sa cosa fanno i vaccini una volta entrati nell'organismo, quindi nessuno può sapere in quale arco temporale possano verificarsi effetti negativi. Sottintendere che ciò sia noto è al limite della frode. Gli anticorpi iniziano a comparire solo due settimane dopo la vaccinazione, e la produzione di anticorpi continua ancora per alcune settimane. I ricercatori (i cui studi sono talvolta pagati dai produttori stessi dei vaccini) non hanno base alcuna per assumere che un qualsiasi effetto negativo degli ingredienti dei vaccini si verifichi in un tempo minore di quello necessario a sviluppare gli anticorpi.

Uno degli studi basati sugli assunti temporali venne fatto nello Stato americano del Tennessee.[564] L'intenzione era di dimostrare che il vaccino DTP (difterite, tetano, pertosse) non causa la SIDS, ma, ironicamente, ha finito per provare il contrario. Una dichiarazione tipica su questo studio è:

Uno studio americano su 129.834 bambini piccoli ha indagato
i possibili fattori di rischio tra SIDS e vaccinazione contro

difterite, tetano e pertosse. Un totale di 109 morti in un periodo di dieci anni furono classificate come casi di SIDS. Pubblicato nel 1988, lo studio concludeva che non vi era incremento del rischio di SIDS dopo la vaccinazione con il vaccino DTP.[565]

Questo appare impressionante, ma leggendo lo studio si rimane invece sconcertati. Innanzitutto, non è uno studio su 129.834 bambini; è uno studio su 109 bambini. Tutti gli altri bambini sono stati eliminati dallo studio per una ragione o l'altra. Gli autori non fanno una comparazione tra bambini vaccinati e non vaccinati, inoltre usano un metodo dubbio per tentare di dimostrare la loro tesi. Ironicamente, il metodo da loro usato finisce per dimostrare che i vaccini invece aumentano il rischio di SIDS.

I ricercatori ebbero accesso alle cartelle di tutti i bambini nati in quattro province dello Stato del Tennessee. A quei tempi il vaccino antipolio e il vaccino DTP erano gli unici vaccini fatti ai bambini piccoli.

All'inizio dello studio gli autori hanno escluso l'1,9% dei neonati vaccinati troppo presto rispetto al programma vaccinale, e il 9%, senza registrazione vaccinale, e il 14%, certamente non vaccinati. Quel 14% avrebbe dovuto essere usato come controllo di comparazione ai bambini vaccinati, e l'1,9% vaccinati troppo presto non avrebbe dovuto essere ignorato perché oggi i bambini spesso sono vaccinati prima della programmazione, e questo potrebbe essere un fattore che contribuisce alla SIDS.

I ricercatori proseguirono escludendo tutti i bambini che non erano morti di SIDS, rimanendo così con 109 bambini. Allora misurarono il lasso di tempo passato tra la data dell'ultima vaccinazione e quella della morte; avrebbero invece dovuto comparare l'incidenza delle morti nel gruppo dei vaccinati con l'incidenza delle morti nel 14% di non vaccinati.

Dallo studio risultò che non c'era un aumento delle morti nei sette giorni seguenti le vaccinazioni, così gli autori conclusero che il vaccino DTP non causa morte in culla. Pseudo-scienziati che vogliono promuovere un particolare punto di vista avanzano spesso ipotesi infondate; in questo studio si basarono su quella che se il vaccino DTP provocasse "morte in culla", lo farebbe entro un lasso di tempo di sette giorni. Non c'è però alcuna evidenza scientifica per assumere che gli effetti avversi del vaccino DTP, come di qualunque altro, si manifesteranno solamente durante i primi sette giorni dalla vaccinazione. Il lasso di tempo necessario al DTP per deprimere il sistema immunitario non è stato oggetto di ricerca, ma studi sulle malattie provocate suggeriscono che l'immunosoppressione sia più pronunciata nella seconda settimana dopo la vaccinazione. Se nell'ambiente è presente un virus virulento di polio, la vaccinazione contro altre malattie sopprime il sistema immunitario, così che persone che non avrebbero altrimenti preso il virus, si ammalano di polio. Uno studio sulla

257

polio in Gran Bretagna nel 1949 ha scoperto che la maggior parte dei casi di polio provocati dalla vaccinazione iniziano da 8 a 17 giorni dopo la vaccinazione.[359] Un altro studio condotto sempre in Gran Bretagna dal Medical Research Council tra il 1951 e il 1953, rilevò che la maggior parte dei casi provocati iniziava tra gli 8 e i 14 giorni dopo la vaccinazione, col secondo numero più alto dei casi che iniziavano tra i 15 e i 21 giorni dopo.[566] In Baviera, reazioni avverse ai vaccini contro il vaiolo avevano un picco tra gli 8 e i 13 giorni dopo.[416]

Questi e altri studi indicano che mancano le basi per presumere che se il vaccino DTP causa morte, lo farà esclusivamente entro sette giorni dalla vaccinazione; in realtà evidenziano che è più probabile che le morti si verifichino nel periodo successivo. In conformità con questo schema, i dati dello studio del Tennessee mostrarono che nei periodi tra 8 e 15 e tra 16 e 30 giorni dopo la vaccinazione c'era un numero di morti in culla più alto della media nazionale. Questo suggerisce che il vaccino DTP causa morte in culla. Come ho già detto è ironico che, tentando di provare che il vaccino DTP non causa la morte in culla, gli autori dello studio Tennessee finiscono con dati che sostengono il contrario.

Nello sforzo di mantenere alto il livello delle vaccinazioni una personalità medica neozelandese di altissimo livello creò un opuscolo da distribuire ai genitori con lo scopo di persuaderli che le vaccinazioni non provocano morte in culla. Su di esso aveva elencato alcuni studi, e accanto a quello del Tennessee scrisse che dimostrava che "non c'era un aumento di morte in culla nei vaccinati rispetto ai non vaccinati". Questa è una cosa curiosa da asserire, dal momento che lo studio non comparava bambini vaccinati e non; e ti fa chiedere se i medici burocrati, profumatamente pagati dai contribuenti, davvero leggono qualsiasi cosa.

Lo studio del Tennessee fu realizzato con l'intento di convincere i genitori che il vaccino DTP non causa morte in culla, perché l'opinione pubblica era stata allarmata dal cluster delle morti avvenute subito dopo la somministrazione del DTP in una parte del Tennessee. Undici neonati erano morti, e nove di essi erano stati iniettati con fiale di vaccino dello stesso lotto. Le autorità vaccinali competenti si erano subito sentite in dovere di convincere il pubblico che il cluster delle morti era stata una coincidenza e non era stato causato dal lotto incriminato diverso da un lotto normale. Il produttore del vaccino dal canto suo mise in atto la sua strategia per conservare la fiducia dell'opinione pubblica nei vaccini: fece circolare una nota interna che istruiva gli impiegati su come, da quel momento in avanti, fiale di vaccini dello stesso lotto dovessero essere distribuite ad ampio raggio, invece di inviare ogni lotto ad un singolo presidio. L'intento di questa nota era di ripartire anche i cosiddetti "lotti caldi" che fossero ben più tossici del livello di tossicità ufficialmente consentito, diffondendoli in aree geograficamente separate. Infatti in questo modo se anche il lotto avesse causato un alto numero di morti, queste non si sarebbero concentrate in una sola area, così da non attirare l'attenzione pubblica. La nota risale al 27 agosto 1979, e nella prima frase di essa si legge: "Dopo le segnalazioni di casi di morte in culla in Tennessee, abbiamo discusso nel merito di limitare la distribuzione di un ampio numero di fiale di un singolo lotto al dipartimento sanitario di un singolo stato, contea o città, e abbiamo ottenuto dai dirigenti superiori preposti parere favorevole a procedere con tale piano". L'ultima frase termina con la frase: "prendere accordi per consegne frazionate".

Ci si aspetterebbe che il Dott. Paul Offit, il più malfamato difensore dei vaccini a livello mondiale, legga davvero gli studi, prima di commentarli, mentre nel 1999 egli affermò senza vergogna che: "parecchi studi condotti negli ultimi dieci anni confrontando bambini che hanno ricevuto il vaccino DTP con quelli che invece non l'hanno ricevuto, hanno dimostrato che il vaccino DTP non causa morte in culla".[567] Non esistono studi comparativi di questo genere condotti né nei dieci anni precedenti, né in nessun altro momento.

Un altro tipo di studio utilizzato dai ricercatori che indagano la connessione tra vaccinazioni e morte in culla è quello del metodo "caso-controllo". Tale tipo di studi confronta neonati che sono morti con quelli che non lo sono. I ricercatori selezionano un gruppo di neonati morti di morte in culla all'interno di una determinata area geografica, e li definiscono "casi". Ogni caso è abbinato a due o tre bebè viventi, chiamati "controlli". Un confronto è effettuato tra la storia della vaccinazione di ogni bambino morto e quella degli altri due o tre bambini vivi. Bambini che non hanno ricevuto alcuna vaccinazione vengono esclusi dallo studio.

Negli studi caso-controllo che sono stati pubblicati, i ricercatori hanno trovato che i bimbi vivi, alla stessa età dei "casi" morti, avevano ricevuto più dosi di vaccino di loro, così gli autori conclusero che le vaccinazioni non causano morte in culla; questa però è una conclusione illogica e antiscientifica.

Un problema del metodo di studio caso-controllo è che potrebbe aver comparato i neonati fragili e predisposti a morire per un attacco immunologico con i neonati più forti e capaci di sopravvivere pur se iniettati con tessuti animali e umani, germi attenuati, metalli tossici, sostanze chimiche tossiche e lieviti geneticamente modificati.

Gli studi "caso-controllo" possono essere utili per investigare dati non dinamici riguardanti il momento della morte: per esempio se il bebè stesse succhiando il ciuccio o se fosse sdraiato a pancia in sotto; gli effetti delle vaccinazioni però non sono statici; sono continui e sconosciuti.

Inoltre gli studi caso-controllo possono essere utili se si prendono in esame tutti i potenziali fattori di confusione, ma nel caso della sensibilità vaccinale nessuno ancora sa quali siano questi fattori. Controllare fattori conosciuti che incrementano il rischio di SIDS non significa che si stiano controllando i fattori che aumentano il rischio di SIDS derivanti dalle vaccinazioni.

Nel più recente studio caso-controllo, effettuato in Germania, i ricercatori hanno scoperto che i bebè morti avevano ricevuto meno vaccinazioni di quelli sopravvissuti, e che queste erano state effettuate più tardi rispetto agli altri.[568] Quest'ultima scoperta può essere significativa. I genitori infatti possono essere riluttanti a rispettare i calendari vaccinali se hanno la sensazione che il loro bebè sia insolitamente fragile o se sono a conoscenza di reazioni avverse ai vaccini in famiglia. Alcuni genitori che non sono ben disposti nei confronti delle vaccinazioni arrivano a lamentarsi delle pressioni estreme esercitate su di loro, ma poi le effettuano, comunque più tardi del tempo prescritto.

Curiosamente, i ricercatori hanno trovato un indice più elevato in misura statisticamente significativa per ciò che riguarda problemi dello sviluppo, ospedalizzazioni, utilizzo di strumenti diagnostici (come raggi x, elettrocardiogramma) nei bimbi morti di SIDS rispetto a quelli sopravvissuti.[569] Questa scoperta potrebbe dimostrare che i bimbi con questi problemi, che erano solo il 22% dei bimbi morti di SIDS, fossero più soggetti a morire inaspettatamente, e che la vaccinazione non abbia avuto alcun ruolo nelle loro morti; altrimenti, potrebbe anche dimostrare che questi bebè fossero sensibili verso un effetto delle vaccinazioni ancora sconosciuto, e che sia stato dunque questo ad ucciderli. Il fatto che questi bebè abbiano ricevuto meno dosi di vaccini dei bimbi vivi con cui sono stati confrontati non significa che non siano stati spinti oltre il punto di non ritorno proprio da quei vaccini entrati nel loro corpo. Infatti non è logico affermare: "il bebè A ha ricevuto 6 vaccini e è morto, mentre il bebè B ne ha ricevuti 11 ed è vivo, comprovante che i vaccini non hanno nulla a che fare con la morte del bebè A".

Per dimostrare che fumare tabacco non causa il cancro ai polmoni, l'industria del tabacco confronta i fumatori che sono morti con i fumatori che non sono morti, invece di confrontare i fumatori con i non fumatori. Un altro problema con gli studi caso-controllo è che questi spesso partono da dati concernenti tutti i bebè ufficialmente morti di SIDS in un'area geografica selezionata, scartando poi tutti quelli che non erano veri casi di SIDS. Nel mondo reale però i certificati di morte attestano ancora SIDS, e ai genitori rimane l'impressione che il loro bebè sia effettivamente stato un caso di SIDS. Uno di questi studi ha escluso il 5% dei neonati che era stato dichiarato ufficialmente morto a causa di SIDS.[562]

Un basso livello di zucchero nel sangue potrebbe essere un fattore significativo nella SIDS. Durante un periodo di tre anni in Nuova Zelanda, fu misurato il livello glicemico nell'autopsia di 84 bebè morti inspiegabilmente; si trovò che 81 di essi avevano un livello inferiore alla gamma normale.[570] Altri studi hanno dimostrato che un basso livello di zucchero nel sangue è fortemente associato a SIDS.[571,572,573,574] Il vaccino a cellula intera contro la pertosse causa un basso livello di zucchero nel sangue poiché stimola la produzione di insulina.[210,575] Il calo glicemico inizia circa otto giorni dopo l'iniezione, raggiunge il punto più basso verso il dodicesimo giorno e ritorna normale intorno al ventiquattresimo giorno.[576] Quando una persona muore per un basso livello di zucchero nel sangue, giace sdraiata e muore serenamente, cosicché per un osservatore esterno la causa di morte non risulta tanto ovvia. Quando un bebè muore per un basso livello di zucchero nel sangue, i sintomi corrispondono a quelli della SIDS. Ogni vaccino pediatrico dovrebbe essere testato per non provocare mai un basso livello di zucchero nel sangue nel periodo successivo alla vaccinazione. Esistono infatti evidenze aneddotiche che il vaccino contro la pertosse per adulti causa un calo glicemico nelle donne incinte. Ma mentre il corpo di un adulto è in grado di correggere la situazione, quello di un bambino non lo è.

Nel 2010 un gruppo di medici canadesi pubblicò un articolo nel quale si considerava la possibilità che alcuni bambini nati con disordini metabolici potessero essere morti a causa del vaccino anti pertosse a cellula intera.[577] Ci sono molti tipi di disturbi del metabolismo, ma ognuno coinvolge solo pochi bambini. I medici canadesi prestarono particolare attenzione a un disturbo metabolico "mancanza chain media della deidrogenasi di CoA dell'acilico (MCAD)" o "deficit di MCAD", che è un disturbo congenito dello smaltimento degli acidi grassi nel tessuto adiposo. Dopo aver considerato i percorsi biologici nei bambini con questo disordine, i medici conclusero che un terzo dei bimbi nati con questa malattia, che erano stati vaccinati con l'antipertosse a cellula intera, poteva essere morto per il conseguente calo glicemico.[577] Ma poiché questa mancanza è molto rara, ne risultarono affetti solo 39 bimbi all'anno negli USA. Inoltre tale deficit era stato preso in considerazione solo sette decenni dopo l'introduzione del vaccino anti pertosse a cellula intera. Ci sono più di 400 disordini metabolici che necessitano di essere considerati e studiati; ed oltre ad essi ci potrebbero essere anche altri tipi di vulnerabilità che espongano i bambini ad una serena morte da vaccino. Gli studi caso-controllo non riescono ad individuare le morti occorse a causa della sensibilità individuale.

Una volta ho fatto presente ad un pediatra che pubblica articoli sulla SIDS che considero studi caso-controllo un modo inadeguato di testare se le vaccinazioni incrementino il rischio di SIDS. Lui rispose: "ma questo è il modo in cui è sempre stato fatto". Anche la matematica e fisica Valentina

A. Soldatenkova ha espresso l'opinione che gli studi caso-controllo siano inadeguati per stabilire la relazione tra vaccinazioni e SIDS. Nella sua pubblicazione critica sugli studi caso-controllo esistenti, critica l'impianto di studio e i metodi statistici utilizzati.[578] L'Institute of Medicine negli USA ha il compito di pubblicare relazioni che promuovano i profitti di farmaci e vaccini. Il suo ampio rapporto sugli studi esistenti riguardo alla relazione SIDS/vaccini conclude che "i risultati non supportano un nesso causale". Soldatenkova afferma che il loro rapporto avrebbe dovuto affermare invece che "i risultati sono inadeguati tanto a stabilire quanto a rigettare un nesso causale SIDS/vaccini".[578]

In anni recenti in molti paesi è stata approvata una legge per cui ad ogni morte per SIDS dev'essere effettuata un'autopsia, e al riguardo sono stati individuati protocolli da applicare. Questo è un grande passo in avanti. In precedenza le autopsie venivano eseguite solo se qualcuno aveva voglia di farlo, e potevano decidere cosa indagare e cosa ignorare. Uno dei benefici dell'introduzione dei protocolli autoptici è che vengono trovate spiegazioni almeno ad alcune delle altrimenti morti misteriose. In Germania per esempio, grazie alle autopsie si è riusciti a dare una spiegazione "non SIDS" all'11,2% delle morti inizialmente classificate SIDS.[579] In futuro i protocolli potranno aiutare ad identificare modi di ridurre l'incidenza delle SIDS, e nel frattempo già aiutano sia ad individuare gli abusi infantili sia a prevenire false accuse di abuso ai genitori. I protocolli fanno anche sì che i medici non possono più classificare palesemente ovvie reazioni ai vaccini come SIDS. L'utilità delle autopsie aumenterebbe se esse potessero includere misurazioni del livello di glucosio nel sangue al momento dei decessi, che possono essere realizzate anche se il glucosio continua ad essere scomposto da poco tempo dopo la morte.[571,580]

Poi ci sono degli studi assurdi condotti per "provare" che le vaccinazioni non provocano SIDS. Uno di essi[581] comparava il numero di morti SIDS che si erano verificate in una area geografica in un periodo in cui era in uso un determinato lotto di vaccino DTP, con il numero di morti nella stessa regione quando era in uso il lotto precedente. Poiché il numero di morti nei due periodi analizzati era simile, lo studio concluse che il DTP non provoca SIDS. Ma il fatto che un particolare lotto di DTP non provocare più morti di un altro lotto non dimostra affatto che il DTP non possa provocare morte. Un altro studio assurdo monitorava l'andamento respiratorio di bebè "a rischio" nelle 12 ore successive all'inoculazione del vaccino DTP.[561] Si stabili che non c'era aumento di anomalie respiratorie in questo lasso di tempo, e si concluse che questo prova che il DTP non provoca SIDS. L'intervallo di tempo di 12 ore è ridicolo, oltre al fatto che il respiro periodico non è di per sé indice di SIDS. Infatti la maggior parte dei bambini che muoiono di SIDS non hanno una storia di apnea,[582,583] e nella maggior parte dei casi l'asfissia non è la causa primaria di morte. Su 629 relazioni autoptiche casi di SIDS in Nuova Zelanda, solo il 4,9% mostrò evidenze di mancanza di ossigeno.[570]

Gli studi che già esistono spaziano tra sbagliati e assurdi, e ovviamente l'industria dei vaccini sta assiduamente evitando di effettuare studi per comparare l'incidenza di SIDS nei bebè vaccinati e non.

PROVE INDIZIARIE

Nel 1988 la Nuova Zelanda ebbe la più alta incidenza al mondo di morti in culla. Il vaccino DTP era somministrato alla tenera età di 6 settimane, insieme a quello per l'epatite B, e ai neonati dei Maori e alle persone dalle people from isole del Pacifico veniva anche somministrato il vaccino BCG alla nascita. A quel tempo l'incidenza di morti in culla in Nuova Zelanda era 10 volte superiore che in Svezia. Le tabelle vaccinali dei due paesi riportavano differenze significative. La Svezia ometteva la componente pertussoide del DTP, che per ciò diveniva un vaccino DT. Inoltre non utilizzava per niente il vaccino per l'epatite B, e la prima dose di DT era comunque somministrata all'età di tre mesi.

Nello stesso periodo l'incidenza di morti in culla in Nuova Zelanda era 4 volte superiore a quella in Gran Bretagna, dove la componente pertussoide era stata inserita ma non si associava al DTP il vaccino per l'epatite B, e la somministrazione non avveniva prima dei 3 mesi e mezzo di età.

La differenza nelle tabelle vaccinali non si rifletteva solo nella quantità di bambini morti, ma riguardava anche l'età in cui le morti avvenivano. In Gran Bretagna quando si iniziò la somministrazione del DTP a 3 mesi e mezzo, ci fu un picco di morti in culla a 4 mesi. In Nuova Zelanda quando si iniziò tale somministrazione alla sesta settimana, aumentarono le morti in culla al secondo mese di vita. L'establishment medico dichiara che le morti in culla avvengono nel periodo delle vaccinazioni perché coincide con il "periodo naturale" delle morti in culla. Se però fosse esistito un "periodo tipico per la morte in culla", l'età di picco sarebbe stata la stessa in Nuova Zelanda e Gran Bretagna.

Mentre molti morti etichettati come SIDS non sono casi veri di SIDS, resulta veramente misterioso e inspiegabile, e sarebbe l'ideale sarebbe conoscere tutti i fattori che aumentano il rischio di SIDS.

AFFRONTARE LA DISAPPROVAZIONE

Se decidi di non vaccinare tuo figlio, o di rifiutare alcuni vaccini programmati, non dovrai soltanto vedertela con le minacce dei funzionari sanitari ma anche con parenti ed amici che esprimeranno la propria disapprovazione e cercheranno di farti cambiare idea. Ai neo-genitori ciò può provocare stress emozionale e sottrarre energie. Prima di decidere come comportarsi con chi ti critica è consigliabile esaminare le ragioni per cui lo fanno, distinguere tra chi vuole persuaderti ad "immunizzare" tuo figlio perché sinceramente preoccupato per la sua salute e chi, invece, è arrabbiato con te perché sente minacciate le proprie convinzioni dalla tua mancanza di fede nella medicina moderna. Per alcune persone, le vaccinazioni sono come una religione, ed è per questo motivo che s'indignano molto quando incontrano un "non credente".

Quando invece discuti con qualcuno seriamente preoccupato che, non vaccinando tuo figlio, tu lo stia esponendo al rischio di pericolose malattie, spiegagli i motivi razionali alla base della tua decisione. Ciò non significa che, necessariamente, ti ascolteranno ma, almeno, avrai una possibilità di discutere civilmente il problema. Spesso non è facile per la gente confrontarsi con i fatti dopo aver fatto vaccinare i propri figli, ma molti ci provano. Troverai facilmente che persone più anziane, che hanno avuto figli prima che l'industria dei vaccini sia diventata sfrenata, tendono a sentirsi meno minacciate dalla tua decisione e, conseguentemente, meno propense a condannarti. Ho scoperto che anziani, che avevano lavorato come infermieri all'epoca delle vaccinazioni anti-vaiolose, tendono ad avere seri dubbi su tale pratica.

È del tutto inutile tentare di difendere la propria decisione con un fanatico delle vaccinazioni che ce l'ha con te e non è realmente interessato a quanto dici. Persone di questo genere vogliono solo obbligarti a conformarti, per evitare l'insicurezza derivante dal vedere messe in discussione le proprio convinzioni. È probabile che smettano di infastidirti prima delle persone realmente preoccupate per la salute di tuo figlio, ma aver a che fare con loro sarà più stressante. Non è piacevole essere bersagliati di accuse e non avere la possibilità di spiegare le proprie ragioni. È preferibile mantenere una "distanza di sicurezza" emotiva dalle critiche e dalle accuse che ti vengono rivolte e, eventualmente, cercare di capire le motivazioni del loro comportamento ostile. Può darsi che siano dei fanatici integralisti della medicina moderna che non sono in grado di accettare il dubbio che questa possa, almeno in parte, non essere perfetta. Forse non vogliono avere il dubbio di non aver fatto il bene dei propri figli, oppure temono che il non far vaccinare tuo figlio possa scatenare una epidemia. Difendersi da queste persone è tempo sprecato: non sono interessati ad ascoltare le tue ragioni.

Le persone che più ti condannano sono quelle che sono meno interessate a documentarsi scientificamente sul tema della vaccinazione. Si rifiutano di leggere articoli e documenti che gli proponi, allora puoi dir loro di non tornare sull'argomento fino a quando non si saranno documentati. Comunque, ad alcune persone non importerà quanta documentazione contraria tu possa proporre: continueranno ad aggrapparsi al mito della vaccinazione. Se proporrai loro copie di pubblicazioni mediche si rifiuteranno di guardarle; se gli parlerai di persone che hanno riportato seri danni, ti scherniranno; se porterai la storia delle malattie o di fallimento di vaccinazioni, si tapperanno le orecchie per non voler sapere.

Alcune persone saranno furiose nei tuoi confronti perché penseranno che metti a rischio la salute dei loro figli. Molti genitori che credono nei vaccini pensano che i bambini non vaccinati siano portatori di germi che faranno ammalare i loro figli vaccinati proprio di quelle malattie contro le quali sono stati vaccinati. Ovviamente, questo è un perfetto controsenso, dato che loro credono che le vaccinazioni funzionano; tuttavia, pur sapendo quanto sono irrazionali, i loro attacchi possono causare molto stress. Allevare i figli è già abbastanza impegnativo senza dover affrontare anche una critica costante e pesante. Se siete perseguitati da chi vi definisce "cattivi genitori" perché non volete proteggere i vostri figli con le vaccinazioni, potrà essere utile entrare in contatto con altre famiglie contrarie ai vaccini. Anche loro subiscono attacchi ed insulti e capiranno la vostra situazione.

Alcune persone non vogliono assumersi la responsabilità della salute dei propri figli e, conseguentemente, preferiscono demandare la decisione alla burocrazia. Mio marito ha offerto ad un collega di lavoro alcune informazioni sulle vaccinazioni e questi, con insolita onestà, si è rifiutato di leggerle. Ha detto: "Se non vaccino i miei figli, e loro si ammalano, è colpa mia. Se li vaccino e si ammalano, è colpa del medico; per questo è meglio vaccinarli".

TRATTARE I DANNI DA VACCINO

Gli omeopati hanno iniziato a trattare i danni da vaccino sin da quando Edward Jenner ha iniziato a crearli, ma oggi ci sono diversi approcci per aiutare coloro che li hanno subiti in questo modo. Vi parlerò dei tre approcci che ho constatato essere validi: omeopatia, pedagogia conduttiva e osteopatia craniale.

Il trattamento omeopatico dei danni da vaccino è solitamente fatto con una versione potenziata del vaccino che li ha creati il danno, ma alcuni omeopati preferiscono prescrivere prima un rimedio costituzionale. Un vaccino potenziato normalmente porta un leggero miglioramento nelle condizioni della vittima. A volte il miglioramento è considerevole e completo, ma normalmente non si arriva a tanto. Per esempio la forma potenziata del vaccino DTP è spesso efficace per curare i problemi cronici dell'orecchio e l'asma in bambini vaccinati, ma non rende reversibili i gravi danni cerebrali. Allo stesso modo, il vaccino BCG potenziato di solito aiuta a ristabilire il sistema linfatico danneggiati dal medesimo.

È sensato somministrare un antidoto omeopatico per volta, nell'ordine inverso a quello con cui sono stati somministrati i vaccini. Dovrebbe essere lasciato abbastanza tempo tra la somministrazione di un antidoto e l'altro, di modo che tutti i sintomi associati a quello specifico vaccino possano regredire e lasciare l'organismo. A volte, quando un vaccino omeopaticamente potenziato è usato per trattare i sintomi che notoriamente derivano da quel particolare vaccino, inaspettatamente migliorano anche altri sintomi. Con il senno di poi la vittima o i genitori delle vittime diventano consapevoli che questi sintomi sono comparsi subito dopo la vaccinazione e che questa ne è stata indubbiamente la causa.

Sarebbe ideale che il vaccino omeopaticamente potenziato fosse della medesima marca di quello che ha causato il danno. Questo perché differenti produttori mettono differenti ingredienti nei loro vaccini, oltre agli antigeni che servono per creare anticorpi alle malattie bersaglio. Ingredienti come alluminio, formaldeide, mercurio, tessuti animali, sangue animale, tessuti umani, sangue umano, ed emulsionanti possono avere contribuito al danno. Sarebbe persino meglio che il rimedio fosse prodotto dalla stessa partita del vaccino che ha causato il danno, perché i vaccini differiscono da un lotto all'altro e, cosa più importante, se c'è un microbo contaminante in una partita specifica sarebbe bene avere la stessa contaminazione potenziata. Per esempio, se una persona ha una sindrome da affaticamento cronico causata dal vaccino per il morbillo, gli altri virus presenti nel composto del vaccino possono contribuire al lento ma inarrestabile attacco ai muscoli. Usando come antidoto al vaccino per il morbillo un vaccino per il morbillo potenziato omeopaticamente da un lotto diverso che non contiene il virus contaminante, si potrebbe risolvere il problema solo in parte.

Quando vivevo in Nuova Zelanda ho visto un vaccino MPR potenziato omeopaticamente lavorare molto bene su un bambino la cui reazione iniziò due giorni dopo la vaccinazione. Era iperattivo sin dal momento del risveglio. Sua madre disse che era "fuori di testa" e aveva una strana eruzione cutanea. Quella sera ebbe difficoltà ad addormentarsi e il giorno seguente ebbe un cambiamento, era svogliato e fiacco, si massaggiava la testa come se gli facesse male e a volte sembrava semicosciente. Si sviluppò una febbre e nel pomeriggio ebbe una forte convulsione. Un'ambulanza lo portò in ospedale dove gli venne somministrato del paracetamolo. Uno dei dottori disse ai genitori che le reazioni al vaccino non iniziano prima di 3 o 4 giorni dopo la vaccinazione, quindi i suoi sintomi non potevano essere causati da esso. (Quando la reazione invece inizia 3 o 4 giorni dopo, dicono ai genitori che non è una reazione al vaccino perché non è iniziata immediatamente dopo l'iniezione.) Gli esami del sangue e i raggi X non trovarono nulla; il giorno seguente il piccolo era molto migliorato e quindi fu dimesso. Non ci furono ulteriori convulsioni, e la madre pensò che stesse meglio perché la strana eruzione cutanea era passata, e lui non era più iperattivo creando il caos, e non stava nemmeno crollando in uno stato di immobilità.

Il dottore che aveva somministrato il vaccino si rifiutò di denunciare l'accaduto al Comitato per le reazioni avverse. La madre mi contattò per esprimere la sua rabbia per quello che era successo al suo bambino, e soprattutto per non essere stata avvertita della possibilità delle convulsioni prima di dare il suo consenso alla vaccinazione. "Se avessi saputo che sarebbe potuto succedere non lo avrei fatto vaccinare" disse. "Questo è il motivo per cui non te lo dicono mai" risposi.

Durante la mia prima conversazione con la madre le feci, con il dovuto tatto, delle domande mirate a proposito delle condizioni del bambino. Lei a quel tempo si sentiva molto sollevata che fosse tutto passato, ma io sapevo che non vi era certezza di ciò. Come spesso succede in questi casi, erano presenti i primi sintomi leggeri di un danno cerebrale a lungo termine, ma lei non li aveva riconosciuti. Il piccolo era maldestro e non coordinato, e non era vigile. Era agitato e svogliato, e incapace di stare fermo. Ritenni necessario raccomandare un trattamento omeopatico per quei sintomi, senza volerla spaventare. Era una signora intelligente e le mie domande discrete la spaventarono.

Le diedi il numero di telefono del più vicino farmacista omeopatico, al quale ordinò sei dosi di *MPR 30 CH* potenziato. Dopo una sola dose il bambino tornò a essere quello che era stato prima della vaccinazione. La sua maldestra mancanza di coordinazione sparì, tornò a dormire la notte, e iniziò a giocare di nuovo. Fu solo quando vide il drastico cambiamento portato dal rimedio che la madre comprese a pieno quanto il bambino era stato cambiato dalla reazione al vaccino.

Tornai a parlare con lei tre giorni dopo l'assunzione dello MPR potenziato. "Ha ricominciato a giocare con i suoi giocattoli. Non avevo notato che aveva smesso di giocare. La differenza è molto marcata. È bellissimo vederlo giocare di nuovo. Finalmente posso fare le mie cose." Che sollievo! La madre capì che il cambiamento indotto dal rimedio significava che gli insidiosi e progressivi danni cerebrali erano stati fermati e che la sua famiglia aveva quasi rischiato il disastro. Forse una delle ragioni per cui l'antidoto ebbe così tanto effetto in questo caso fu che il rimedio era stato prodotto con la stessa marca del vaccino che era stato iniettato al bambino, il che significa che il rimedio conteneva lo stesso tipo di tuorlo d'uovo, gli stessi metalli tossici e così via presenti nel vaccino. Un altro fattore sarebbe stato la tempistica. Le vibrazioni del rimedio interruppero il deterioramento del sistema nervoso centrale prima che fosse troppo tardi e che diventasse irreversibile.

Quando avevo 26 anni, sotto trattamento omeopatico per 6 mesi, il mio professioniste decise che era ora di trattare con un antidoto le dieci vaccinazioni contro il vaiolo che mi erano state somministrate tra i 12 e i 24 anni. Nove delle vaccinazioni erano state fatte con un pessimo vaccino prodotto a Johannesburg. L'ultima era stata somministrata all'aeroporto di Londra, quindi non sapevo in quale paese era stato prodotto. Sapevo solo che non era stato prodotto in Gran Bretagna, perché il governo britannico aveva vietato la produzione del vaccino contro il vaiolo nel 1932, essendo i metodi di produzione troppo crudeli per le mucche. Il vaccino contro il vaiolo era prodotto incidendo lunghi tagli sui fianchi delle mucche e sfregando il pus nelle ferite. Le teste delle mucche erano immobilizzate così da non far loro leccare le ferite. In questo modo il pus schiumava e cresceva in volume, poi veniva raccolto e conservato in fiale fino a che non era inoculato tramite scarificazione cutanea negli uomini. Sebbene questa procedura fosse stata vietata in Gran Bretagna, il governo britannico non si sentiva responsabile della crudeltà verso le mucche straniere, e acquistava il vaccino da altri paesi.

Il rimedio che mi diede l'omeopata era stato fatto potenziando la marca di vaccino antivaioloso prodotto a Johannesburg. Io ne presi una sola dose, non so a quale potenza, e questo produsse un radicale miglioramento nelle mie condizioni di salute. Ero già sulla buona strada per recupere il mio stato di salute essendo sotto trattamento omeopatico da sei mesi, ma quel vaccino potenziato contribuì in modo straordinario al mio miglioramento.

Il Dott. Tinus Smits, medico olandese che pratica anche l'omeopatia, ha scoperto che i benefici sui danni da vaccini curati usando versioni potenziate del vaccino stesso possono essere aumentati se si curano anche i danni da altre intossicazioni che le persone hanno subìto nei loro primi anni di vita.[584] Lui e le persone che usano il suo metodo hanno avuto successi spettacolari nella cura dell'autismo e dell'ADHD indotti dal vaccini. Il Dott. Smits afferma che i danni cerebrali reali non sono curabili, ma "molti bambini autistici sono curabili poiché i loro cervelli non sono danneggiati, ma bloccati."[584] In combinazione con il trattamento omeopatico sono usati anche la medicina ortomolecolare e le restrizioni dietetiche. Lo scopo del trattamento di medicina ortomolecolare è di supportare il processo di guarigione, non di compensare deficit, perché le condizioni da trattare non sono malattie deficitarie.

Terapisti occupazionali che usano un metodo ungherese di allenamento cerebrale hanno avuto grandi miglioramenti in bambini che hanno subìto danni cerebrali da vaccinazione. Il metodo è stato sviluppato negli anni '40 dal professor András Pető, che lo ha chiamato "educazione conduttiva". Egli ha sfruttato la neuroplasticità del cervello umano molto prima che l'establishment medico arrivasse a riconoscere il fatto che il cervello ha neuroplasticità. Nel 1950 a Budapest il governo ungherese ha fondato il Pető Institute, un istituto dedicato a questo metodo. Lo scopo del trattamento è di allenare il sistema nervoso danneggiato a formare nuove connessioni neuronali. La causa più comune dei danni del sistema nervoso centrale dei bambini è un ictus che a volte si verifica prima della nascita. Tuttavia, il sistema nervoso centrale può essere danneggiato anche da una reazione avversa alla vaccinazione. Bambini provenienti da tutto il mondo sono trattati al Pető Institute, ed è stata creata una rete di cliniche satelliti in altri paesi.

Il Pető Institute non accetta casi che non possono essere aiutati con l'educazione conduttiva. Le sole che vengono considerate sono le condizioni mediche incluse nel gruppo di "paralisi cerebrali", ma non possono essere aiutati bambini con la sindrome di Rhett, autismo, miopatia, malattie neurologiche progressive o seri deficit intellettivi. Professionisti come insegnanti, infermieri e fisioterapisti che possono inserire nel loro lavoro l'educazione conduttiva possono seguire corsi a Budapest, o in una delle cliniche satelliti.

Alcuni bambini che hanno sviluppato danni neurologici da vaccinazione possono essere aiutati dalla osteopatia craniale. Alcuni osteopati prendono una ulteriore specializzazione in osteopatia craniale e sono formati per riportare delicatamente le ossa del cranio nella posizione corretta. Il trattamento è indolore, sembra che l'osteopata tocchi delicatamente il collo e la testa, ma i risultati possono essere profondi. La medicina convenzionale rimane ferma nella credenza medioevale che le ossa del cranio siano fuse tra loro e che formino un piatto solido; tuttavia non è così e possono spostarsi dalla loro corretta posizione. Il movimento può essere inferiore a un millimetro, ma è abbastanza per avere un impatto negativo sul resto del corpo. A volte le ossa del cranio del bambino non tornano nella loro corretta posizione dopo essere state spostate durante il parto, e questo può influenzare alcuni sistemi come quello immunitario o quello endocrino. Un leggero colpo sulla testa di un adulto può spostare un osso fuori dalla sua giusta posizione e provocare una serie di problemi di salute, inclusa l'emicrania. È comprensibile che riportare le ossa del cranio nella loro corretta posizione possa risolvere alcuni problemi, ma non si capisce ancora perché questo aiuti con i problemi neurologici derivanti da vaccinazioni.

Alcuni piccoli bambini che reagiscono al vaccino DTP, durante la fase acuta delle reazioni emettono persistenti urla di grande intensità. So di un caso in cui una bambina di due anni, che aveva avuto una reazione al vaccino DTP inoculatole da neonata, emise un urlo lungo e acuto quando l'osteopata craniale sbloccò una particolare zona di tensione nella testa. Sua madre ebbe uno shock perché sembrava proprio come quelle terribili urla che sentì nei giorni successivi alla somministrazione del DTP. Dopo il trattamento la bambina fu in grado di coordinare i suoi movimenti in un modo che le era stato impossibile prima.

IL MITO CHE *LA THUJA* PREVENGA I DANNI DA VACCINO

Si è diffuso il mito che il rimedio omeopatico chiamato *Thuja occidentalis* sia un antidoto per tutti i vaccini. Si tratta di un mito così convincente che alcuni genitori credono che se dando ai loro bambini *Thuja 30 CH* pochi minuti dopo essere stati vaccinati, non saranno possibili reazioni avverse. *Thuja* è spesso, ma non sempre, il rimedio corretto per trattare gli effetti avversi del vaccino per il vaiolo, ma non corrisponde ai sintomi da danni da vaccino provocati dai vaccini moderni.

La possibile origine del mito è un piccolo libro degli anni 1880, intitolato *Vaccinosis*, del Dott. J. Compton Burnett MD.[585] Questo libricino descrive come l'autore abbia curato molte persone che soffrivano di seri effetti a lungo termine causati dal vaccino contro il vaiolo. Le storie cliniche in esso riportate sono affascinanti, ma l'autore non suggeriva affatto che un secolo più tardi i genitori avrebbero potuto proteggere i loro bambini dalla combinazione di vaccino DTacPHibIPVHepBPCVMenB (i.e. sei vaccini insieme) dando loro una dose di *Thuja* una volta usciti dall'ambulatorio.

Nel suo libro Compton Burnett descrive il caso di una piccola bambina con la tigna, il cui quadro fu complicato da un disturbo residuale del sistema immunitario derivante dal vaccino contro il vaiolo. La tigna non rispondeva a *Bacillinum 30 CH*, che è il rimedio usuale per la tigna, ma quando le fu data *Thuja* la natura delle sue croste cambiò e *Bacillinum 30 CH* riuscì a curare la tigna. Questo principio si applica ancora oggi per togliere i danni da vaccino e apre la strada che permette ad altri rimedi di agire con efficacia.

Un'altra delle pazienti di Compton Burnett fu una ragazza di 19 anni che era stata vaccinata contro il vaiolo da piccola; vaccinata di nuovo all'età di 7 anni, prese il vaiolo a 9 anni, e fu vaccinata di nuovo a 14 anni. Soffriva di gravi mal di testa due volte la settimana, il fegato ingrossato, bolle occasionali e di quella che oggi è chiamata sindrome da affaticamento cronico. Egli le somministrò il suo rimedio costituzionale e un mese dopo stava un po' meglio. Poi le diede *Thuja* a bassa potenza ogni giorno per un mese, ed ella ebbe solo un episodio di mal di testa in quel periodo. Il suo livello di energia aumentò. Poi le diede *Thuja* a potenza maggiore ed ella sviluppò nausea e febbre e comparirono le pustole del vaiolo: sua madre disse che erano esattamente uguali a quelle apparse sulla sua pelle quando aveva contratto il vaiolo. Le pustole durarono 5 giorni prima di diventare gialle e scomparire; dopo questo episodio la ragazza si ristabilì perfettamente. Questo corso degli eventi suggerisce fortemente che la ragazza aveva sofferto di problemi residuali sia della malattia del vaiolo che delle vaccinazioni.

Compton Burnett ci parla anche di un bambino che si ammalò gravemente dopo essere stato allattato da una nutrice vaccinata contro il vaiolo. La balia ebbe solo un braccio dolorante e una eruzione di pus nel sito della vaccinazione, ma il bimbo stette malissimo. Il bimbo e la nutrice furono trattati con *Thuja* ed entrambi si ristabilirono rapidamente.

IL MITO CHE LA "DISINTOSSICAZIONE" PUO' ESSERE UN ANTIDOTO AI VACCINI.

La crescente consapevolezza che nei vaccini sono contenuti molti veleni ha portato alcune persone a credere che le tossine siano *l'unico* problema dei vaccini, e che il danno arrecato dai vaccini può essere annullato con un processo di disintossicazione. Naturalmente lo stato di salute di una persona non viene migliorato iniettandole sostanze tossiche come mercurio, alluminio o formaldeide, ma le tossine sono solo una parte del problema. Ogni ingrediente in un vaccino è un antigene che causa una reazione immunologica, e le ramificazioni di queste risposte possono essere piuttosto complicate. I danni da vaccino non sono semplicemente un problema di sovraccarico di tossine.

Alcuni degli ingredienti dei vaccini non sono tossici se mangiati, ma sono chiaramente inadatti a essere iniettati in un piccolo bambino. Per esempio, la gelatina non è tossica se mangiata, ma può essere dannosa se iniettata. La quantità che viene iniettata è minuscola, ma se genera una insidiosa reazione immunologica che cambia qualcosa nell'organismo, la semplice rimozione della gelatina dal corpo non basta a ristabilire le condizioni precedenti all'iniezione. Le sostanze aggiunte ai vaccini per indurli a creare un numero maggiore di anticorpi sono dette adiuvanti, e possono causare reazioni immuno-mediate o autoimmuni anche se iniettate da sole.[586,587,588] Si sta studiando il ruolo degli adiuvanti nel causare reazioni da vaccino, e studi preliminari suggeriscono che essi possono causare serie condizioni infiammatorie e autoimmuni, nonché danni al cervello.[589,590] Rimuovere un solo adiuvante dal corpo, ammesso che sia possibile con la disintossicazione, non basterebbe a fermare un processo di autoimmunizzazione una volta avviato.

Non è stata fatta alcuna ricerca sugli effetti provocati dall'iniezione di cellule umane nei bambini. Questo ovviamente non ha effetti terribili sulla maggioranza dei bambini, ma la disintossicazione non è la soluzione per quelli che sono stati colpiti. Sebbene la disintossicazione abbia la sua importanza in questo nostro mondo inquinato, non è però la soluzione contro i danni da vaccini.

"LA VACCINAZIONE OMEOPATICA PUÒ ESSERE USATA AL POSTO DELLA VACCINAZIONE CONVENZIONALE"

Mito n° 14 sui vaccini: *"Dando a un bambino un rimedio omeopatico usato per curare una malattia infettiva possiamo essere sicuri che egli non prenderà mai quella malattia."*

La società è stata sedotta dal concetto di immunizzazione artificiale, quindi alcune persone cadono nella trappola del credere che il "vaccino omeopatico" proteggerà il loro bambino dalle malattie infettive. È sorta una disputa fra gli omeopati sul tema dell'"immunizzazione omeopatica". In vari seminari ho assistito ad accese discussioni tra coloro che sono a favore e coloro che sono contro questa pratica. Io non sono a favore della "vaccinazione omeopatica" perché credo che non stimoli l'immunità dalle malattie più pericolose che vanno evitate, e che può invece causare effetti insidiosi a lungo termine. Mi preoccupa anche che chi propone la "vaccinazione omeopatica" voglia prevenire malattie benefiche che guariscono da sole e che basi il proprio programma di vaccinazione su quello convenzionale. I programmi vaccinali non sono fondati sul ragionamento scientifico, dunque gli omeopati che imitano questi programmi dimostrano una carenza di conoscenze sulle vaccinazioni e l'immunità.

Coloro che promuovono la vaccinazione omeopatica dicono che dando a un bimbo un rimedio normalmente usato per curare una particolare malattia, questo lo renderà immune a quella malattia per la vita. Però, il fatto è che non sono stati fatti studi controllati in maniera appropriata per valutarne l'efficacia nel tempo. Il buon senso e la conoscenza di come funzionano i rimedi omeopatici mi portano a concludere che curare una malattia in anticipo è tanto pericoloso quanto inefficace. Credo che i rimedi omeopatici non dovrebbero essere dati in assenza di sintomi nella speranza che questo possa prevenire un'infezione futura.

L'affermazione secondo cui la "vaccinazione omeopatica" è una procedura efficace si basa principalmente su resoconti aneddotici di

273

persone che non hanno contratto la malattia dopo aver preso il rimedio. Un'affermazione assurda ma spesso citata riguardo all'efficacia è che il rimedio dinamizzato del *diphtherium* abbia reso la gente immune alla difterite, perché ha dato reazione "positiva allo Schick test". Lo Schick test è un esame cutaneo ascientifico e impreciso, che è stato eliminato dall'establishment medico con esso si cercava di valutare l'immunità alla difterite graffiando la cute con materiale infetto per vedere se vi fosse reazione. Se un rimedio dinamizzato rendesse una persona positiva allo "Schick test", sarebbe comunque irrilevante. Forse chi vende questo rimedio per cercare di prevenire la difterite non sa che la difterite non costituisce più una minaccia ambientale da oltre cinquant'anni.

Può una medicina, che non contiene null'altro che una vibrazione, alterare lo stato dell'energia vitale di una persona tanto da renderla immune dal contrarre una certa malattia per il resto della sua vita? La risposta potrà essere formulata solo quando verrà inventato un sistema per misurare l'energia vitale del corpo, nel frattempo però l'evidenza suggerisce che non può. Prima ho spiegato come l'arnica continua a lavorare nel corpo per un po' dopo la somministrazione, lo stesso avviene con altri rimedi. Attualmente possiamo valutare quanto tempo dura l'effetto del rimedio dal fatto che il miglioramento del paziente si ferma quando esso finisce il suo effetto. La maggior parte dei rimedi cessano il loro effetto nel giro di un mese. Da ciò si evince che un rimedio dato a una persona sana potrebbe cambiare la sua energia vitale per un mese al massimo, se facesse realmente questo effetto. È probabile che la vibrazione sia un tipo di onda e quando un'onda viene messa in movimento perde gradualmente la sua energia fino a esaurimento. Se si getta un sasso in uno stagno, il punto in cui il sasso colpisce l'acqua genera onde concentriche, fino a che non perdono energia e la superficie dello stagno ritorna di nuovo calma. Anche se l'energia di un rimedio omeopatico fosse in grado di continuare nel corpo umano per cinquant'anni, la persona dovrebbe comunque evitare ogni contatto con le sostanze che sono antidoti ai rimedi omeopatici per tutto il tempo, altrimenti l'onda si fermerebbe immediatamente.

Si potrebbe argomentare che benché la vibrazione non duri, ciò che essa altera nel corpo invece dura. Se il rimedio altera qualcosa in un corpo sano, che cosa altera? Quando l'omeopatia viene usata come intervento, la vibrazione cambia qualcosa che non va nel corpo e lo corregge. Quando viene usata come prevenzione, si suppone che la vibrazione cambierebbe qualcosa che funziona con qualcos'altro che va bene. Cercare di riparare qualcosa che funziona è un principio sbagliato. Sembra molto più sensato cercare di restare in salute evitando cibi tossici o raffinati, dormendo bene e tenendosi in esercizio.

"L'immunizzazione omeopatica" presenta anche il problema di scegliere un rimedio per una persona che non ha sintomi. Se scoppia un'epidemia di polio l'omeopata deve esaminare ciascun paziente colpito, prima di poter scegliere il rimedio adatto a curare quel paziente. Ogni epidemia di polio presenta un virus leggermente diverso, che causa sintomi leggermente diversi e ogni paziente reagisce in un modo leggermente diverso a seconda del virus. Quindi come si può essere sicuri di scegliere il rimedio giusto 10 anni prima che scoppi un'epidemia? Dare a un bambino tre dosi di uno dei rimedi per la polio e dire ai genitori che nessun virus della polio potrà mai danneggiare il loro bambino, è assolutamente da irresponsabili. Se un bambino prende *Sativa 30 CH* da neonato e 10 anni dopo viene a contatto con un virus della polio che causa sintomi da trattare con *Gelsemium 30 CH*, o *Phytolacca 30 CH*, o *Eupatorium 30 CH*, o *Aethusa 30 CH*, o *Physostigma 30 CH*, cosa succede? Gli omeopati che usano il "vaccino omeopatico" per prevenire la polio oggi non hanno problemi perché non vi sono attualmente virus della polio virulenti nell'ambiente. Tuttavia, se il virus della polio diventasse di nuovo virulento, la compiacenza dei genitori riguardo ai pericoli potrebbe avere risultati tragici.

Se venisse usata una versione dinamizzata del vaccino antipolio, essa conterrebbe la vibrazione dei tre ceppi principali del polio virus. Questo è uno dei rimedi da considerare nel trattare un paziente con la polio, o con paralisi causata dal vaccino stesso, ma darlo a un neonato e affermare che cambierà la sua forza vitale per il resto della sua vita è assurdo. Anche se una vibrazione introdotta potesse durare tanto a lungo nel corpo, ciò avverrebbe solo se la persona non si lavasse mai i denti con un comune dentifricio, non toccasse mai una foglia di eucalipto spezzettandola tra le dita, non fosse mai esposta a uno spruzzo di antizanzara, non facesse mai una radiografia, non fosse mai nella stessa stanza con qualcuno che mastica una gomma alla menta, e non usasse mai uno dei mille altri rimedi omeopatici che potrebbero disattivare la vibrazione della polio. Anche se la vibrazione introdotta potesse durare per decenni nel corpo, sarebbe totalmente impraticabile nel mondo reale.

Alcuni omeopati che sostengono questa pratica non si spingono a tanto dicendo che il rimedio dinamizzato rende una persona immune a vita. Sostengono che può fare effetto per alcune settimane e che quindi dovrebbero essere usato durante le epidemie. Essi non si limitano a consigliare questo per prevenire malattie infettive pericolose, ma raccomandano anche che i genitori cerchino di prevenire le malattie infantili dello sviluppo (i.e.autorisolutive).

Se un'epidemia di polio scoppiasse nella regione in cui vivo, saprei che i miei bambini sono venuti a contatto con un poliovirus virulento perché sarebbe nell'aria. Non darei loro però un rimedio dinamizzato per proteggerli, vigilerei invece su ciò che mangiano e sulle loro attività.

La nutrizione ha un ruolo primario nel prevenire la polio e riposare a sufficienza viene subito dopo. Dare ai bambini cibo pieno di sostanze nutrienti richiede sforzi maggiori del dare semplicemente loro una pillolina omeopatica dal sapore dolce: ma tutti gli sforzi debbono essere fatti per cercare di prevenire polio-virus; prendersi cura di un bambino storpiato dal polio virus sarebbe molto più faticoso. Ovviamente se i miei sforzi fallissero e uno di loro contraesse effettivamente la polio non esiterei a usare l'omeopatia per curarla. Centinaia di studi confermano che l'omeopatia è un metodo efficace per curare le malattie e pochi sono riusciti ad essere pubblicati in riviste mediche. Se e quando verranno fatti studi controllati a lungo termine, su ampia scala che dimostrino che la "vaccinazione omeopatica" è efficace, sarò disposta a riconsiderare il mio punto di vista sull'efficacia. Vorrei comunque prove scientifiche solide sul fatto che dare un rimedio dinamizzato a qualcuno senza sintomi non causi effetti avversi.

I rimedi omeopatici realizzati dinamizzando materiale infetto si chiamano nosodi. Il *Morbillinum*, fatto con il virus del morbillo, è un esempio di nosode. Gli omeopati classici dicono che dare un nosode non-indicato a una persona sana può causare profondi cambiamenti in negativo nel corpo. Quando un nosode come il *morbillinum* viene dato sperando di prevenire il morbillo in un momento futuro, si tratta di un caso di nosode non-indicato. Dare un nosode non-indicato a un neonato è particolarmente rischioso, perché i neonati sono molto sensibili alle onde e alle vibrazioni. È possibile che introdurre la vibrazione di virus o batteri dinamizzati possa perturbare il campo elettromagnetico di un neonato, senza che gli effetti siano immediatamente evidenti. È facile trascurare i sottili effetti avversi a lungo termine dei vaccini grezzi se non fai attenzione e sarebbe ancora più facile non accorgersi degli effetti avversi sottili, insidiosi e a lungo termine di un virus dinamizzato.

Alcuni neonati e bambini piccoli non mostrano nessun sintomo dopo aver assunto il nosode, mentre altri mostrano sintomi considerati "banali" come muco, agitazione o apatia. Sintomi come questi non sono banali, ma indicano che la forza vitale del bimbo è stata disturbata. Alcuni bimbi tossiscono come se avessero la pertosse dopo aver assunto il nosode. Cosa ci dice questo di cosa è successo nel loro corpo? Alcuni bambini dopo avere assunto il nosode del morbillo mostrano sintomi comportamentali da morbillo circa un mese dopo, e poi presentano un'eruzione cutanea atipica del morbillo. Questo mi da' i brividi. Alcuni bambini, dopo aver assunto il nosode del morbillo nella prima infanzia, prendono il morbillo negli anni successivi, ma non quello vero e proprio, bensì una delle forme di morbillo atipico. Ciò non è segno di buona salute.

Alcuni credono che i sintomi provocati dall' "immunizzazione omeopatica" siano semplicemente l'espulsione di un miasma e che ciò faccia bene al bimbo. Un miasma è una debolezza ereditaria. Ad esempio, il miasma da sifilide può attraversare 14 generazioni come riconosciuto clinicamente ma gli omeopati ritengono che abbia un effetto più lungo. Quando si tratta un miasma, bisognerebbe basare la scelta del rimedio sulla presenza di sintomi, e non su di un programma vaccinale messo a punto da pro-farmaceutici del luogo. I sostenitori dell'"immunizzazione omeopatica" raccomandano di dare lo stesso numero di dosi del loro rimedio in uso dai vaccinatori con i vaccini. Ciò sarebbe divertente se non fosse inquietante. Se un omeopata vuole curare un miasma, dovrebbe trattarlo e non prescrivere un'"immunizzazione omeopatica" con la pretesa di curarlo.

Per scoprire se cercare di prevenire il morbillo con i nosodi è benefico, i pazienti dovrebbero essere seguiti per almeno trent'anni e il tasso delle loro malattie croniche dovrebbe essere comparato con quello di persone che non hanno subìto nessun intervento per prevenire il morbillo. Ad esempio, l'incidenza del cancro dovrebbe essere comparata tra;

* coloro che hanno preso il nosode,
* coloro che hanno avuto il morbillo,
* coloro che non hanno avuto nessuno dei due,
* e coloro che li hanno avuti entrambi.

Solo allora saremo in grado di valutare concretamente se l'"immunizzazione omeopatica" è sicura.

Mi dà particolare preoccupazione che il virus Epstein-Barr dinamizzato venga talvolta dato ai neonati con la promessa che prevenga la mononucleosi infettiva (i.e. la febbre ghiandolare). Questo è un virus particolarmente pericoloso che può causare varie cose come la sindrome da affaticamento cronico e il cancro. Credo che introdurre la vibrazione del virus Epstein-Barr nel corpo dei neonati danneggi quelli che non hanno una forza vitale particolarmente intensa. La Dott. Dorothy Shepherd argomenta in modo eloquente contro l'iniettare cellule e sostanze chimiche nel corpo umano proprio per le malattie fisiche che possono causare alterando la vibrazione delle cellule del corpo.[591] Ma i suoi argomenti possono essere usati allo stesso modo contro l'introduzione di vibrazioni omeopatiche non-indicate. Tutte le cellule viventi hanno una vibrazione.[592] I germi sono cellule viventi, e se una specie di germi vibra a una frequenza che è incompatibile con la naturale frequenza delle cellule umane, allora dinamizzare il germe e darlo a una persona asintomatica non ha alcun senso, a meno che non si stia cercando di far ammalare quella persona a scopo di ricerca. Ogni tipo di cellula presenta un set di oscillazioni metaboliche caratteristiche.[592] Quando un tessuto sano diventa maligno, l'oscillazione delle cellule cambia.[593] Non mi sembra un'idea saggia introdurre un virus omeopaticamente dinamizzato nel corpo di un piccolo neonato, anche se perfettamente in salute. Troppo poco si sa sulle oscillazioni e sui campi elettromagnetici nei neonati per cominciare a introdurre onde e frequenze che non sono necessarie.

CONCLUSIONE

Quando nacque il mio primo figlio, vivevo in uno stato di controllo assoluto nel quale la vaccinazione era obbligatoria. Io ero consapevole di come alcuni vaccini provocano seri effetti collaterali che non sono riconosciuti dall'istituzione medica, e di come intendessi rifiutare alcuni dei vaccini presenti nel programma, pensavo di dover cercare alcune statistiche nel caso in cui mi fossi ritrovata a comparire in tribunale. Le mie indagini mi hanno portata a scoprire che l'industria dei vaccini non si è mai presa la briga di raccogliere statistiche accurate, che la vaccinazione è responsabile di una vasta gamma di malattie croniche, e la vaccinazione non è la ragione per cui malattie come la difterite e la pertosse sono diminuite. Ho anche scoperto che non va bene cercare di prevenire malattie autorisolutive, e che quelle non autorisolutive possono essere prevenute con metodi più efficaci dei vaccini. Ho sentito dire dai professionisti della salute che è sbagliato sopprimere la febbre, e fui sorpresa nello scoprire che una solida evidenza scientifica supporta questa indicazione. Più tardi ho imparato che sopprimere la febbre è una delle cose più pericolose che fa la medicina moderna. Scavando nella storia della vaccinazione, ho scoperto che è una procedura basata su falsità, crudeltà e supposizioni, e che l'industria dei vaccini non è stata mai tenuta a rendere conto delle sue azioni. Mi sono sentita motivata a condividere con altri genitori quanto avevo appreso.

Ci sono state critiche alla vaccinazione fin da quando l'industria del vaccino ha cominciato a inoculare pus bovino in ogni braccio disponibile, ma soltanto negli ultimi decenni è diventata globalmente organizzata nel suo tentativo di mettere a tacere l'opposizione. Medici che parlano dei problemi della vaccinazione sono visti come traditori, e alcuni sono perseguitati. Anche se un dottore suggerisce che un bambino dovrebbe essere vaccinato contro tredici malattie invece di quattordici, l'industria reagisce con isteria contro il medico. I principali media rifiutano di riportare informazioni negative sui vaccini, e i giornalisti che tentano di fare rapporti equilibrati sono minacciati di licenziamento dai loro superiori. L'Università del Connecticut e l'Università di Londra hanno creato agenzie di spionaggio ben finanziate per monitorare ogni cosa che sia detta sulla vaccinazione in internet, con l'obiettivo a lungo termine di controllare il sentimento della comunità. C'è anche un vasto esercito di vigilanti non pagati, che pattugliano internet e attaccano i non credenti sui social media, scrivono blogs che diffamano e calunniano gli attivisti, e alcuni inviano minacce di morte a individui selezionati. Lo scopo è fermare tutte le discussioni sugli effetti collaterali dei vaccini, i fallimenti e la corruzione all'interno dell'industria, ma finché i vaccini continueranno a fallire e a danneggiare i bambini, i genitori continueranno a parlarne.

L'industria dei vaccini sta motivando tutti i governi a perseguitare i genitori non conformi che rifiutano di essere clienti per i loro prodotti. In sempre più paesi vengono introdotte leggi draconiane che danneggiano bambini e genitori. Il Governo italiano crede di avere il diritto di impedire ai bambini un'istruzione adeguata se non sono state iniettate loro sostanze tossiche e biologiche che non sono mai state sottoposte a un controllo scientifico adeguato. Credono anche di avere il diritto di imporre multe enormi ai genitori che rifiutano di iniettare ai loro figli sostanze potenzialmente pericolose. I politici in Italia devono fermare la tirannia e abolire tutte le leggi che puniscono i genitori non allineati e i loro bambini. Nessun governo ha il diritto di forzare i genitori ad iniettare ai loro figli sostanze come alluminio e tessuto dal bambino abortito quando non è stato dimostrato che "i benefici" superino i rischi.

RIFERIMENTI

1. Miller, D.L., Frequency of Complications of Measles, 1963 - Report on a National Inquiry by the Public Health Laboratory Service in Collaboration with the Society of Medical Officers of Health. *Brit Med J.* 1964 July 11;2(5401):75-8.

2. Australian Government Department of Health and Ageing, *Understanding Childhood Immunisation*, Department of Health and Ageing Publications, Approval number 3744, Revised October 2005.

3. Therapeutic Goods Administration, Medicine Summary, Haemophilus Influenzae Type B Vaccine, 17 August 2004.

4. Principi, N., Esposito, S., Aluminum in vaccines: Does it create a safety problem? *Vaccine.* 2018 Sep 18;36(39):5825-5831.

5. Glanz, J.M., Newcomer, S.R., et al., Cumulative and episodic vaccine aluminum exposure in a population-based cohort of young children. *Vaccine.* 2015 Nov 27;33(48):6736-44.

6. Masson, J.D., Crépeaux, G., et al., Critical analysis of reference studies on the toxicokinetics of aluminum-based adjuvants. *J Inorg Biochem.* 2018 Apr;181:87-95.

7. Doshi P. The unofficial vaccine educators: are CDC funded non-profits sufficiently independent? *BMJ.* 2017 Nov 7;359.

8. Cockburn, A., Ridgeway J., Scientist J. Anthony Morris - He fought the flu shots and the US fired him. *Washington Post.* 13 March 1977.

9. Long-term effects of early vaccinations. *Primal Health Research* 1994;1(4): 3-7.

10. Odent, M., Culpin, E., Kimmel, T., Pertussis Vaccination and Asthma: Is there a link? *JAMA* 1994;272(8):592-593.

11. Odent, M., Culpin, E., Kimmel, T., Atopic Eczema. *Lancet July 9* 1994;344:140.

12. Whooping cough vaccination and asthma in childhood: is there a link? *Primal Health Research* 1997;4(4):3-6.

13. Wakefield, A.J., Pittilo, R.M., et al., Evidence of Persistent Measles Virus Infection in Crohn's Disease. *J Med Virol.* 1993 Apr;39(4):345-53.

14. Lewin, J., Dhillon, A.P., et al., Persistent measles virus infection of the intestine: confirmation by immunogold electron microscopy. *Gut.* 1995 Apr;36940:564-9.

15. Barton, J.R., Gillon, S., Ferguson, A., Incidence of inflammatory bowel disease in Scottish children between 1968 and 1983: marginal fall in ulcerative colitis, three fold rise in Crohn's disease. *Gut.* 1989 May;30(5):618-22.

16. Measles Vaccines Committee. Vaccination against measles: a clinical trial of live measles vaccine given alone and live vaccine preceded by killed vaccine. A report to the Medical Research Council. *Brit Med J.* 1966 Feb 19;1(5485):441-6.
17. Thompson, N.P., Montgomery, S.M., et al., Is measles vaccination a risk factor for inflammatory bowel disease? *Lancet.* 1995 April 29;345:1071-4.
18. Sienkiewicz, D., Kułak, W., et al., Neurologic adverse events following vaccination. *Prog Health Sci.* 2012;2:129-41.
19. Dyer, C., Families win support for vaccine compensation claim. *BMJ.* 1994 Sep 24;309(6957):759.
20. Benjamin, C.M., Chew, G.C., Silman, A.J., Joint and limb symptoms in children after immunisation with measles, mumps, and rubella vaccine. *BMJ.* 1992 Apr 25;304(6834):1075-8.
21. Weibel, R.E., Benor, D.E., Chronic arthropathy and musculoskeletal symptoms associated with rubella vaccines. A review of 124 claims submitted to the National Vaccine Injury Compensation Program. *Arthritis Rheum.* 1996 Sep;39(9):1529-34.
22. Cooper, L.Z., Ziring, P.R., et al., Transient Arthritis After Rubella Vaccination. *Amer J Dis Child.* 1969 Aug;118(2):218-25.
23. Hedrich, A.W., The corrected average attack rate from measles among city children. *Amer J Hyg.* 1930;11:576-600.
24. Kids don't spread hepatitis B. *Australian Doctor Weekly.* 6 November1992.
25. Burgess, M.A., McIntosh, E.D.G., et al., Hepatitis B in urban Australian school children - No evidence of horizontal transmission between high-risk and low-risk groups. *Med J Aust.*1993 Sep 6;159(5):315-9.
26. Hoefs, J., Sapico, F.L., et al., The Relationship of White Blood Cell (WBC) and Pyrogenic Response to Survival in Spontaneous Bacterial Peritonitis (SBP). *Gastroenterology.* 1980;78(5)Part 2:1308.
27. Weinstein, M.P., Iannini, P.B., et al., Spontaneous bacterial peritonitis. A review of 28 cases with emphasis on improved survival and factors influencing prognosis. *Am J Med.* 1978 Apr;64(4):592-8. "La presenza di febbre oltre i 38° era significativamente associata ad un'inferiore mortalità (P=0.0240)."
28. Bryant, R.E., Hood, A.F., et al., Factors Affecting Mortality of Gram-Negative Rod Bacteremia. *Arch Intern Med.* 1971 Jan;127(1):120-8. In questo studio è deceduto il 71% degli umani senza febbre, ed il 27% di quelli con febbre.
29. Mackowiak, P.A., Browne, R.H., et al., Polymicrobial Sepsis: An Analysis of 184 Cases Using Log Linear Models. *Am J Med Sci.* 1980 Sep-Oct;280(2):73-80. In questo studio l'associazione tra febbre e sopravvivenza era più forte quando il paziente non aveva una concomitante malattia terminale.
30. Swenson, B.R., Hedrick, T.L., et al., Is fever protective in surgical patients with bloodstream infection? *J Am Coll Surg.* 2007 May;204(5):815-21.

31. Arons, M.M., Wheeler, A.P., et al., Effects of ibuprofen on the physiology and survival of hypothermic sepsis. Ibuprofen in Sepsis Study Group. *Crit Care Med.* 1999 Apr;27(4):699-707.

32. Sundén-Cullberg, J., Rylance, R., et al., Fever in the Emergency Department Predicts Survival of Patients with Severe Sepsis and Septic Shock Admitted to the ICU. *Crit Care Med.* 2017 Apr;45(4):591-599.

33. Sugimura, T., Fujimoto, T., et al., Risks of antipyretics in young children with fever due to infectious disease. *Acta Paediatr Jpn.* 1994 Aug;36(4): 375-8.

34. Kluger, M.J., Fever. *Pediatrics.* 1980 Nov;66(5):720-4.

35. Mackowiak, P.A., Boulant, J.A., Fever's glass ceiling. *Clin Infect Dis.* 1996 Mar;22(3):525-36.

36. Nahas, G.G., Tannieres, M.L., Lennon, J.F., Direct measurement of leukocyte motility: effects of pH and temperature. *Proc Soc Exp Biol Med.* 1971 Oct;138(1):350-2.

37. Bernheim, H.A., Bodel, P.T., et al., Effects of Fever on Host Defence Mechanisms after Infection in the Lizard Diposaurus Dorsalis. *Br J Exp Pathol.* 1978 Feb;59(1):76-84.

38. Ellingson, H.V., Clark, P.F., The Influence of Artificial Fever on Mechanisms of Resistance. *J Immunol.* 1942;43:65-83.

39. Bodel, P., Atkins, E., Release of Endogenous Pyrogen by Human Monocytes. *New Engl J Med.* 1967 May 4;276(18):1002-8.

40. Cranston, W.I., Goodale, F., et al., The Role of Leukocytes in the Initial Action of Bacterial Pyrogens in Man. *Clin Sci (Lond).* 1956 May;15(2): 219-26.

41. Weinberg, E.D., Iron and Infection. *Microbiol Rev.* 1978 Mar;42(1):45-66.

42. Bullen, J.J., The Significance of Iron in Infection. *Rev Infect Dis.* 1981 Nov-Dec;3(6):1127-38.

43. Kluger, M.J., Rothenburg, B.A., Fever and Reduced Iron: Their Interaction as a Host Defense Response to Bacterial Infection. *Science.* 1979 Jan 26;203(4378):374-6.

44. Ballantyne, G.H., Rapid Drop in Serum Iron Concentration as a Host Defense Mechanism. *Am Surg.* 1984 Aug;50(8):405-11.

45. Kluger, M.J., Fever: Role of Pyrogens and Cryogens. *Physiol Rev.* 1991 Jan;71(1):93-127.

46. Rager-Zisman, B., Bloom, B.R., Interferons and Natural Killer Cells. *Brit Med Bull.* 1985 Jan;41(1):22-7.

47. Heron, I., Berg, K., The actions of interferon are potentiated at elevated temperature. *Nature.* 1978 Aug 3;274(5670):508-10.

48. Roberts, N.J., Temperature and Host Defense. *Microbiol Rev.* 1979 Jun;43(2):241-59.

49. Manzella, J.P., Roberts, N.J., Human Macrophage and Lymphocyte Responses to Mitogen Stimulation after exposure to influenza virus, ascorbic acid, and hyperthermia. *J Immunol.* 1979 Nov;123(5):1940-4.

50. Smith, J.B., Knowlton, R.P., Agarwal, S.S., Human Lymphocyte responses are enhanced by culture at 40°C. *J Immunol.* 1978 Aug;121(2):691-4.

51. Roberts, N.J., Sandberg, K., Hyperthermia and Human Leukocyte Function: II. Enhanced Production of and Response to Leukocyte Migration Inhibition Factor (LIF). *J Immunol.* 1979 May 1;122(5):1990-3.

52. Duff, G.W., Durum, S.K., The pyrogenic and mitogenic actions of interleukin -1 are related. *Nature.* 1983 Aug 4-10;304(5925):449-51.

53. Duff, G.W., Durum, S.K., Fever and immunoregulation: hyperthermia, interleukins 1 and 2, and T cell proliferation. *Yale J Biol Med.* 1982 Sep-Dec;55(5-6):437-42.

54. Hanson, D.F., Murphy, P.A., et al., The effect of temperature on the activation of thymocytes by interleukins I and II. *J Immunol.* 1983 Jan;130(1):216-21.

55. Mackowiak, P.A., Marling-Cason, M., Cohen, R.L., Effects of Temperature on Antimicrobal Susceptibility of Bacteria. *J Infect Dis.* 1982 Apr;145(4):550-3.

56. Sande, M.A., Sande, E.R., et al., The Influence of Fever on the Development of Experimental Streptococcus Pneumoniae Meningitis. *J Infect Dis.* 1987 Nov;156(5):849-50.

57. Kluger, J.M., Ringler, D.H., Anver, M.R., Fever and Survival. *Science.* 1975 Apr 11;188(4184):166-8.

58. Carmichael, L.E., Barnes, F.D., Percy, D.H., Temperature as a Factor in Resistance of Young Puppies to Canine Herpesvirus. *J Infect Dis.* 1969 Dec;120(6):669-78.

59. Bernheim, H.A., Kluger, M.J., Fever: Effect of Drug-Induced Antipyresis on Survival. *Science.* 1976 Jul 16;193(4249):237-9.

60. Vaughn, L.K., Veale, W.L., Cooper, K.E., Antipyresis: Its effect on mortality rate of bacterially infected rabbits. *Brain Res Bull.* 1980 Jan-Feb;5(1):69-73.

61. Schulman, C.I., Namias, N., Doherty, J., et al., The effect of antipyretic therapy upon outcomes in critically ill patients: a randomized, prospective study. *Surg Infect (Larchmt).* 2005 Winter;6(4):369-75.

62. Kiekkas, P., Fever treatment in critical care: when available evidence does not support traditional practice. *Nurs Crit Care.* 2012 Jan-Feb;17(1):7-8.

63. Saxena, M., Young, P., et al., Early peak temperature and mortality in critically ill patients with or without infection. *Crit Care.* 2011;15(Suppl 3):24.

64. Schmitt, B.D., Fever Phobia: Misconceptions of Parents About Fevers *Am J Dis Child.* 1980 Feb;134(2):176-81.

65. Schmitt, B.D., Fever in Childhood. *Pediatrics.* 1984 Nov;74(5 Pt 2):929-36.

66. Crocetti, M., Moghbeli, N., Serwint, J., Fever Phobia Revisited: Have Parental Misconceptions About Fever Changed in 20 Years? *Pediatrics.* 2001 Jun;107(6):1241-6.

67. Lenhardt, R., Negishi, C., et al., The effects of physical treatment on induced fever in humans. *Am J Med.* 1999 May;106(5):550-5.

68. Doran, T.F., De Angelis, C., et al., Acetaminophen: More harm than good for chickenpox? *J Pediatr.* 1989 Jun;114(6):1045-8. (L'acetaminofene e il paracetamolo sono la stessa cosa.)

69. Graham, N.M., Burrell, C.J., et al., Adverse effects of aspirin, acetaminophen, and ibuprofen on immune function, viral shedding, and clinical status in rhinovirus-infected volunteers. *J Infect Dis.* 1990 Dec;162(6):1277-82.

70. Shalabi, E.A., Acetaminophen inhibits the human polymorphonuclear leukocyte function in vitro. *Immunopharmacology.* 1992 Jul-Aug;24(1):37-45.

71. Carr, D.J.J., Gebhardt, B.M., Paul, D., a-Adrenergic and m2 opioid receptors are involved in morphine-induced suppression of splenocyte natural killer activity. *J Pharmacol Exp Ther.* 1993 Mar;264(3):1179-86.

72. Carpenter, G.W., Breeden, L., Carr, D.J.J., Acute exposure to morphine suppresses cytotoxic T-lymphocyte activity. *Int J Immunopharmacol.* 1995 Dec;17(12):1001-6.

73. Sacerdote, P., Manfredi, B., et al., Antinociceptive and immunosuppressive effects of opiate drugs: a structure-related activity study. *Br J Pharmacol.* 1997 Jun;121(4):834-40.

74. Bancos, S., Bernard, M.P., et al., Ibuprofen and other widely used non-steroidal anti-inflammatory drugs inhibit antibody production in human cells. *Cell Immunol.* 2009;258(1):18-28.

75. Poston, R.N., *Nutrition and Immunity,* in, Jarrett, R.J., (ed), *Nutrition and Disease.* Croom Helm, London, 1979, 199.

76. Scrimshaw, N.S., Béhar, M., Malnutrition in Underdeveloped Countries. *New Engl J Med.* 1965 Jan 28;272(4):193-8.

77. Ebrahim, G.J., *The Problems of Undernutrition*, in, Jarrett, R.J., (ed), *Nutrition and Disease.* Croom Helm, London, 1979, 85-6.

78. Hanson, D.F., Fever, Temperature and the Immune Response. *Ann NY Acad Sci.* 1997 Mar 15;813:453-64.

79. Stuart, J., and Malcolm, D.McK., (eds), *The Diary of Henry Francis Fynn.* Shuter and Shooter, Pietermaritzburg, 1969, 42-43.

80. Arnold, Nell, *Rye - A book of Memories.* Rye - Tootagarook Area Committee, 1989, 27.

81. Kluger, M.J., Kozak, W., et al., The adaptive value of fever. *Infect Dis Clin North Am.* 1996 Mar;10(1):1-20.

82. Spock, Benjamin, *Baby and Child Care.* W. H. Allen and Co, London,1983, 497-502.

83. Stanton, A.N., Scott, D.J., Downham, M.A., Is overheating a factor in some unexpected infant deaths? *Lancet.* 1980 May 17;1(8177):1054-7.

84. Fleming, P.J., Gilbert, R., et al., Interaction between bedding and sleeping position in the sudden infant death syndrome: a population based case-control study. *BMJ.* 1990 Jul 14;301(6743):85-9.

85. Ponsonby, A.L., Dwyer, T., et al., Thermal environment and sudden infant death syndrome: case-control study. *BMJ.* 1992 Feb 1;304(6822):277-82.

86. Nelson, K.B., Ellenberg, J.H., Prognosis in Children with Febrile Seizures. *Pediatrics.* 1978 May;61(5):720-7.

87. Verity, C.M., Greenwood, R., Golding, J., Long-term Intellectual and Behavioral Outcomes of Children with Febrile Convulsions. *N Eng J Med.* 1998 Jun;338(24):1723-8.

88. Annergers, J.H., Hauser, W.A., et al., The risk of epilepsy following febrile convulsions. *Neurology.* 1979 Mar;29(3):297-303.

89. Camfield, P., Camfield, C., et al., What types of epilepsy are preceded by febrile seizures? A population based study of children. *Dev Med Child Neurol.* 1994 Oct;36(10):887-92.

90. Sofijanov, N., Sadikario, A., et al., Febrile Convulsions and Later Development of Epilepsy. *Am J Dis Child.* 1983 Feb;137(2):123-6.

91. Verity, C.M., Golding, J., Risk of epilepsy after febrile convulsions; a national cohort study. *BMJ.* 1991 Nov 30;303(6814):1373-6.

92. Knüdsen, F.U., Paerregaard, A., et al., Long term outcome of prophylaxis for febrile convulsions. *Arch Dis Child.* 1996 Jan;74(1):13-8.

93. Hirtz, D.G., Febrile Seizures. *Pediatr in Rev.* 1997 Jan;18(1):5-8.

94. Mole, B., Cold viruses thrive in frosty conditions: Icy temperatures chill the immune response that thwarts the common cold. *Nature.* 20 May 2013.

95. Johnson, C., and Eccles, R., Acute cooling of the feet and the onset of common cold symptoms. *Fam Prac.* 2005 Dec;22(6):608-13.

96. Baerheim, A., Laerum, E., Symptomatic lower urinary tract infection induced by cooling of the feet. A controlled experimental trial. *Scand J Prim Health Care.* 1992 Jun;10(2):157-60.

97. Kiser, W.R., Nusbaum, M.R., et al., Symptomatic lower urinary tract infection induced by cooling of the feet. *Scand J Prim Health Care.* 1993 Dec;11(4):289-90.

98. Engel, P., Ueber den Infektionsindex der Krebskranken. *Wien Klin Wschr.* 1934;47:1118-9.

99. Engel, P., Ueber den Einfluss des Alters auf den Infektionsindex der Krebskranken. *Wien Klin Wschr.* 1935;48:112-3.

100. Sinek, F., Versuch einer statistischen Erfassung endogener Faktoren bei Carcinomkranken. *Z Krebsforsch.* 1936;44:492-527.

101. Witzel, L., Anamnese und Zweiterkrankungen bei Patienten mit bsartigen Neubildungen. *Med Klin.* 1970;65:876-9.

102. Remy, W., Hammerschmidt, K., et al., Tumorträger haben selten Infekte in der Anamnese. *Med Min.* 1983;78:95-8.

103. Albonico, H.U., Bräker, H.U., Hüsler, J., Febrile infectious childhood diseases in the history of cancer patients and matched controls. *Med Hypotheses.* 1998 Oct;51(4):315-20.

104. Montella, M., Maso, L.D., et al., Do childhood diseases affect NHL and HL risk? A case-control study from northern and southern Italy. *Leuk Res.* 2006 Aug;30(8):917-22.

105. Hoption Cann, S.A., van Netten, J.P., van Netten C., Acute infections as a means of cancer prevention: opposing effects to chronic infections? Cancer *Detect Prev.* 2006;30(1):83-93.

106. West, R., Epidemiologic study of malignancies of the ovaries. *Cancer.* 1966 Jul;19(7):1001-7.

107. Newhouse, M.L., Pearson, R.M., et al., A case control study of carcinoma of the ovary. *Brit J Prev Soc Med.* 1977 Sep;31(3):148-53.

108. Cramer, D.W., Vitonis, A.F., et al., Mumps and ovarian cancer: modern interpretation of an historic association. *Cancer Causes Control.* 2010 Aug;21(8):1193-201.

109. Wrensch, M., Lee, M., et al., Familial and personal medical history of cancer and nervous system conditions among adults with glioma and controls. *Am J Epidemiol.* 1997 Apr 1;145(7):581-93.

110. Wrensch, M., Weinberg, A., et al., Does prior infection with varicella-zoster virus influence risk of adult glioma? *Am J Epidemiol.* 1997 Apr 1;145(7):594-7.

111. Wrensch, M., Weinberg, A., et al., Prevalence of antibodies to four herpes viruses among adults with glioma and controls. *Am J Epidemiol.* 2001 Jul 15;154(2):161-5.

112. Wrensch, M., Weinberg, A., et al., History of chickenpox and shingles and prevalence of antibodies to varicella-zoster virus and three other herpesviruses among adults with glioma and controls. *Am J Epidemiol.* 2005 May 15;161(10):929-38.

113. Pesonen E., Andsberg E., et al., Dual role of infections as risk factors for coronary heart disease. *Atherosclerosis.* 2007 Jun;192(2):370-5.

114. Kubota, Y., Iso, H., Tamakoshi, A.; JACC Study Group. Association of measles and mumps with cardiovascular disease: The Japan Collaborative Cohort (JACC) study. *Atherosclerosis,* 2015 Aug;241(2):682-6.

115. Sasco, A.J., Paffenbarger, R.S., Measles infection and Parkinson's disease. *Am J Epidemiol.* 1985 Dec;122(6):1017-31.

116. Silverberg, J.I., Kleiman, E., et al., Chickenpox in childhood is associated with decreased atopic disorders, IgE, allergic sensitization, and leukocyte subsets. *Pediatr Allergy Immunol.* 2012 Feb;23(1):50-8.

117. Silverberg, J.I., Norowitz, K.B., et al., Varicella zoster virus (wild-type) infection, but not varicella vaccine, in late childhood is associated with delayed asthma onset, milder symptoms, and decreased atopy. *Pediatr Asthma Allergy Immunol.* 2009 Mar; 22:15-20.

118. Farooqi, I.S., Hopkin, J.M., Early childhood infection and atopic disorder. *Thorax.* 1998 Nov;53(11):927-32.

119. Kucukosmanoglu, E., Cetinkaya, F., et al., Frequency of allergic diseases following measles. *Allergol Immunopathol (Madr).* 2006 Jul-Aug;34(4):146-9.

120. Rosenlund, H., Bergström, A., et al., Allergic disease and atopic sensitization in children in relation to measles vaccination and measles infection. *Pediatrics.* 2009 Mar;123(3):771-8.

121. Shaheen, S.O., Aaby, P., et al., Measles and atopy in Guinea-Bissau. *Lancet.* 1996 Jun 29;347(9018):1792-6.

122. Paunio, M., Heinonen, O.P, et al., Measles history and atopic diseases: a population-based cross-sectional study. *JAMA.* 2000 Jan 19;283(3):343-6.

123. Burgess, J.A., Abramson, M.J., et al., Childhood infections and the risk of asthma: a longitudinal study over 37 years. *Chest.* 2012 Sep;142(3):647-54.

124. Chakravarti, V.S., Lingam, S., Measles induced remission of psoriasis: *Ann Trop Paediatr.* 1986 Dec;6(4):293-4.

125. Lintas, N., Case of psoriasis cured after intercurrent measles. *Minerva Dermatol.* 1959 Apr;34(4):296-7.

126. Fomin, K.F., Cure of psoriasis after co-existing measles. *Vestn Dermatol Venerol.* 1961 Jun;35:66-8.

127. Bonjean, M., Prime, A., Suspensive effect of measles on psoriasic erythroderma of 12 years' duration. *Lyon Med.* 1969 Nov 9;222(40):839.

128. Thiers, H., Normand, J., Fayolle, J., Suspensive effect of measles on chronic psoriasis in children: 2 cases *Lyon Med.* 1969 Nov 9;222(40): 839-40.

129. Agarwal, V., Singh, R., Chauhan, S., Remission of rheumatoid arthritis after acute disseminated varicella-zoster infection. *Clin Rheumatol.* 2007 May;26(5):779-80.

130. Urbach, J., Schurr, D., Abramov, A., Prolonged remission of juvenile rheumatoid arthritis (Still's disease) following measles. *Acta Paediatr Scand.* 1983 Nov;72(6):917-8.

131. Pasquinucci, G., Possible Effect of Measles on Leukaemia. *Lancet.* 1971 Jan 16;1(7690):136.

132. Gross, S., Measles and Leukaemia. *Lancet.* 1971 Feb 20;1(7695):397-8.

133. Hutchins, G., Observations on the relationship of measles and remissions in the nephrotic syndrome. *Am J Dis Child.* 1947 Feb;73(2):242-3.

134. Blumberg, R.W., Cassady, H.A., Effect of Measles on the Nephrotic Syndrome. *Am J Dis Child.* 1947 Feb;73(2):151-66.

135. Barnett, H.L., Forman, C.W., Lauson, H.D., The nephrotic syndrome in children. *Adv Pediatr.* 1952 Jan;5:53-128.

136. Saeed, M.A., Varicella-Induced Remission of Steroid-Resistant Nephrotic Syndrome in a Child. *Saudi J Kidney Dis Transpl.* 2004 Oct-Dec;15(4):486-8.

137. Zygiert, Z., Hodgkin's disease: remissions after measles. *Lancet.* 1971 Mar 20;1(7699):593.

138. Taqi, A.M., Abdurrahman, M.B., et al., Regression of Hodgkin's disease after measles. *Lancet.* 1981 May 16;1(8229):1112.

139. Hernández, S.A., Observación de un caso de enfermedad de Hodgkin, con regresion at los sitomas e infartos ganglionares, post-sarampión. *Arch Cubanos Cancer.* 1949;8:26-31.

140. Mota, H.C., Infantile Hodgkin's disease: remission after measles. *Br Med J.* 1973 May 19;2(5863):421.

141. Ziegler JL. Spontaneous remission in Burkitt's lymphoma. *Natl Cancer Inst Monogr.* 1976 Nov;44:61-5.

142. Bluming, A.Z., Ziegler, J.L., Regression of Burkitt's Lymphoma in association with measles infection. *Lancet.* 1971 July 10;2(7715)105-6.

143. Burnet, F.M., Measles as an Index of Immunological Function. *Lancet.* 1968 Sep 14;2(7568):610-3.

144. Olding-Stenkvist, E., Bjorvatn, B., Rapid Detection of Measles Virus in Skin Rashes by Immunoflourescence. *J Infect Dis.* 1976 Nov;134(5):463-9.

145. Dossetor, J., Whittle, H.C., Greenwood, B.M., Persistent measles infection in malnourished children. Brit Med J. 1977 Jun 25;1(6077):1633-5.

146. Comunicazione personale, Dr. J. Anthony Morris.

147. Pharmacy Guild of New Zealand (Inc.), *Your Health Update*, Issue No.3. Undated.

148. Cantacuzène, J., *Ann Inst Pasteur.* 1898, 12: Paris, 273, cited in Silverstein, A.M., *A History of Immunology,* Academic Press Inc., San Diego, 1989, 49.

149. Graham, N.M, Burrell, C.J., et al., Adverse effects of aspirin, acetaminophen, and ibuprofen on immune function, viral shedding, and clinical status in rhinovirus-infected volunteers. *J Infect Dis.* 1990 Dec;162(6):1277-82.

150. Viken, K.E., Effect of Sosium-salicylate on the function of cultured, human mononuclear cells. *Acta Pathol Microbiol Scand [C].* 1976 Dec;84C(6):465-70.

151. van Zyl, J.M., Basson, K., van der Walt, B.J., The inhibitory effect of acetaminophen on the myeloperoxidase-induced antimicrobal system of the polymorphonuclear leukocyte. *Biochem Pharmacol.* 1989 Jan 1;38(1): 161-5.

152. Opelz, G., Terasaki, P.L., Hirata, A.A., Suppression of lymphocyte transformation by aspirin. *Lancet.* 1973 Sep 1;2(7827):478-480.

153. Crout, J.E., Hepburn, B., et al., Suppression of lymphocyte transformation after aspirin ingestion. *New Engl J Med.* 1975 Jan 30;292(5):221-3.

154. Morely, D., Severe Measles in the Tropics. - I. *Brit Med J.* 1969 Feb 1;1(5639)297-300.

155. Hardy, I.R.B., Lennon, D.R., Mitchell, E.A., Measles epidemic in Auckland 1984-85. *NZ Med J.* 1987 May 13;100(823)273-5.

156. Lydall, W., Scaremongering about measles. *Soil and Health* 1992;51(1):55.

157. Sanchez, A., Reeser, J.L., et al., Role of sugars in human neutrophilic phagocytosis. *Am J Clin Nutr.* 1973 Nov;26(11):1180-4.

158. Ronne, T., Measles virus infection without rash in childhood is related to disease in adult life. *Lancet*. 1985 Jan 5;1(8419)1-5.

159. Kalokerinos, Archie, *Every Second Child*. Keats Publishing, Inc., New Canaan, Connecticut, 1981.

160. Kalokerinos, Archie, *Science Friction*. International Symposium, The Vaccination Dilemma, Auckland, 1992.

161. Kalokerinos, Archie, *Experience with Immunisation Reactions*. International Symposium, The Vaccination Dilemma II, Auckland,1995.

162. Zahorsky, J., Roseola Infantum. *JAMA*. 1913 Oct 18;61(16):1446-50.

163. Koplik, H., The Diagnosis of the Invasion of Measles from a Study of the Exanthema as it Appears on the Buccal Membrane. *Arch Pediatr*. 1896;12:918-22.

164. Beckford, A.P., Kaschula, R.O., Stephen, C., Factors associated with fatal cases of measles. A retrospective autopsy study. *S Afr Med J*. 1985 Dec 7;68(12):858-63.

165. Hussey, G.D., Clements, C.J., Clinical problems in measles case management. *Ann Trop Paediatr*. 1996;16(307):17.

166. Cole, T.J., Relating Growth Rate to Environmental Factors -Methodological Problems in the Study of Growth-Infection Interaction. *Acta Paediatr Suppl*. 1989;350:14-20.

167. Ebrahim, G.J., *The Problems of Undernutrition*, in, Jarrett, R.J., (ed), *Nutrition and Disease*. Croom Helm, London, 1979, 60 & 74.

168. Von Pirquet, C., Verhalten der kutanentuberkulin-reaktionwahrend der Masern. *Deutsch Med Wochenschr*. 1908;34(30):1297–1300.

169. Griffin, D.E., Measles virus-induced suppression of immune responses. *Immunol Rev*. 2010 Jul;236:176-89.

170. Griffin, D.E., Ward, B.J., et al., Natural killer cell activity during measles. *Clin Exp Immunol*. 1990 Aug;81(2):218-24.

171. Ellison, J., Intensive vitamin therapy in measles. *Brit Med J*. 1932 Oct 15;II(3745):708-11.

172. Fawzi, W.W., Chalmers, T.C., et al., Vitamin A supplementation and child mortality, a meta-analysis. *JAMA*. 1993 Feb 17;269(7):899-903.

173. Barclay, A.J., Foster, A., Sommer, A., Vitamin A supplements and mortality related to measles: a randomised clinical trial. *Br Med J (Clin Res Ed.)*. 1987 Jan 31;294(6567):294-6.

174. Hussey, G.D., Klein, M., Routine high-dose vitamin A therapy for children hospitalized with measles. *J Trop Pediatr*. 1993 Dec;39(6):342-5.

175. D'Souza, R. M., D'Souza, R., Vitamin A given to children with measles - Does dose make a difference? *8th Cochrane Colloquium*, Cape Town, 25-29 October 2000.

176. Hussey, G.D., Klein, M., A randomized, controlled trial of vitamin A in children with severe measles. *N Engl J Med*. 1990 Jul 19;323(3):160-4.

177. Florentino, R.F., Tanchoco, C.C., et al., Tolerance of preschoolers to two dosage strengths of vitamin A preparation. *Am J Clin Nutr.* 1990 Oct;52(4):694-700.

178. Imdad, A., Herzer, K., et al., Vitamin A supplementation for preventing morbidity and mortality in children from 6 months to 5 years of age. *Cochrane Database Syst Rev.* 2010 Dec 8;(12):CD008524.

179. Harris, H.F., A Case of Diabetes Mellitus Quickly Following Mumps. *Boston Med Surg J.* 1899;140(20):465-9.

180. Swartout, H.O., *Modern Medical Counsellor.* Signs Publishing Company, Warburton, Australia, 1958, 715.

181. Das, B.D., Lakhani, P., et al., Congenital rubella after previous maternal immunity. *Arch Dis Child.* 1990 May;65(5):545-6.

182. Partridge, J.W., Flewett, T.H., Whitehead, J.E., Congenital rubella affecting an infant whose mother had rubella antibodies before conception. *Brit Med J (Clin Res Ed).* 1981 Jan 17;282(6259):187-8.

183. Bott, L.M., Eizenberg, D.H., Congenital rubella after successful vaccination. *Med J Aust.* 1982 Jun 12;1(12):514-5.

184. Strannegård, Ö., Holm, S.E., et al., Case of Apparent Reinfection with Rubella. *Lancet.* 1970 Jan 31;1(7640)240-1.

185. Ushida, M., Katow, S., Furukawa, S., Congenital Rubella Syndrome due to Infection after Maternal Antibody Conversion with Vaccine. *Jpn J Infect Dis.* 2003 Apr;56(2):68-9.

186. Numazaki, K., Fujikawa, T., Intracranial calcification with congenital rubella syndrome in a mother with serologic immunity. *J Child Neurol.* 2003 Apr;18(4):296-297.

187. American College of Obstetricians and Gynecologists, ACOG Committee Opinion: number 281, December 2002. Rubella vaccination. *Obstet Gynecol.* 2002 Dec;100(6):1417.

188. Tingle, A.J., Mitchell, L.A., et al., Randomised double-blind placebo controlled study on adverse effects of rubella immunisation in seronegative women. *Lancet.* 1997 May 3;349(9061):1277-81.

189. Geier, D.A., Geier, M.R., A one year follow up of chronic arthritis following rubella and hepatitis B vaccination based upon analysis of the Vaccine Adverse Events Reporting System (VAERS) database. *Clin Exp Rheumatol.* 2002 Nov-Dec;20(6):767-71.

190. Plotkin, S.A., Cornfeld, D., Ingalls, T.H., Studies of Immunization with Living Rubella Virus. *Amer J Dis Child.* 1965 Oct;110(4):381-9.

191. Plotkin, S.A., Farquhar, J.D., et al., Attenuation of RA 27/3 Rubella Virus in WI-38 Human Diploid Cells. *Amer J Dis Child.* 1969 Aug;118(2):178-85.

192. Bell, J.A., Pittman, M., Olson, B.J., Pertussis and aureomycin. *Public Health Rep.* 1949 May 13;64(19):589-98.

193. Bass, J.W., Erythromycin for treatment and prevention of pertussis. *Ped Infect Dis J.* 1986 Jan-Feb;5(1):154-7.
194. Altunaiji, S., Kukuruzovic, R., et al., Antibiotics for whooping cough (pertussis). *Cochrane Database Syst Rev.* 2007 Jul 18;(3):CD004404.
195. Bartkus, J.M., Juni, B.A., et al., Identification of mutation associated with erythromycin resistance in Bordetella pertussis: implications for surveillance of antimicrobial resistance. *J Clin Microbiol.* 2003 Mar;41(3):1167-72.
196. Silver, H.K., Kempe, C.H., Bruyn, H.B., *Handbook of Pediatrics,* 14th Edition. Lange Medical Publications, Los Altos, California, 1977, 507.
197. Mullan, B., *The Enid Blyton Story.* Boxtree Ltd., London, 1987, 15.
198. Cherry, J.D., Xing, D.X., et al., Determination of serum antibody to Bordetella pertussis adenylate cyclase toxin in vaccinated and unvaccinated children and in children and adults with pertussis. *Clin Infect Dis.* 2004 Feb 15;38(4):502-7.
199. Cherry, J.D., Heininger, U., et al., Antibody response patterns to Bordetella pertussis antigens in vaccinated (primed) and unvaccinated (unprimed) young children with pertussis. *Clin Vaccine Immunol.* 2010 May;17(5): 741-7.
200. Versteegh, F.G., Schellekens, J.F., et al., Laboratory-confirmed reinfections with Bordetella pertussis. *Acta Paediatr.* 2002;91(1):95-7.
201. Wirsing von König, C.H., Postels-Multani, S., et al., Pertussis in adults: frequency of transmission after household exposure. *Lancet.* 1995 Nov 18;346(8986):1326-9.
202. Broutin, H., Rohani, P., et al., Loss of immunity to pertussis in a rural community in Senegal. *Vaccine.* 2004 Jan 26;22(5-6):594-6.
203. Otani, T., Concerning the vitamin C therapy of whooping cough. *Klinische Wochenschrift.* 1936 Dec 19;15(51):1884-5.
204. Comunicazione personale, Dr. Suzanne Humphries.
205. Theilen, U., Johnston, E.D., Robinson, P.A., Rapidly fatal invasive pertussis in young infants - how can we change the outcome? *BMJ.* 2008 Nov 27;337:a343.
206. 60 Minutes, New Zealand TV. *The Alan Smith Story; recovery from terminal viral pneumonia with high dose IV Vitamin C, Denying the Obvious.*
207. Pollock, T.M., Miller, E., Lobb, J., Severity of whooping cough in England before and after the decline in pertussis immunisation. *Arch Dis Child.* 1984 Feb;59(2):162-5.
208. Taranger, J., Mild Clinical Course of Pertussis in Swedish Infants of Today. *Lancet.* 1982 June 12;1(8283):1360.
209. Mogensen, S.W., Andersen, A., et al., The Introduction of Diphtheria-Tetanus-Pertussis and Oral Polio Vaccine Among Young Infants in an Urban African Community: A Natural Experiment. *EBioMedicine.* 2017 Mar;17:192-8.

210. Stewart, G.T., Vaccination against whooping-cough. Efficacy versus risks. *Lancet.* 1977 Jan 29;1(8005):234-7.

211. Centers for Disease Control, Pertussis Outbreak - Oklahoma. *MMWR Morb Mortal Wkly Rep.* 1984 Jan 13;33(1):2-10.

212. Trollfors, B., Rabo, E., Whooping cough in adults. *Brit Med J (Clin Res Ed).* 1981 Sep 12;283(6293):696-7.

213. Romanus, V., Jonsell, R., Bergquist, S., Pertussis in Sweden after the cessation of general immunization in 1979. *Ped Infect Dis J.* 1987 Apr;6(4):364-71.

214. Mansoor, O., and Durham, G., Does Control of Pertussis Need Rethinking? *CDNZ: communicable disease New Zealand.* April1991;91(4):43-5,48.

215. Wendelboe, A.M., Van Rie, A., et al., Duration of immunity against pertussis after natural infection or vaccination. *Pediatr Infect Dis J.* 2005 May;24(5 Suppl):S58-61.

216. Wearing, H.J., Rohani, P., Estimating the duration of pertussis immunity using epidemiological signatures. *PLoS Pathog.* 2009 Oct;5(10):e1000647.

217. Dajani, N.A., Scheifele, D., How long can we expect pertussis protection to last after the adolescent booster dose of tetanus-diphtheria-pertussis (Tdap) vaccines? *Paediatr Child Health.* 2007 Dec;12(10):873-4.

218. Mills, K.H., Immunity to Bordetella pertussis. *Microbes Infect.* 2001 Jul;3(8):655-77.

219. George C Kohn, Encyclopedia of Plague and Pestilence. Facts on file, New York, 1995, 205.

220. Gonfiantini, M.V.,Carloni, E., et al., Epidemiology of pertussis in Italy: disease trends over the last century. *Euro Surveill.* 2014 Oct 9;19(40):20921.

221. Binkin, N.J., Salmaso, S., et al., Epidemiology of pertussis in a developed country with low vaccination coverage: the Italian experience. *Pediatr Infect Dis J.* 1992 Aug;11(8):653-61.

222. Gabutti, G., Rota, M.C., Pertussis: A Review of Disease Epidemiology Worldwide and in Italy. *Int J Environ Res Public Health.* 2012 Dec; 9(12): 4626–4638.

223. Marin, M., Güris, D., et al., Prevention of varicella: recommendations of the Advisory Committee on Immunization Practices (ACIP). Advisory Committee on Immunization Practices, Centers for Disease Control and Prevention (CDC) *MMWR Recomm Rep.* 2007 Jun 22;56(RR-4):1-40.

224. Meyer, P.A., Seward, J.F., et al., Varicella mortality: trends before vaccine licensure in the United States, 1970-1994. *J Infect Dis.* 2000 Aug;182(2):383-90.

225. Takahashi, M., Okuno, Y., et al., Development of a Live Attenuated Varicella Vaccine. *Biken J.* 1975 Mar;18(1):25-33.

226. Takahashi, M., Development and Characterization of a Live Varicella Vaccine (Oka strain). *Biken J.* 1984 Sep;27(2-3):31-6.

227. Krause, P.R., Klinman, D.M., Efficacy, immunogenicity, safety, and use of live attenuated chickenpox vaccine. *J Pediatr.* 1995 Oct;127(4):518-25.

228. Goldman, G.S., Adverse effects of varicella vaccination are under-reported in VAERS, mitigating against discovery of the true-cost benefit. *Medical Veritas.* 2005 2:1;406-8.

229. Goldman, G.S., The case against universal varicella vaccination. *Int J Toxicol.* 2006 Sep-Oct;25(5):313-7.

230. Guris D, Jumaan AO, Mascola L, et al. Changing varicella epidemiology in active surveillance sites - United States, 1995-2005. *J Infect Dis.* 2008 Mar 1;197 Suppl 2:S71-5.

231. Redondo Granado, M.J., Vizcaíno López, I., et al., Early presentation of breakthrough varicella in vaccinated children. *An Pediatr (Barc).* 2013 May;78(5):330-4.

232. Zhou, F., Ortega-Sanchez, I.R., An economic analysis of the universal varicella vaccination program in the United States. *J Infect Dis.* 2008 Mar 1;197 Suppl 2:S156-64.

233. Lopez, A.S., Guris, D., et al., One dose of varicella vaccine does not prevent school outbreaks: is it time for a second dose? *Pediatrics.* 2006 Jun;117(6):e1070-7.

234. Kelly, H., Grant, K., et al., Decreased varicella and increased herpes zoster incidence at a sentinel medical deputising service in a setting of increasing varicella vaccine coverage in Victoria, Australia, 1998 to 2012. *Euro Surveill.* 2014 Oct 16;19(41).

235. Nowgesic, E., Skowronski, D., et al., 1999. Direct costs attributed to chickenpox and herpes zoster in British Columbia - 1992 to 1996. *Can Commun Dis Rep.* 1999 Jun 1;25(11):100-4.

236. Rolfe, M., Measles immunization in the Zambian Copperbelt: cause for concern. *Trans Royal Soc Trop Med Hyg.* 1982;76(4):529-30.

237. Poland, G.A., Jacobson, R.M., Failure to Reach the Goal of Measles Elimination. *Arch Intern Med.* 1994 Aug 22;154(16):1815-20.

238. Hartley, P., Tulloch, W.J., et al., *A Study of Diphtheria in Two Areas of Great Britain.* Medical Research Council, Special Report Series No 272, His Majesty's Stationary Office, London, 1950, 4.

239. Le statistiche ufficiali raccolte per l'Inghilterra e il Galles dal 1866 registrano l'età delle vittime.

240. Joint Committee on Vaccination and Immunisation, *Immunisation against Infectious Disease.* Her Majesty's Stationary Office, London, 1988, 19.

241. Ibid., 22.

242. Hartley, P., Tulloch, W.J., et al., *A Study of Diphtheria in Two Areas of Great Britain.* Medical Research Council, Special Report Series No 272, His Majesty's Stationary Office, London, 1950.

243. Douglas Hume, Ethel, *Béchamp or Pasteur? A Lost Chapter in the History of Biology.* C. W. Daniel, Ashingdon, Rochford, Essex, Fourth Edition, 1963, 207.

244. Centers for Disease Control, Diphtheria Outbreak - Russian Federation, 1990 - 1993. *MMWR Morb Mortal Wkly Rep.* 1993 Nov 5;42(43):840-1 & 847.
245. Centers for Disease Control, Diphtheria Epidemic - New Independent States of the Former Soviet Union, 1990-1994. *MMWR Morb Mortal Wkly Rep.* 1995 Mar 17;44(10):177-81.

Bibliografia su peste bubbonica e colera;

Philip Ziegler, The Black Death. Collins, London, 1969.
Arthur M. Silverstein, A History of Immunology. Academic Press, Inc., San Diego, 1989.
Stanley L. Robbins, M.D., The Pathologic Basis of Disease. W. B. Saunders Company, Philadelphia, 1974.
Folke Henschen, The History of Disease. Longmans Green and Co. Ltd., London, 1966.
Norman Longmate, King Cholera. Hamish Hamilton, London, 1966.
George Deaux, The Black Death. Hamish Hamilton, London, 1969.
Charles E. Rosenberg, The Cholera Years. University of Chicago Press, Chicago, 1962.

246. Hedrich, A.W., Monthly estimates of the child population "susceptible" to measles, 1900-1931, Baltimore, MD. *Amer J Hyg.* 1933;17:613-36.
247. Cherry, J.D., The 'New' Epidemiology of Measles and Rubella. *Hospital Practice.* July 1980;49-57. Riguardo la questione dell'immunità di gregge, Cherry non solo ribalta il senso dei risultati della ricerca, ma porta anche la percentuale al 68%. In maniera tutt'altro che onesta, Cherry afferma che: "lui (Hedrich) asseriva che bastava che il 68% dei bambini sotto i 15 anni fossero immuni al morbillo affinché non si sviluppassero epidemie." Invece ciò che aveva effettivamente riportato Hedrich è che quando un'epidemia di morbillo si estingue, la percentuale di bambini immuni non risulta mai superiore al 53% e mai inferiore a 32%. La ricerca condotta da Hedrich dimostra che quando un'epidemia di morbillo termina, il numero di persone immuni nella communità non ha assolutamente nulla a che vedere col fatto che il virus sia diventato meno virulento. Di fatti Hedrich dice: "è evidente, come hanno segnalato anche Brownlee e molti altri, che le epidemie di morbillo non spazzano via la popolazione non immune". I dati raccolti da Hedrich dimostrano quindi come il concetto di immunità di gregge sia fondamentalmente errato.
248. Fine, P.E.M., Herd Immunity: History, Theory, Practice. *Epidemiol Rev.* 1993;15(2):265-302.
249. Boulianne, N., De Serres, G., Major measles epidemic in the region of Quebec despite a 99% vaccine coverage. *Can J Public Health.* 1991 May-Jun;82(3):189-90.

250. Centers for Disease Control, Measles Outbreak among Vaccinated High School Students - Illinois. *MMWR Morb Mortal Wkly Rep.* 1984 June 22;33(24):349-51.

251. Wang, Z., Yan, R., et al., Difficulties in Eliminating Measles and Controlling Rubella and Mumps: A Cross-Sectional Study of a First Measles and Rubella Vaccination and a Second Measles, Mumps, and Rubella Vaccination. PLoS One. 2014 Feb 20;9(2):e89361.

252. Davis, R.M., Whitman, E.D., et al., A persistent outbreak of measles despite appropriate prevention and control measures. *Am J Epidemiol.* 1987 Sep;126(3):438-49.

253. Gustafson, T.L., Brunell, P.A., et al., Measles outbreak in a 'fully immunized' secondary school population. *New Eng J Med.* 1987 Mar 26;316(13):771-4.

254. Nkowane, B.M., Bart, S.W., et al., Measles outbreak in a vaccinated school population: epidemiology, chains of transmission and the role of vaccine failures. *Am J Pub Health.* 1987 Apr;77(4):434-8.

255. Chen, R.T., Goldbaum, G.M., et al., An explosive point-source measles outbreak in a highly vaccinated population: modes of transmission and risk factors for disease. *Am J Epidemiol.* 1989 Jan;129(1):173-82.

256. Anderson, R.M., May, R. M., Immunisation and herd immunity. *Lancet.* 1990 March 17;335(8690):641-5.

257. Paunio, M., Peltola, H., et al., Explosive school-based measles outbreak: intense exposure may have resulted in high risk, even among revaccinees. *Am J Epidemiol.* 1998 Dec 1;148(11):1103-10.

258. Williams, P.J., and Hull, H.F., Status of Measles in the Gambia, 1981. *Rev Infect Dis.* 1983 May-Jun;5(3):391-4.

259. Lamb, W.H., Epidemic Measles in a Highly Immunized Rural West African (Gambian) Village. *Rev Infect Dis.* 1988 Mar-Apr;10(2):457-62.

260. Norby, E., The Paradigms of Measles Vaccinology. *Curr Top Microbiol Immunol.* 1995;191:167-80.

261. Markowitz, L.E., Preblud, S.R., et al., Patterns of Transmission in Measles Outbreaks in the United States, 1985 - 1986. *New Engl J Med.* 1989 Jan 12;320(2):75-81.

262. Cogger, H.G., *Reptiles and Amphibians of Australia*, 5th Edition. Reed Books of Australia, 1996, 121-2.

263. Gay, N.J., Eliminating measles - no quick fix. *Bull World Health Organ.* 2000;78(8):949.

264. *Global measles and rubella strategic plan : 2012-2020.* World Health Organization, 2012.

265. World Health Organisation, Global Eradication of Poliomyelitis by the Year 2000. *Wkly Epidemiol Rec.* 1988;63:161-2.

266. Comunicazione personale, Ministry of Health, Fiji.

267. Samuel, R., Balraj, V., John, T.J., Persisting poliomyelitis after high coverage with oral polio vaccine. *Lancet.* 1993 Apr 3;341(8849):903.

268. Sutter, R.W., Patriarca, P.A., et al., Outbreak of paralytic poliomyelitis in Oman: evidence for widespread transmission among fully vaccinated children. *Lancet.* 1991 Sep 21;338(8769):715-20.
269. Williams, G.D., Matthews, N.T., et al., Infant pertussis deaths in New South Wales 1996-1997. *Med J Aust.* 1998 Mar 16;168(6):281-3.
270. Stewart, G.T., Whooping cough and whooping cough vaccine: the risks and benefit debate. *Am J Epidemiol.* 1984;119(1):135-7.
271. Fine, P.E.M., Clarkson, J.A., The recurrence of whooping cough: possible implications for assessment of vaccine efficacy. *Lancet.* 1982 Mar 20;1(8273):666-9. Gli scrittori asseriscono: "dal momento che la frequenza delle epidemie dipende dal tasso d'afflusso dalle persone non immuni, è sorprendente che dopo la caduta del 1974 nell'assunzione del vaccino, il tempo che trascorse prima della prossima epidemia non diminuì". La frequenza degli epidemie non dipende dal tasso d'afflusso dalle persone non immuni. Questa illusione è assolutamente insensata.
272. Stewart, G.T., Whooping cough and pertussis vaccine: A comparison of risks and benefits in Britain during the period 1968 - 83. *Dev Biol Stand.* 1985;61:395-405.
273. Miller, E., Acellular pertussis vaccines. *Arch Dis Child.* 1995 Nov;73(5):390-1.
274. Nielsen, A., Larsen, S.O., Epidemiology of Pertussis in Denmark: The Impact of Herd Immunity. *Int J Epidemiol.* 1994 Dec;23(6):1300-7.
275. Mortimer, E.A., Immunization Against Infectious Disease. *Science.* 1978 May 26;200(4344):902-7.
276. *What Doctors Don't Tell You*, 4(4):10. 4 Wallace Rd, LondonN1 2PG,UK.
277. van Rensburg, J.W.J., Whooping Cough in Cape Town. *Epidemiological Comments.* April 1992;19(4):69-75.
278. I dettagli storici di questa vicenda si basano sul capitolo 3 di Silverstein, A.M., *A History of Immunology*, Academic Press Inc., San Diego, 1989, ma l'interpretazione della sua rilevanza commerciale è mia.
279. Hartley, P., Tulloch, W.J., et al., *A Study of Diphtheria in Two Areas of Great Britain.* Medical Research Council, Special Report Series No272, His Majesty's Stationary Office, London, 1950, 16.
280. Ibid., 81.
281. Ibid., 37.
282. Ibid., 39.
283. Nossal, G.J.V., *Antibodies and Immunity*. Basic Books Inc., New York,1978.
284. Burnet, M., *The Integrity of the Human Body.* Harvard University Press, Cambridge, 1962, 42-3.
285. Good, R.A., Zak, S.J., Disturbances in Gamma Globulin Synthesis as "Experiments of Nature". *Pediatrics.* 1956 Jul;18(1):109-49.
286. Ruata, C., Vaccination in Italy. *NY Med J.* 1899 July 22;133-4.
287. Johnson, S., Schoub, B.D., et al., Poliomyelitis outbreak in South Africa,

1982. II. Laboratory and vaccine aspects. *Trans R Soc Trop Med Hyg.* 1984;78(1):26-31.

288. Connor, J.D., Evidence for an etiologic role of adenoviral infection in pertussis syndrome. *N Engl J Med.* 1970 Aug 20;283(8):390-4.

289. Department of National Health and Population Development - Pretoria, Poliomyelitis Epidemic in Natal and Kwazulu. *Epidemiological Comments.* March 1988;15(3):28-9.

290. Schoub, B., Johnson, S., McAnerney, J.M., Immunity to poliomyelitis. *Lancet.* July 14 1990;336(8707):126.

291. Measles Striking More Under Age 1. *Washington Post*, November 22, 1992;a17.

292. Albonico, H., Klein, P., Grob, Ch., Pewsner, D., Vaccination against measles, mumps and rubella. A constraining project for a dubious future? *IAS Newsletter.* December 1991;4(3):4.

293. Waaijenborg, S., Hahné, S.J., et al., Waning of maternal antibodies against measles, mumps, rubella, and varicella in communities with contrasting vaccination coverage. *J Infect Dis.* 2013 Jul;208(1):10-6.

294. Gans, H.A., Maldonado, Y.A., Loss of passively acquired maternal antibodies in highly vaccinated populations: an emerging need to define the ontogeny of infant immune responses. *J Infect Dis.* 2013 Jul;208(1):1-3.

295. Douglas Hume, Ethel, *Béchamp or Pasteur? A Lost Chapter in the History of Biology.* C. W. Daniel, Ashingdon, Rochford, Essex, Fourth Edition, 1963, 198.

296. Campos-Outcalt, D., Measles Outbreak in an Immunized School Population. *New Engl J Med.* 1987 Sep 24;317(13):834-5.

297. Panum, P.L., *Observations Made During The Epidemic Of Measles On The Faroe Islands In The Year 1846.* Originally published in the Bibiliothek for Laeger, Copenhagen, 3R., 1:270-344, 1847, translated by Ada S. Hatcher.

298. Huiss, S., Damien, B., et al., Characteristics of asymptomatic secondary immune responses to measles virus in late convalescent donors. *Clin Exp Immunol.* 1997 Sep;109(3):416-20.

299. Pedersen, I.R., Mordhorst, C.H., et al., Subclinical measles infection in vaccinated seropositive individuals in arctic Greenland. *Vaccine.* 1989 Aug;7(4):345-8.

300. Damien, B., Huiss, S., et al., Estimated susceptibility to asymptomatic secondary immune response against measles in late convalescent and vaccinated persons. *J Med Virol.* 1998 Sep;56(1):85-90.

301. Eggers, C., Autistisches Syndrom (Kanner) und Pockenschutzimpfung. Klin Padiatr.
1976 Mar;188(2):172-80.

302. Douglas Hume, Ethel, *Béchamp or Pasteur? A Lost Chapter in the History of Biology.* C. W. Daniel, Ashingdon, Rochford, Essex, Fourth Edition, 1963, 198 & 201.

303. Ibid., 201.

304. Wilson, Graham S., *The Hazards of Immunization*. The Athlone Press, London, 1967, 180

305. Douglas Hume, Ethel, *Béchamp or Pasteur? A Lost Chapter in the History of Biology*. C. W. Daniel, Ashingdon, Rochford, Essex, Fourth Edition, 1963, 202.

306. Ecco quattro esempi di prove che dimostrano l'efficacia dell'omeopatia:
Jacobs, J., Jonas, W.B., et al., Homeopathy for childhood diarrhea: combined results and metaanalysis from three randomized, controlled clinical trials. *Pediatr Infect Dis J.* 2003 Mar;22(3):229-34.

Bell, I.R., Lewis, D.A., et al., Improved clinical status in fibromyalgia patients treated with individualized homeopathic remedies versus placebo. *Rheumatology (Oxford)*. 2004 May;43(5):577-82.

Kundu, T., Shaikh, A., et al., Homeopathic medicines substantially reduce the need for clotting factor concentrates in haemophilia patients: results of a blinded placebo controlled cross over trial. Homeopathy. 2012 Jan;101(1):38-43.

Danno, K., Colas, A., et al., Homeopathic treatment of migraine in children: results of a prospective, multicenter, observational study. *J Altern Complement Med.* 2013 Feb;19(2):119-23.

307. Comunicazione personale, Dr. Boiron.

308. Dennehy, P.H., Transmission of rotavirus and other enteric pathogens in the home. *Pediatr Infect Dis J.* 2000 Oct;19(10 Suppl):S103-5.

309. Le informazioni su come Hahnemann scoprì l'omeopatia provengono da;
Cook, T.M., *Samuel Hahnemann, The Founder of Homoeopathic Medicine*. Thorsons Publishers Ltd., Wellingborough, Northamptonshire, 1981.

310. Hahnemann, Samuel, *Organon of Medicine*, 6th edition. 10, J P Tarcher, Inc., 9110 Sunset Blvd, Los Angeles, CA90069, USA, 1982.

311. Pauling, Linus, *Vitamin C, the Common Cold and the Flu*. Berkley Books, New York, 1983, 167-8.

312. Stone, Irwin, *The Healing Factor, Vitamin C against Disease*. Grosset and Dunlap, New York, 1972.

313. Cheraskin, E., Ringsdorf, W.M., Sisley, E.L., *The Vitamin C Connection: Getting well and staying well with Vitamin C*. Thorsons, Wellingborough, Northamptonshire, 1983.

314. Chan, R.C., Penney, D.J., et al., Hepatitis and death following vaccination with 17D-204 yellow fever vaccine. *Lancet.* 2001 Jul 14;358(9276):121-2.

315. Ayvazian, L.F., Risks of Repeated Immunization. *Ann Intern Med.* 1975 Apr;82(4):589.

316. Thomas, R.E., Lorenzetti, D.L., et al., Reporting rates of yellow fever vaccine 17D or 17DD-associated serious adverse events in pharmacovigilance data bases: systematic review. *Curr Drug Saf.* 2011 Jul;6(3):145-54.

317. Dye, C., Scheele, S., et al., Consensus statement. Global burden of

tuberculosis: estimated incidence, prevalence, and mortality by country. WHO Global Surveillance and Monitoring Project. *JAMA.* 1999 Aug 18;282(7):677-86.

318. Balasubramanian, R., Garg, R., et al., Gender disparities in tuberculosis: report from a rural DOTS programme in south India. *Int J Tuberc Lung Dis.* 2004 Mar;8(3):323-32.

319. Lin, P.L., Flynn, J.L., Understanding latent tuberculosis: A moving target. *J Immunol.* 2010 Jul 1;185(1):15-22.

320. Lönnroth, K., Raviglione, M., Global epidemiology of tuberculosis: prospects for control. *Semin Respir Crit Care Med.* 2008 Oct;29(5):481-91.

321. Horsburgh, C.R., Priorities for the treatment of latent tuberculosis infection in the United States. *N Engl J Med.* 2004 May 13;350(20):2060-7.

322. Koch, R., Die Aetiologie der Tuberculose. *Berl Klin Wochenschr. 1882* 19;221-30.

323. Bhargava, A., Chatterjee, M., et al., Nutritional status of adult patients with pulmonary tuberculosis in rural central India and its association with mortality. *PLoS One.* 2013 Oct 24;8(10):e77979.

324. Cegielski, J.P., McMurray, D.N., The relationship between malnutrition and tuberculosis: evidence from studies in humans and experimental animals. *Int J Tubercul Lung Dis.* 2004 Mar;8(3):286-98.

325. Onwubalili, J.K., Malnutrition among tuberculosis patients in Harrow, England. *Eur J Clin Nutr.* 1988 Apr;42(4):363-6.

326. Karyadi, E., Schultink, W., et al., Poor Micronutrient Status of Active Pulmonary Tuberculosis Patients in Indonesia. *J Nutr.* 2000 Dec;130(12):2953-8.

327. Tuberculosis Prevention Trial, Madras. Trial of BCG vaccines in South India for tuberculosis prevention. *Indian J Med Res.* 1979;70:349-63.

328. Tuberculosis Prevention Trial, Madras. Trial of BCG vaccines in South India for tuberculosis prevention. *Indian J Med Res.* 1980;72:suppl.,1-74.

329. Böttiger, M., Romanus, V., et al., Osteitis and Other Complications Caused by Generalised BCG-itis: Experiences in Sweden. *Acta Paediatr Scand.* 1982 May;71(3):471-8.

330. Daoud, W., Control of an outbreak of BCG complications in Gaza. *Respirology.* 2003 Sep;8(3):376-8.

331. Tshabalala, R.T., Anaphylactic Reactions to BCG in Swaziland. *Lancet.* 1983 Mar 19;1(8325):653.

332. Conversano, M., Update on the epidemiology of tuberculosis in Italy. *J Rheumatol Suppl.* 2014 May;91:4-10.

333. Albrecht, E., Vitamin C as an Adjuvant in the Therapy of Pulmonary Tuberculosis. *Med Klin.* 1938;39:972-3.

334. Pichat, P., Reveilleau, A., Bactericidal action for Koch's bacilli of massive doses of vitamin C; comparison of its action on a certain number of other microbes. *Ann Inst Pasteur (Paris).* 1950 79;342-4.

335. Pichat, P., Reveilleau, A., Comparison between the in vivo and in vitro bactericidal action of vitamin C and its metabolite, and ascorbic acid level. *Ann Inst Pasteur (Paris)*. 1951 80;212-3.

336. Vilchèze, C., Hartman, C., et al., Mycobacterium tuberculosis is extraordinarily sensitive to killing by a vitamin C-induced Fenton reaction. *Nat Commun.* 2013 May 21; 4:1881.

337. Cello, J., Paul, A.V., Wimmer, E., Chemical synthesis of poliovirus cDNA: generation of infectious virus in the absence of natural template. *Science.* 2002 Aug 9;297(5583):1016-8.

338. Wimmer, E., The test-tube synthesis of a chemical called poliovirus: The simple synthesis of a virus has far-reaching societal implications. *EMBO Rep.* 2006 Jul;7(SI):S3-S9.

339. Deerr, Noel, *The History of Sugar*. Chapman and Hall, London, 1949.

340. Sheridan, Richard, Sugar and Slavery: An Economic History of the British West Indies, 1623 – 1775. The John Hopkins University Press, 1974.

341. Huggins, Hal, *Why Raise Ugly Kids?* Arlington House, Westport, Connecticut, 1981.

342. Price, Weston, *Nutrition and Physical Degeneration*. The Price-Pottinger Nutrition Foundation, Inc, La Mesa, California, 1982. Prestai questo libro ad un ortodontista, che dopo averlo letto commentò:" Ma non fornisce alcuna prova.", mostrando un negazionismo estremo.

343. Smith, Lendon*, Feed Your Kids Right*. Dell Publishing Co, New York, 1981.

344. Yudkin, John, *Sweet and Dangerous*. Bantam Books, New York, 1977.

345. Yudkin, John, *Pure, White and Deadly: The Problem of Sugar.* Davis-Poynter Ltd, London, 1972.

346. Smith, Lendon, *Improving Your Child's Behaviour Chemistry*. Pocket Books, New York, 1977.

347. Jarrett, R.J., (ed), *Nutrition and Disease*. Croom Helm, London, 1979.

348. Atkins, Robert C., Linde, Shirley, *Dr. Atkins' Super-Energy Diet*. Bantam Books, New York, 1978, 279-89.

349. Weinstein, L., Aycock, W.L., Feemster, R.F., The relation of sex, pregnancy and menstruation to susceptibility in poliomyelitis. *N Engl J Med*. 1951 Jul 12;245(2):54-8.

350. Paffenbarger, R.S., Wilson, V.O., Previous tonsillectomy and current pregnancy as they affect risk of poliomyelitis. *Ann N Y Acad Sci.* 1955 Sep 27;61(4):856-68.

351. Anderson, G.W., Anderson, G., et al., Poliomyelitis in pregnancy. *Am J Hyg.* 1952 Jan;55(1):127-39.

352. Horstmann, D.M., Acute poliomyelitis. Relation of physical activity at the time of onset to the course of the disease. *JAMA.* 1950 Jan 28;142(4): 236-41.

353. Russell, W.R., Poliomyelitis: The Pre-Paralytic Stage, and the Effect of Physical Activity on the Severity of Paralysis. *Br Med J.* 1947 Dec 27;2(4538):1023-8.

354. Russell, W.R., Paralytic poliomyelitis: The early symptoms, and the effect of physical activity on the course of disease. *Br Med J.* 1949 Mar 19;1(4602):465-471.

355. Hargreaves, E. R., Poliomyelitis: Effect of Exertion During the Pre-Paralytic Stage. *Br Med J.* 1948 Dec 11;2(4588):1021-2.

356. Churchill, Allen, *The Roosevelts.* Frederick Muller Limited, London,1966.

357. Wright, A.E., The Changes Effected by Anti-typhoid Inoculation in the Bactericidal Power of the Blood: with Remarks on the Probable Significance of These Changes. *Lancet.* 1901 Sep 14;2(4072):715-23.

358. Wilson, Graham S., *The Hazards of Immunization.* The Athlone Press, London, 1967, 265.

359. Hill, A.B., Knowelden, J., Inoculation and Poliomyelitis: A statistical investigation in England and Wales in 1949. *Br Med J.* 1950 Jul 1;2(4669):1-6.

360. Shelton, H.N., *Serums and Polio.* Dr Shelton's Hygienic Review, August 1951, ristampato in McBean, E., *The Poisoned Needle.* Health Research, 1974, 164.

361. Shepherd, Dorothy, *Homoeopathy in Epidemic Diseases.* Health Science Press, Rustington, Sussex, 1967, 76.

362. Shelton, H.N., *Serums and Polio*, Dr Shelton's Hygienic Review, August 1951, reprinted in McBean, E., *The Poisoned Needle.* Health Research, 1974, 165.

363. Wilson, Graham S., *The Hazards of Immunization.* The Athlone Press, London, 1967, 273.

364. Sutter, R.W., Patriarca, P.A., et al., Attributable Risk of DPT (Diphtheria and Tetanus Toxoids and Pertussis Vaccine) Injection in Provoking Paralytic Poliomyelitis during a Large Outbreak in Oman. *J Infect Dis.* 1992 Mar;165(3):444-9.

365. Aycock, W.L., Tonsillectomy and poliomyelitis. *Medicine.* 1942;21(65): 65-94.

366. Weinstein, L., Vogel, M.L., Weinstein, N., A study of the relationship of the absence of tonsils to the incidence of bulbar poliomyelitis. *J Pediatr.* 1954 Jan;44(1):14-9.

367. Southcott, R.V., Studies on a long range association between bulbar poliomyelitis and previous tonsillectomy. *Med J Aust.* 1953 Aug 22;2(8):281-98.

368. Mills, C. K., The tonsillectomy-poliomyelitis problem; a review of the literature. *Laryngoscope.* 1951 Dec;61(12):1188-96.

369. Shepherd, Dorothy, *Homoeopathy in Epidemic Diseases.* Health Science Press, Rustington, Sussex, 1967, 76-8.

370. Honorof, I., McBean, E., *Vaccination the Silent Killer: A Clear and Present Danger.* Honor Publications, Sherman Oaks, California, 1977,32-3.

371. Jungeblut, C.W., Inactivation of Poliomyelitis Virus by Crystalline Vitamin C (Ascorbic Acid). *J Exp Med.* 1935 Sep 30;62(4):517-21.

372. Pauling, Linus, *Vitamin C and the Common Cold and the Flu.* Berkley Books, New York, 1983, 52. Linus Pauling fornisce 11 riferimenti alla documentazione di Klenner sul trattamento in riviste mediche.

373. Davis, Adelle, *Let's Eat Right to Keep Fit.* Unwin Paperbacks, London, 1984, 111-2.

374. Klenner, F.R., The treatment of poliomyelitis and other virus diseases with vitamin C. *South Med Surg.* 1949 Jul;111(7):209-14.

375. Klenner, F.R., Massive doses of vitamin C and the virus diseases. *South Med Surg.* 1951 Apr;103(4):101-7. (PubMed fornisce il numero di volume sbagliato.)

376. Greer, E., Vitamin C In Acute Poliomyelitis, *Med Times.* 1955 Nov;83(11):1160-1.

377. Pauling, Linus, *Vitamin C, the common cold and the flu.* Berkley Books, New York, 55.

378. Jahan, K., Ahmad, K., Ali, M.A., Effect of Ascorbic Acid in the Treatment of Tetanus. *Bangladesh Med Res Counc Bull.* 1984 June;10(1):24-8.

379. Lagget, M., Rizetto, M., Current pharmacotherapy for the treatment of chronic hepatitis B. *Expert Opin Pharmacother.* 2003 Oct;4(10):1821-7.

380. Statement of the Association of American Physicians and Surgeons to the Subcommittee on Criminal Justice, Drug Policy, and Human Resources of the Committee on Government Reform U.S. House of Representatives Re: Hepatitis B Vaccine. Submitted by Jane Orient, M.D. June 14, 1999.

381. Hernán, M.A., Jick, S.S., et al., Recombinant hepatitis B vaccine and the risk of multiple sclerosis – A prospective study. *Neurology.* 2004 Sep 14;63(5):838-42.

382. Le Houézec, D. Evolution of multiple sclerosis in France since the beginning of hepatitis B vaccination. *Immunol Res.* 2014 Dec;60(2-3): 219-25

383. Langer-Gould, A., Qian, L., et al., Vaccines and the risk of multiple sclerosis and other central nervous system demyelinating diseases. *JAMA Neurol.* 2014 Dec;71(12):1506-13.

384. Wood, H., Demyelinating disease: new study refutes link between vaccines and demyelination. *Nat Rev Neurol.* 2014 Dec;10(12):673.

385. Girard, M, Autoimmune hazards of hepatitis B vaccine. *Autoimmun Rev.* 2005 Feb;4(2):96-100.

386. Lee, C., Gong, Y., et al., Effect of hepatitis B immunisation in newborn infants of mothers positive for hepatitis B surface antigen: systematic review and meta-analysis. *BMJ.* 2006 Feb 11;332(7537):328-36.

387. Sarter, B., Banerji, P., Banerji, P., Successful Treatment of Chronic Viral Hepatitis with High-dilution Medicine. *Glob Adv Health Med.* 2012 Mar;1(1):26–29.

388. Roy, S.K., Hossain, M.J., et al., Zinc supplementation in children with cholera in Bangladesh: randomised controlled trial. *BMJ.* 2008 Feb

2;336(7638):266-8.

389. Cook, T.M., *Samuel Hahnemann, The Founder of Homoeopathic Medicine.* Thorsons Publishers Ltd., Wellingborough, Northamptonshire, 1981, 146.

390. Blackie, Margery G., *The Patient, Not The Cure.* Macdonald and Jane's, London, 1976, 32.

391. Ibid., 1976, 31.

392. Cook, T.M., *Samuel Hahnemann, The Founder of Homoeopathic Medicine.* Thorsons Publishers Ltd., Wellingborough, Northamptonshire, 1981, 148.

393. Blackie, Margery G., *The Patient, Not The Cure.* Macdonald and Jane's, London, 1976, 34.

394. Fisher, P., The World's Most Famous Homoeopathic Hospital. *Homoeopathy Today.* 1989;2(12):6.

395. Butler, A.G., *The Australian Army Medical Services in the war of 1914-1918.* Australian War Memorial, Melbourne, 1930.

396. Hurst, A., *Diseases of the War.* London, Arnold, 1917.

397. Martin, C.J., Upjohn, W.G.D., The distribution of typhoid and paratyphoid infections amongst enteric fevers at Mudros. *Br Med J.* 1916 Sep 2;2(2905):313-6.

398. Engels, E.A., Falagas, M.E., et al., Typhoid fever vaccines: a meta-analysis of studies on efficacy and toxicity. *BMJ.* 1998 Jan 10;316(7125):110-6.

399. Soubbotitch, V., A Pandemic of Typhus in Serbia in 1914 and 1915. *Proc R Soc Med.* 1918; 11(Sect Epidemiol State Med):31–39.

400. Butler, A.G., *The Australian Army Medical Services in the War of 1914-1918.* Australian War Memorial, Melbourne, 1930, 364.

401. Wheeler, C.M., Control of Typhus in Italy 1943 -1944 by Use of DDT. *Am J Pub Health* 1946 1 Feb;36(2):119-129.

402. Cook, T.M., *Samuel Hahnemann, The Founder of Homoeopathic Medicine.* Thorson's Publishers, 1981, 103-4.

403. Swartout, H.O., *Modern Medical Counsellor.* Signs Publishing Company, Warburton, Victoria, Australia. 1958, 763.

404. Clarke, John Henry, *Dictionary of Materia Medica.* Health Science Press, Bradford, Holsworthy, Devon, 1977, 211. (Stampato per la prima volta nel 1901.)

405. Blackie, Margery G., *The Patient, Not the Cure.* MacDonald and Jane's, London, 1976, 39 & 81-2.

406. Carmichael, A.E., Silverstein, A.M., Smallpox in Europe before the Seventeenth Century: Virulent Killer or Benign Disease? *J Hist Med Allied Sci.* 1987;42(2):147-68.

407. Observations by Mr. Fosbrooke. *Lancet.* 1829 Aug 8;2(310):582-5.

408. Douglas Hume, Ethel, *Béchamp or Pasteur? A Lost Chapter in the History of Biology.* C. W. Daniel, Ashingdon, Rochford, Essex, Fourth Edition, 1963, 171.

409. Jenner, E., *Facts, for the most part unobserved, or not duly noticed, respecting variolous contagion.* S. Gosnell, London, 1808. C'è una copia originale di questo a Melbourne su cui Jenner ha scritto, "A. Cooper Esq,

with the best wishes of the Author."

410. Vaccination Tracts: Opinions of Statesmen, Politicians, Publicists, Statisticians, and Sanitarians. No 1. Second Edition. William Young, London, 1879.

411. Wilson, Graham S., *The Hazards of Immunization.* The Athlone Press, London, 1967, 256.

412. Marmelzat, W.L., Malignant tumors in smallpox vaccination scars: a report of 24 cases. *Arch Dermatol.* 1968 Apr;97(4):400-6.

413. Lane, J.M., Ruben, F.L., et al., Complications of Smallpox Vaccination, 1968: Results of Ten Statewide Surveys. *J Infect Dis.* 1970 Oct;122(4): 303-9.

414. Rich, J.D., Shesol, B.F., Horne, D.W., Basal cell carcinoma arising in a smallpox vaccination site. *J Clin Pathol.* 1980 Feb;33(2):134-5.

415. Crookshank, E.M., *History and Pathology of Vaccination.* Vol 1. H. K. Lewis, 1889, 74.

416. Stickl, H., Die Nichtenzephalitischen Erkrankungen nach der Pockenschutzimpfung. *Deutsche Medizinische Wochenschrift.* 1968;93: 511-7.

417. Wolfe, R.M., Sharp, L.K., Anti-vaccinationists past and present. *BMJ.* 2002 August 24;325(7361):430-2.

418. Il manoscritto dell'articolo che Jenner ha sottoposto alla Royal Society sperando che la pubblicassero nel loro *Transactions of the Royal Society* rimase abbandonato in un cassetto fino al gennaio 1888, quando fu mostrata a E.M. Crookshank dal bibliotecario della Royal College of Surgeons. E.M. Crookshank si assicurò "che fosse conservata accuratamente e venisse inclusa nel catalogo della biblioteca, cosicchè potesse essere consultato da chiunque desiderasse farlo." Crookshank, E.M., *History and Pathology of Vaccination.* Vol 1. H. K. Lewis, 1889, pagina viii. Successivamente pubblicato su Lancet del 20 Gennaio 1923, pagine 137-41.

419. Jenner, Edward, *An Inquiry into the Causes and Effects of the Variolae Vaccinae, a disease discovered in some of the western counties of England, particularly Gloucestershire, and known by the name of the Cow Pox.* Sampson Low, London, 1798. Facsimile Reprint, An Inquiry into the Causes and Effects of the Variolae Vaccinae. Dawsons of Pall Mall, London, 1966.

420. Ibid., 37.

421. Crookshank, E.M., *History and Pathology of Vaccination.* H. K. Lewis, 1889, 1:270.

422. Ibid., 269-73.

423. *Further Observations on the Variole Vaccinae, or Cow Pox.* Edward Jenner, M.D., F.R.S., &c, in Crookshank, E.M., *History and Pathology of Vaccination.* Vol 1. H. K. Lewis, 1889, 2:155-190. La morte è menzionata a pagina 169.

424. Fenner, F., Henderson, D.A., et al., *Smallpox and its Eradication.* World Health Organization, Geneva, 1988.

425. Jenner, Edward, *An Inquiry into the Causes and Effects of the Variolae Vaccinae, a disease discovered in some of the western counties of England, particularly Gloucestershire, and known by the name of the Cow Pox.* Sampson Low, London, 1798. Facsimile Reprint, *An Inquiry into the Causes and Effects of the Variolae Vaccinae.* Dawsons of Pall Mall, London, 1966, 6.

426. Fenner, F., Henderson, D.A., et al., *Smallpox and its Eradication.* World Health Organization, Geneva, 1988, 271.

427. Ibid., 273.

428. Thagard, Paul, *How Scientists Explain Disease.* Princeton University Press, Princeton, 1999, 155-6.

429. Trusted, Jennifer, *Theories and Facts, Unit 7, The Germ Theory of Disease.* The Open University Press, Milton Keynes, 1981, 10.

430. Dobell, C., *Antony van Leewenhoek and his "Little Animals".* Russel and Russel Inc., New York, 1958.

431. Geison, G.L., *The Private Science of Louis Pasteur.* Princeton University Press, Princeton, New Jersey, 1995, 267.

432. Ibid., 267-9.

433. Douglas Hume, Ethel, *Béchamp or Pasteur? A Lost Chapter in the History of Biology.* C. W. Daniel, Ashingdon, Rochford, Essex, Fourth Edition, 1963.

434. Geison, G. L., *The Private Science of Louis Pasteur.* Princeton University Press, Princeton, New Jersey, 1995.

435. Katz Miller, S., The Daring and Devious Father of Vaccines. *New Sci.* 20 February 1993;137:10.

436. Anderson, C., Pasteur Notebooks Reveal Deception. *Science.* 19 February 1993;259:1117.

437. Geison, G. L., *The Private Science of Louis Pasteur.* Princeton University Press, Princeton, New Jersey, 1995, 3.

438. Douglas Hume, Ethel, *Béchamp or Pasteur? A Lost Chapter in the History of Biology.* C. W. Daniel, Ashingdon, Rochford, Essex, Fourth Edition, 1963, 38.

439. Ibid., 58.

440. Ibid., 101.

441. Ibid., 90.

442. Ibid., 92.

443. Ibid., 93.

444. The World Book Encyclopedia 1994;15:212. World Book International.

445. Geison, G. L., *The Private Science of Louis Pasteur.* Princeton University Press, Princeton, New Jersey, 1995, 145-76.

446. Douglas Hume, Ethel, *Béchamp or Pasteur? A Lost Chapter in the History of Biology.* C. W. Daniel, Ashingdon, Rochford, Essex, Fourth Edition, 1963, 185-6.

447. Ibid., 191-2.

448. Ibid., 192.

449. Nass, M., Anthrax Vaccine; Model of a Response to the Biologic Warfare Threat. *Infect Dis Clin North Am.* 1999 Mar;13(1):187-208.

450. Pearson, R.B., *Pasteur, Plagiarist, Imposter.* 1942. Reprinted by Health Research, Mokelumne Hill, California, 1964, 95.

451. Ad Hoc Group for the study of pertussis vaccines, Placebo-Controlled Trial of two acellular pertussis vaccines in Sweden - Protective Efficacy and Adverse Events. *Lancet.* April 30 1988;955-60.

452. Geison, G. L., *The Private Science of Louis Pasteur.* Princeton University Press, Princeton, New Jersey, 1995, 240-5.

453. Ibid., 240.

454. Ibid., 240-1.

455. Ibid., 241.

456. Ibid., 243.

457. Ibid., 189.

458. Ibid., 191.

459. Ibid., 213.

460. Ibid., 213-4.

461. Douglas Hume, Ethel, *Béchamp or Pasteur? A Lost Chapter in the History of Biology.* C. W. Daniel, Ashingdon, Rochford, Essex, Fourth Edition, 1963, 196.

462. Human Viral and Rickettsial Vaccines. *Wld Hlth Org Tech Rep Ser.* 1966;325:31.

463. Dole, Lionel, *The Blood Poisoners.* Gateway Book Company, Croydon, Surrey, 1965, 58.

464. Douglas Hume, Ethel, *Béchamp or Pasteur? A Lost Chapter in the History of Biology.* C. W. Daniel, Ashingdon, Rochford, Essex, Fourth Edition, 1963, 195.

465. Ibid., 200.

466. Geison, G. L., *The Private Science of Louis Pasteur.* Princeton University Press, Princeton, New Jersey, 1995, 221.

467. McBean, E., *The Poisoned Needle.* Health Research, 1974, 188.

468. Plotkin, S.A., Vaccine production in human diploid cell strains. *Am J Epidemiol.* 1971 Oct;94(4):303-6.

469. Koprowski, H., Laboratory techniques in rabies: vaccine for man prepared in human diploid cells. *Monogr Ser World Health Organ.* 1973;(23): 256-60.

470. Plotkin, S.A., Wiktor, T.J., et al., Immunization Schedules for the new human diploid cell vaccine against rabies. *Am J Epidemiol.* 1976 Jan;103(1):75-80.

471. Oelofsen, M.J., Gericke, A., et al., Immunity to rabies after administration of prophylactic human diploid cell vaccine. *S Afr Med J.* 1991 Aug 17;80(4):189-90.

472. Mansour, A.B., Abrous, M., Properties and potency of a rabies vaccine produced on the brain matter of young goats and inactivated by betapropiolactone. *Dev Biol Stand.* 1978;41:217-24.

473. Lin, F., Zeng, F., et al., The primary hamster kidney cell rabies vaccine: adaptation of viral strain, production of vaccine and pre- and post exposure treatment. *J Infect Dis.* 1983 Mar;147(3):467-73.

474. Wasi, C., Chaiprasithikul, P., et al., Purified chick embryo cell rabies vaccine. *Lancet.* 1986 Jan 4;1(8471):40.

475. van Wezel, A. L., van Steenis, G., Production of an inactivated rabies vaccine in primary dog kidney cells. *Dev Biol Stand.* 1978;40:69-75.

476. L'Italia guiderà le strategie vaccinali mondiali. *VaccinarSi.* 2 Oct 2014.

477. Coulter, H.L., Loe Fisher, B., *DPT A Shot in the Dark.* Warner Books, New York, March 1986, 44.

478. Whooping Cough Immunization Committee of the Medical Research Council, Vaccination Against Whooping-Cough. *Br Med J.* 1956 Aug 25;2(4990):454-62.

479. Coulter, H.L., Loe Fisher, B., *DPT A Shot in the Dark.* Warner Books, New York, March 1986, 34.

480. Ibid., 32.

481. Cody, C.L., Baraff, L.J., et al., Nature and Rates of Adverse Reactions Associated with DTP and DT Immunizations in Infants and Children. *Pediatrics.* 1981 Nov;68(5):650-60.

482. Coulter, H.L., Loe Fisher, B., *DPT A Shot in the Dark.* Warner Books, New York, March 1986, 243-54.

483. Dellepiane, N., Griffiths, E., Milstien, J.B., New Challenges in assuring vaccine quality. *Bull World Health Organ.* 2000;78(2):155-62.

484. Coulter, H.L., Loe Fisher, B., *DPT A Shot in the Dark.* Warner Books, New York, March 1986, 28-31.

485. Pittman, M., *Bordatella Pertussis - Bacterial and Host Factors in the Pathogenesis and Prevention of Whooping Cough*, in, Mudd, S., *Infectious Agents and Host Reactions*, W.B. Saunders Co, Philadelphia,1970, 261.

486. Ibid., 259.

487. Dick, G., Convulsive disorders in young children. *Proc Roy Soc Med.* 1974 May;67:371-2.

488. Brian McDonald, *Drugs firm withheld key results of vaccine test.* Irish Independent, 29 June 2001.

489. *Against All Odds - Margaret's Story*, Jan 1994, BBC.

490. Neville Hodgkinson, Mother wins 20-year battle against vaccine drug giant. *The Sunday Times.* 25 April 1993.

491. Stuart-Smith, Lord Justice. Judgement, Susan Jaqueline Loveday v. Dr. GH Renton and The Wellcome Foundation Limited, 29-30 March 1988. London, Chilton Vint and Co.

492. Dyer, C., Judge "not satisfied" that whooping cough vaccine causes permanent brain damage. *Br Med J (Clin Res Ed).* 1988 Apr 23;296(6630):1189-90.

493. Esposito, S.,Tagliabue, C., et al., Hexavalent vaccines for immunization in paediatric age. *Clin Microbiol Infect.* 2014 May;20 Suppl 5:76-85.

494. Cutts, F.T., Zaman, S.M., et al., Gambian Pneumococcal Vaccine

Trial Group. Efficacy of nine-valent pneumococcal conjugate vaccine against pneumonia and invasive pneumococcal disease in The Gambia: randomised, double-blind, placebo-controlled trial. *Lancet.* 2005 Mar 26-Apr 1;365(9465):1139-46.

495. Golomb, B.A., Erickson, L.C., What's in placebos: who knows? Analysis of randomized, controlled trials. *Ann Intern Med.* 2010 Oct 19;153(8):532-5.

496. Fuhr, U., Tuculanu, D., et al., Bioequivalence between novel ready-to-use liquid formulations of the recombinant human GH Omnitrope and the original lyophilized formulations for reconstitution of Omnitrope and Genotropin. *Eur J Endocrinol.* 2010 Jun;162(6):1051-8.

497. Golomb, B.A., Paradox of Placebo Effect. *Nature.* 1995 Jun 15;375(6532):530.

498. Golomb, B.A., When are medication side effects due to the nocebo phenomenon? *JAMA.* 2002 May 15;287(19):2502-4.

499. Gorman, C., Drug Safety; Can Drug Firms Be Trusted? *Time.* February 10, 1992, 33.

500. Braithwaite, J., *Corporate Crime in the Pharmaceutical Industry.* Routledge and Kegan Paul, London, 1984.

501. McCarthy, M., Conflict of interest taints vaccine approval process, charges US report. *Lancet.* 2000 Sep 2;356(9232):838.

502. *Vaccination, The Choice is Yours* 6(2):2000, 38, citando Kathi Williams di NVIC. Il membro del Congresso era Dan Burton dell'Indiana.

503. *Total Recall*, Four Corners, 11 April 2005.

504. Child vaccine may be delayed. *New Zealand Herald.* 8 September, 1992.

505. Stewart, G.T., Toxicity of pertussis vaccine: frequency and probability of reactions. *J Epidemiol Comm Health.* 1979 Jun;33(2):150-6.

506. Official Line on Vaccine Does U-turn. *New Zealand Herald.* 11 July, 1987.

507. Giarnia Thompson - An Innocent Bystander. Hilary Butler, *IAS Newsletter.* April 1992;4(5):2-6.

508. Hood, A., Edwards, I. R., Meningococcal vaccine - do some children experience side effects? *NZ Med J.* 1989 Feb 22;102(862):65-7.

509. *IAS Newsletter.* August 1989;2(1):12.

510. Comunicazione personale, Hilary Butler, dopo aver parlato con l'assessore medico.

511. Butler, H., Introducing the New Zealand Department of Health's Meningococcal Meningitis Immunisation Campaign. IRONI, 1987.

512. Ibid., 24.

513. President Reagan Signs Vaccine Injury Compensation and Safety Bill Into Law. *DPT News*, Spring 1987;3(1):1, 10-6.

514. Centers for Disease Control, Vaccine Adverse Events Reporting System – United States. *MMWR Morb Mortal Wkly Rep.* 1990 Oct 19;39(41):730-3.

515. Comunicazione personale, Hilary Butler, dopo aver parlato al telefono col Dottor Morris.

516. Morris, J. Anthony, *Childhood Vaccine Injury Compensation Programme in the US; Hope Versus Reality.* International Symposium, The Vaccination

Dilemma, Auckland, 1992.

517. Annex 1, Q and A's: Vaccine Adverse Event Reporting System (VAERS).

518. NVIC/DPT Investigation Shows That Doctors And Government Fail To Report And Monitor Vaccine Death And Injury Reports. *NVIC News.* August 1994;4(1).

519. Mehta, U., Milstien, J.B., et al., Developing a national system for dealing with adverse events following immunization. *Bull World Health Organ.* 2000,78(2):170-5.

520. Kearney, M., Yach, D., et al., Evaluation of a mass measles immunisation campaign in a rapidly growing peri-urban area. *S Afr Med J.* 1989 Aug 19;76(4):157-9.

521. Coulter, H.L., Loe Fisher, B., *DPT; A Shot in the Dark.* Warner Books, New York, March 1986, 100.

522. Offit, P.A., Bell, L.M., *Vaccines: What every parent should know.* IDG Books, New York, 1999, 44.

523. Floersheim, G.L., Facilitation of Tumour Growth by Bacillus pertussis. *Nature.* 1967;216(5121):1235-6.

524. Moskowitz, R., The Case Against Immunizations. Reprinted from the *Journal of the American Institute of Homeopathy*, 1983.

525. Offit, P.A., DeStefano, F., *Vaccine Safety*, in Plotkin, S.A., Orenstein, W., Offit, P.A., (eds.) *Vaccines*, 6th Edition. Elsevier Saunders, 2013, 1468, printed in China.

526. Institute of Medicine, *Childhood Immunization Schedule and Safety: Stakeholder Concerns, Scientific Evidence, and Future Studies.* January 16, 2013.

527. Ibid., 133.

528. Madsen, K.M., Hviid, A., et al., A Population-Based Study of Measles, Mumps, and Rubella Vaccination and Autism. *New Engl J Med.* 2002 Nov 7;347(19):1477-82.

529. Shaw, F.E., Graham, D.J., et al., Postmarketing surveillance for neurologic adverse events reported after Hepatitis B vaccination. Experience of the first three years. *Am J Epidemiol.* 1988 Feb;127(2):337-52.

530. Hepatitis B vaccines: reported reactions. *WHO Drug Inf.* 1990;4(3):129.

531. Herroelen, L., De Keyser, J., Ebinger, G., Central-nervous-system demyelination after immunisation with recombinant hepatitis B vaccine. *Lancet.* 1991 Nov 9;338(8776):1174-5.

532. Kaprowski, H., Lebell, I., The presence of complement-fixing antibodies against brain tissue in sera of persons who had received antirabies vaccine treatment. *Am J Hyg.* 1950 May;51(3):292-9.

533. Kong, Von E., Zur Pertussisimpfung und ihren Gegenindikationen. *Helv Paediatr Acta.* 1953 Mar;8(1):90-8. Il riassunto è in italiano.

534. Kulenkampff, M., Schwartzman, J. S., Wilson, J., Neurological complications of pertussis inoculation. *Arch Dis Child.* 1974 Jan;49(1): 46-9.

535. Centers for Disease Control, Recommendations of the Immunization

Practices Advisory Committee (ACIP): Misconceptions Concerning Contraindications to Vaccination. *MMWR Morb Mortal Wkly Rep.* 1989 Apr 7;38(13):223-4.

536. Baraff, L.J., Cody, C.L., Cherry, J.D., DTP-Associated Reactions: An Analysis by Injection Site, Manufacturer, Prior Reactions, and Dose. *Pediatrics.* 1984 Jan;73(1):31-6.

537. Sen, S., Cloete, Y., et al., Adverse events following vaccination in premature infants. *Acta Paediatr.* 2001 Aug;90(8):916-20.

538. Lewis, K., Cherry, J. D., et al., The effect of Prophylactic Acetaminophen Administration on Reactions to DTP Vaccination. *Am J Dis Child.* January 1988 Jan;142(1):62-5.

539. Ipp, M.M., Gold, R., et al., Acetaminophen prophylaxis of adverse reactions following vaccination of infants wit with diphtheria-pertussis-tetanus toxoids-polio vaccine. *Pediatr Infect Dis J.* 1987 Aug;6(8):721-5.

540. Paracetamol Increases Immunisation Compliance. *Current Therapeutics.* 1988 Sep;29(9):12.

541. Strom J., Further Experience of Reactions, Especially of a Cerebral Nature, in Conjunction with Triple Vaccination: A Study Based on Vaccinations in Sweden 1959 - 65. *Brit Med J.* 1967 Nov 11;4(5575):320-3.

542. Cerri, P.S., Pereira-Júnior, J.A., et al., Mast cells and MMP-9 in the lamina propria during eruption of rat molars: quantitative and immunohistochemical evaluation. *J Anat.* 2010 Aug;217(2):116-25.

543. Schilling, L., Wahl, M., Opening of the blood-brain barrier during cortical superfusion with histamine. *Brain Res.* 1994 Aug 8;653(1-2):289-96.

544. Abbott, N.J., Inflammatory mediators and modulation of blood-brain barrier permeability. *Cell Mol Neurobiol.* 2000 Apr;20(2):131-47.

545. Stamatovic, S.M., Keep, R.F., Andjelkovic, A.V., Brain Endothelial Cell-Cell Junctions: How to "Open" the Blood Brain Barrier. *Curr Neuropharmacol.* 2008 September;6(3): 179-92.

546. Berg, J.M., Neurological Complications of Pertussis Immunization. *Brit Med J.* 1958 Jul 5;2(5087)24-7.

547. Keith, L.S., Jones, D.E., Chou, C.H., Aluminum toxicokinetics regarding infant diet and vaccinations. *Vaccine.* 2002 May 31;20 Suppl 3:S13-7.

548. Finn, T.M., Egan, W., *Vaccine additives and manufacturing residuals in the United States,* in Plotkin, S.A., Orenstein, W., Offit, P.A., *Vaccines,* 6th Edition. Elsevier Saunders, 2013, printed in China.

549. Shivasharan, B.D., Nagakannan, P., et al., Protective Effect of Calendula officinalis L. Flowers Against Monosodium Glutamate Induced Oxidative Stress and Excitotoxic Brain Damage in Rats. *Indian J Clin Biochem.* 2013 Jul;28(3):292-8.

550. *Vaccines Not Mercury Free.* Health Advocacy in the Public Interest, Press Release, August 12, 2004.

551. Austin, D.W., Shandley, K.A., Palombo, E.A., Mercury in vaccines from the Australian childhood immunization program schedule. *J Toxicol Environ Health A.* 2010;73(10):637-40.

552. Shin, J., Wood, D., et al., WHO informal consultation on the application of molecular methods to assure the quality, safety and efficacy of vaccines, Geneva, Switzerland, 7–8 April 2005. *Biologicals.* 2007 Mar;35(1):63-71.

553. Plotkin, S.A., Orenstein, W., Offit, P.A., *Vaccines,* 6th Edition. Elsevier Saunders, 2013, printed in China.

554. Koyama, K., Deisher, T.A., Spontaneous Integration of Human DNA Fragments into Host Genome. Sound Choice Pharmaceutical Institute, Seattle, WA.

555. Murnane, J.P., Yezzi, M.J., Young, B.R., Recombination events during integration of transfected DNA into normal human cells. *Nucleic Acids Res.* 1990 May 11;18(9):2733-8.

556. Ma, B., He, L.F., et al., Characteristics and viral propagation properties of a new human diploid cell line, Walvax-2, and its suitability as a candidate cell substrate for vaccine production. *Hum Vaccin Immunother.* 2015;11(4):998-1009.

557. Limerick, S.R., Sudden infant death in historical perspective. *J Clin Pathol.* 1992 Nov;45(11 Suppl):3-6.

558. Stewart-Brown, S., Cot death and sleeping position. *BMJ.* 1992 Jun 6;304(6840):1508.

559. Hiley, C., Babies' sleeping position. *BMJ.* 1992 Jul 11;305(6845):115.

560. Statement to the National Vaccine Advisory Committee by Barbara Loe Fisher, Co-Founder & President National Vaccine Information Center September 26, 1994. *NVIC News.* November 1994;4(2).

561. Keens, T.G., Ward, S.L., et al., Ventilatory Pattern Following Diphtheria-Tetanus-Pertussis Immunization in Infants at Risk for Sudden Infant Death Syndrome. *Am J Dis Child.* 1985 Oct;139(10):991-4.

562. Hoffman, H.J., Hunter, J.C., et al., Diphtheria-Tetanus-Pertussis Immunization and Sudden Infant Death: Results of the National Institute of Child Health and Human Development Cooperative Epidemiological Study of Sudden Infant Death Syndrome Risk Factors. *Pediatrics.* 1987 Apr;79(4):598-611.

563. Brotherton, J.M., Hull, B.P., et al., Probability of coincident vaccination in the 24 or 48 hours preceding sudden infant death syndrome death in Australia. *Pediatrics.* 2005 Jun;115(6):643-6.

564. Griffin, M.R., Wayne, M.P.H., et al., Risk of Sudden Infant Death Syndrome after immunization with the diptheria-tetanus-pertussis vaccine. *New Engl J Med.* 1988 Sep 8;319(10):618-23.

565. Editor's note in reply to letter from Wendy Baldock, *Little Treasures,* Christmas '90;53.

566. Medical Research Council Committee on Inoculation Procedures and Neurological Lesions, Poliomyelitis and Prophylactic Inoculation Against Diphtheria, Whooping-cough and Smallpox. *Lancet.* 1956 Dec 15;268(6955):1223-31.

567. Offit, P.A., Bell, L.M., *Vaccines: What every parent should know.* IDG Books, New York, 1999, 41.

568. Vennemann, M.M., Butterfaß-Bahloul, T., et al., Sudden infant death syndrome: No increased risk after immunization. *Vaccine.* 2007 Jan 4;25(2):336-40.

569. Vennemann, M.M., Findeisen, M., et al., Infection, health problems, and health care utilisation, and the risk of sudden infant death syndrome. *Arch Dis Child.* 2005 May;90(5):520-2.

570. Horvarth, C.H.G., Sudden infant death syndrome. *NZ Med J.* 1990 Mar 14;107.

571. Hirvonen, J., Jantti, M., et al., Hyperplasia of Islets of Langerhans and Low Serum Insulin in Cot Deaths. *Forensic Sci Int.* 1980 Nov-Dec;16(3)::213-26.

572. Read, D.J.C., Williams, A.L., et al., Sudden Infant Deaths: Some Current Research Strategies. *Med J Aust.* 1979 Sep 8;2(5):236-8, 240-1, 244.

573. Aynsley-Green, A., Polak, J.M., et al., Averted Sudden Neonatal Death Due to Pancreatic Nesidioblastosis. *Lancet.* 1978 Mar 11;311(8063):550-1.

574. Cox, J.N., Guelpa, G., Terrapon, M., Islet-cell Hyperplasia and Sudden Infant Death. *Lancet.* 1976 Oct 2;2(7988):739-40.

575. Hannik, C.A., Cohen, H., Changes in plasma insulin concentration and temperature of infants after Pertussis vaccination. 4th International Symposium on Pertussis, Bethesda, Md. USA, IABS Special publication, 1979, 297-299, cited in Hennessen, W., Quast, U., Adverse Reactions After Pertussis Vaccination. *Dev Biol Stand.* 1979;43:95-100.

576. Dhar, H.L., West, G.B., Sensitization procedures and the blood sugar concentration. *J Pharm Pharmacol.* 1972 Mar;24(3):249-50.

577. Wilson, K., Potter, B., et al., Revisiting the possibility of serious adverse events from the whole cell pertussis vaccine: Were metabolically vulnerable children at risk? *Med Hypotheses.* 2010 Jan;74(1):50-4.

578. Soldatenkova, V.A., Why case-control studies showed no association between Sudden Infant Death Syndrome and vaccinations. *Medical Veritas.* 2007;4:1411-3.

579. Findeisen,M., Vennemann, M.M., et al., German study on sudden infant death (GeSID): design, epidemiological and pathological profile. *Int J Legal Med.* 2004 Jun;118(3):163-9.

580. Palmiere, C., Mangin, P., Postmortem chemistry update part I. *Int J Legal Med.* 2012;126(2):187-98.

581. Bernier, R.H., Frank, J.A., et al., Diphtheria-tetanus toxiods-pertussis vaccination and sudden infant deaths in Tennessee. *J Pediatr.* 1982 Sep;101(3):419-21.

582. Apnoea and Unexpected Child Death. *Lancet.* 1979 Aug 18;2(8138): 339-40.

583. National Institutes of Health Consensus Development Conference on Infantile Apnea and Home Monitoring, Sept 29 to Oct 1, 1986. *Pediatrics.* 1987;79:292-9.

584. Smits, Tinus, *Autism; Beyond Despair.* Emryss Publishers, Netherlands, 2012.

585. Compton Burnett, J., *Vaccinosis* (reprint), 1960, Health Science Press.

586. Zafrir, Y., Agmon-Levin, N., et al., Autoimmunity following hepatitis B vaccine as part of the spectrum of 'Autoimmune (Auto-inflammatory) Syndrome induced by Adjuvants' (ASIA): analysis of 93 cases. *Lupus.* 2012 Feb;21(2):146-52.

587. Santoro, D., Stella, M., et al., Lupus nephritis after hepatitis B vaccination: an uncommon complication. *Clin Nephrol.* 2007 Jan;67(1):61-3.

588. Israeli, E., Agmon-Levin, N., et al., Adjuvants and autoimmunity. *Lupus.* 2009 Nov;18(13):1217-25.

589. Tomljenovic, L., Shaw, C.A., Mechanisms of aluminum adjuvant toxicity and autoimmunity in pediatric populations. *Lupus.* 2012 Feb;21(2):223-30.

590. Tomljenovic, L., Shaw, C.A., Do aluminum vaccine adjuvants contribute to the rising prevalence of autism? *J Inorg Biochem.* 2011 Nov;105(11): 1489-99.

591. Shepherd, D., *Homoeopathy in Epidemic Diseases.* Health Science Press, Rustington, Sussex, 1967, 92-4.

592. Gilbert, D.A., *Temporal Organisation, Reorganisation, and Disorganisation in Cells*, in, Edmunds, L.N., (ed), *Cell Cycle Clocks.* Marcel Dekker, Inc., New York and Basel, 1984.

593. Comunicazione personale, Don Gilbert, Department of Biochemistry, University of the Witwatersrand, 20th February 1990.

www.ingramcontent.com/pod-product-compliance
Lightning Source LLC
Chambersburg PA
CBHW051712020426
42333CB00014B/946